W0269149

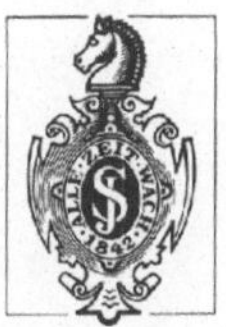

Karl zum Winkel (Hrsg.)

Wirkungssteigerung der Strahlentherapie maligner Tumoren

Mit 74 Abbildungen

Springer-Verlag
Berlin Heidelberg New York London Paris Tokyo

Prof. Dr. Karl zum Winkel
Zentrum Radiologie
Abteilung Allgemeine Radiologie
Universitäts-Strahlenklinik
Voßstraße 3, D-6900 Heidelberg

SYMPOSIUM anläßlich der 600-Jahrfeier
der Universität Heidelberg 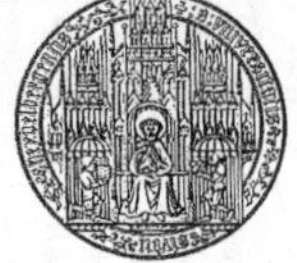 und der Eröffnung des
Czerny-Krankenhauses
(Univ. Strahlenklinik)
vor 80 Jahren

ISBN-13: 978-3-540-17227-7   e-ISBN-13: 978-3-642-71662-1
DOI: 10.1007/978-3-642-71662-1

CIP-Kurztitelaufnahme der Deutschen Bibliothek. Wirkungssteigerung der Strahlentherapie maligner
Tumoren / Karl zum Winkel (Hrsg.). – Berlin; Heidelberg; New York; London; Paris; Tokyo:
Springer, 1987.

NE: Zum Winkel, Karl [Hrsg.]

Gesamtherstellung: Appl, Wemding
2121/3140-5 4 3 2 1 0

Inhaltsverzeichnis

Liste der Referenten

Prof. Dr. Dr. Jürgen Ammon
Direktor der Abteilung Strahlentherapie
Medizinische Fakultät der RWTH Aachen
Pauwelsstraße
D-5100 Aachen

Joseph R. Castro, M.D.
Lawrence Berkeley Laboratory
1 Cyclotron Road
Berkeley, California 94720, USA

Prof. Dr. D. von Fournier
Direktor der Abteilung Gynäkologische Radiologie
Universitäts-Frauenklinik
Voßstraße 9
D-6900 Heidelberg

Priv.-Doz. Dr. R. Greiner
Schweizerisches Institut für Nuklearforschung
CH-5234 Villigen

Prof. Dr. Gerhard van Kaick
Institut für Nuklearmedizin
Deutsches Krebsforschungszentrum
Im Neuenheimer Feld 280
D-6900 Heidelberg

Oberarzt Dr. Dr. B. Kimmig
Universitäts-Strahlenklinik
Voßstraße 3
D-6900 Heidelberg

Priv.-Doz. Dr. Bernd Kober
Chefarzt der Abteilung Radiologie
Städtische Kliniken
Grafenstraße 9
D-6100 Darmstadt

Dr. G. Kraft
Gesellschaft für Schwerionenforschung mbH
Planckstraße 1
D-6100 Darmstadt 11

Prof. Dr. Helmut Kuttig
Andreas-Hofer-Weg 17
D-6900 Heidelberg

John E. Munzenrider, M.D.
Massachusetts General Hospital
Harvard Medical School
Department of Radiation Medicine
Fruit Street, Boston, Massachussets 02114, USA

Prof. Dr. Bernard Pierquin
Département de Carcinologie
Centre Hospitalo-Universitaire Henri Mondor
F-94000 Créteil

Dr. Wolfgang Schlegel
Institut für Nuklearmedizin
Deutsches Krebsforschungszentrum
In Neuenheimer Feld 280
D-6900 Heidelberg

W. F. Sindelar, M.D. Ph.D.
National Cancer Institute
National Institutes of Health
Bethesda, Maryland 20892, USA

Prof. Dr. Volker Sturm
Abteilung für Neurochirurgie
Chirurgische Universitäts-Klinik
Im Neuenheimer Feld 110
D-6900 Heidelberg

Prof. Dr. K.-R. Trott
St. Bartholomew's Hospital
Medical College
Department of Radiobiology
Carterhouse Square
London E.C., England

Prof. Dr. Ursula Weischedel
Universitäts-Strahlenklinik
Voßstraße 3
D-6900 Heidelberg

Prof. Dr. Dr. Michael Wannenmacher
Direktor der Abteilung Röntgen- und Strahlentherapie
Klinikum der Albert-Ludwigs-Universität
Hugstetter Straße 55
D-7800 Freiburg

Einführung

K. zum Winkel

Das 600jährige Jubiläum der Heidelberger Universität ist Anlaß zur Besinnung einerseits und zum Ausblick andererseits.

Nachdenken über die Tradition und die wechselvolle Geschichte dieser Universität führt zur Bescheidenheit, zum Maßhalten und zur Bewahrung der akademischen Geisteshaltung, die – gekennzeichnet durch Wissensdrang, Lehre und Diskussion, Humanität, Zusammenarbeit und Fairneß – großartige Epochen gestalten und Zeiten des Niedergangs überwinden ließ.

Das Motto der 600-Jahrfeier „Aus Tradition in die Zukunft" benötigt darüber hinaus Überlegungen zur zukünftigen Entwicklung der Universität, der Lehre und der klinischen Forschung. Die Universität muß ein Ort des Zweifels, der Kritik und Selbstkritik bleiben. Der Universitätsmediziner ist heute und künftig verpflichtet, seine Resultate kritisch zu bewerten und Neues sorgfältig abzuwägen, es aber unter der Prämisse zu akzeptieren, ständig um- und hinzulernen zu müssen. Trotz des rasanten wissenschaftlichen Fortschritts sollen Klinik und Arztpraxis die Zuflucht des Humanismus bleiben. Naturwissenschaft und Technik sind auch in Zukunft in der Medizin unabdingbar. Einseitiger Verzicht auf naturwissenschaftliche Erkenntnisse und moderne Technologien ist strikt abzulehnen, da wesentliche Fortschritte dem Patienten nicht mehr zugute kämen. Gegenseitiges Verständnis, Zusammenarbeit und Toleranz von Medizin, Naturwissenschaft und Technik erscheinen dringend geboten.

Zugleich mit der Jubelfeier der Universität feiern wir die Eröffnung des damaligen Samariterhauses (Abb. 1) und des Instituts für experimentelle Krebsforschung in Heidelberg, die vor 80 Jahren aus Anlaß des Internationalen Krebskongresses feierlich eingeweiht wurden. Beide Institutionen wurden durch die Initiative von Vincenz Czerny errichtet. Seiner Meinung nach sollten sich klinische Tätigkeit und experimentelle und pathologische Forschung zur gegenseitigen Anregung und Befruchtung ergänzen. Die Klinik war bestimmt „zur Behandlung und Pflege gut- und bösartiger Neubildungen". Czerny vertrat die Auffassung: „Krebs ist eine unvermeidbare Krankheit, gegen die der Kampf mit allen zu Gebote stehenden Mitteln aufgenommen werden muß."

Das „Samariterhaus" war mit 47 Betten, Operationssaal, Röntgendiagnostik und Strahlentherapie sowie einem Mikroskopierraum ausgerüstet. Dem Krebskranken sollte in schönen Räumen eine gute Unterkunft geschaffen werden. So offenbaren die erhaltenen Residuen typischen Jugendstil aus dem Anfang dieses Jahrhunderts (Abb. 2); die Schränke werden seit 80 Jahren ununterbrochen von den Patienten benutzt (Abb. 3). Der Name „Czerny-Krankenhaus" erinnert seit 1942, dem 100. Geburtstag, an den Initiator und Gründer der Klinik. Die Klinik

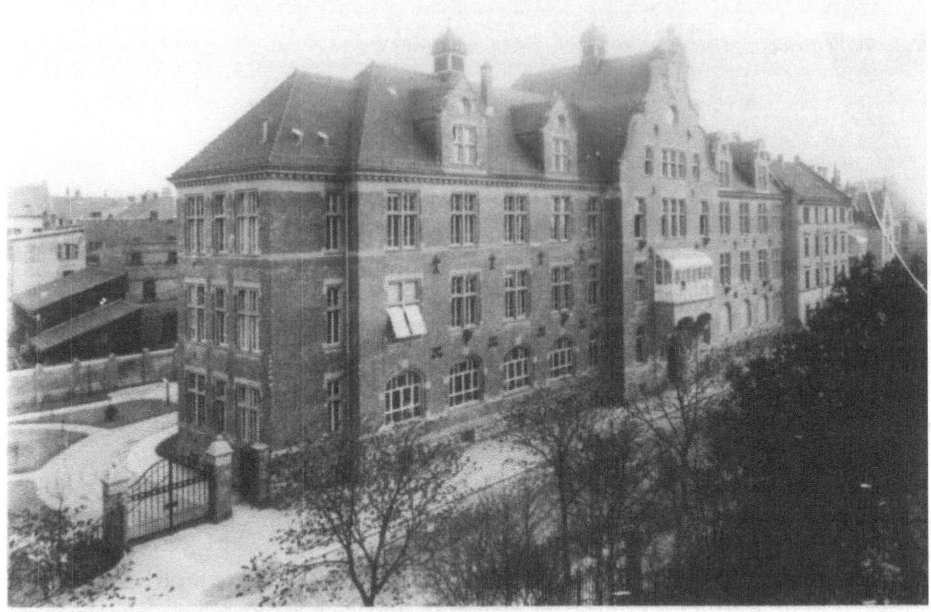

Abb. 1. Samariterhaus der Universität Heidelberg 1910

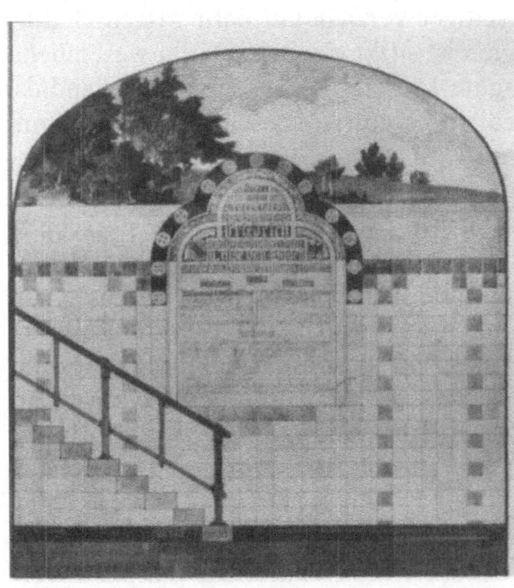

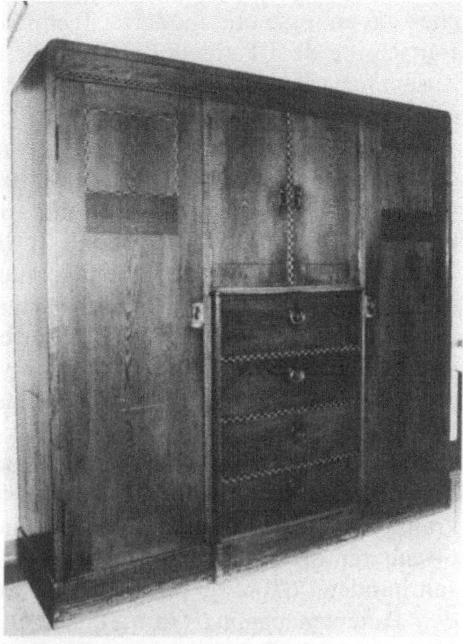

Abb. 2. Eingangshalle der Klinik mit
weißblauem Kachelmuster

Abb. 3. Jugendstilschrank für die Kranken. ▷
Gleiche Schränke stehen in allen
Patientenzimmern der Stationen „Werner" und „Curie" der Universitätsstrahlenklinik

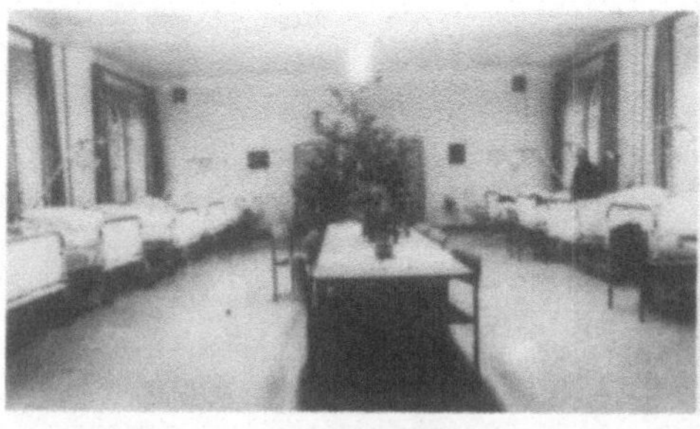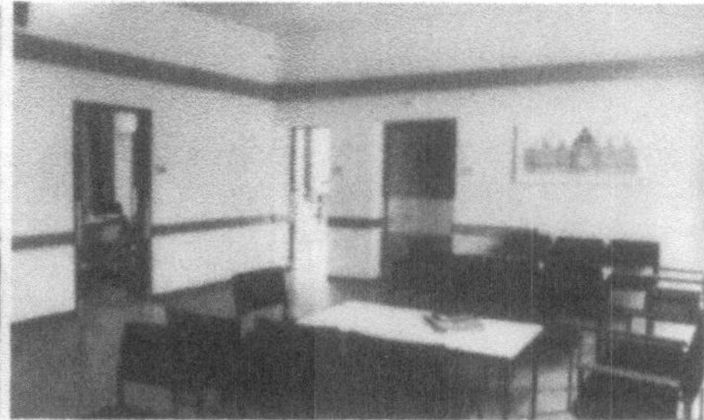

Abb. 4. Krankensaal des Czerny-Krankenhauses mit 15 Betten vor der Renovierung *(links)*. Zur Ambulanz umgestalteter früherer Krankensaal im Erdgeschoß des Czerny-Krankenhauses *(rechts)*

hat sich mit der Zeit gewandelt und 1964 die Bezeichnung „Universitäts-Strahlenklinik" erhalten. Sie wurde in den Jahren 1978 und 1979 renoviert (Abb. 4).

Czerny hat im jetzigen Hörsaal noch operiert (Abb. 5). Als ein Beispiel der damaligen Forschung sei die intraoperative Röntgentherapie erwähnt (*Czerny* 1911), die seit einigen Jahren als Elektronentherapie zu Recht eine Renaissance erlebt. Die Kranken wurden bei eröffnetem Abdomen mit dem Aufzug in den Keller gebracht, bestrahlt und dann wieder zurücktransportiert.

Richard *Werner* war von Anfang an in der Klinik tätig. Er entwickelte bald den Bestrahlungskonzentrator (Abb. 6) und leistete damit wesentliche Beiträge zum Ausbau der Rotationsbestrahlung. Ferner führte er bereits Telegammabestrahlungen mit Radium durch. Werner war um umfassende interdisziplinäre Behandlungsverfahren bemüht, die in der Onkologie unverändert weiter aktuell sind. Er leitete ab 1916 die Klinik, war 1927 Vorsitzender der Deutschen Röntgengesellschaft, verließ 1934 Deutschland und starb 1943 im Konzentrationslager Theresienstadt.

Nach Kriegsende übernahm Josef *Becker* die Leitung, der von 1958 bis 1974 den ordentlichen Lehrstuhl für medizinische Strahlenkunde innehatte. Sein Hauptanliegen war, der Radiologie Anerkennung als ein eigenes klinisches Fach zu verschaffen. Gemeinsam mit G. Weitzel und H. Kuttig war seine Tatkraft bestimmend für den Ausbau der Megavolttherapie mittels Kreisbeschleuniger (Betatron) und Cobalt-60-Telegammagerät. Er entwickelte mit K. E. Scheer Cobalt-60-Perlenketten und Cobalt-60-Plastobalt zur lokalen Applikation.

Diese Fortschritte basierten auf den fundamentalen Erfolgen von Madame Curie und Otto Hahn. Gemäß ihren Entdeckungen wird die nuklearmedizinische Therapie ausgeführt, die auch beim metastasierten Schilddrüsenkarzinom langfristige Resultate aufzuweisen hat. Weitere Gebiete wie die endolymphatische Therapie wurden erschlossen und erfolgreich, z. B. beim malignen Melanom, angewandt (zum Winkel 1972).

Für die Strahlentherapie war die Forschung von Godfrey *Hounsfield* (1973) revolutionierend. Er realisierte die Computertomographie, die zunächst im zerebralen Gebiet Tumoren lokalisieren, abgrenzen und teilweise sogar artdiagnostisch erkennen ließ. Nach eigenen Erfahrungen seit 1975 wurde mir bald bewußt, daß die Computertomographie neben der Diagnostik ganz entscheidende, auf den Patienten individuell ausgerichtete Vorteile für die Strahlentherapie bietet (zum Winkel u. Hermann 1977):

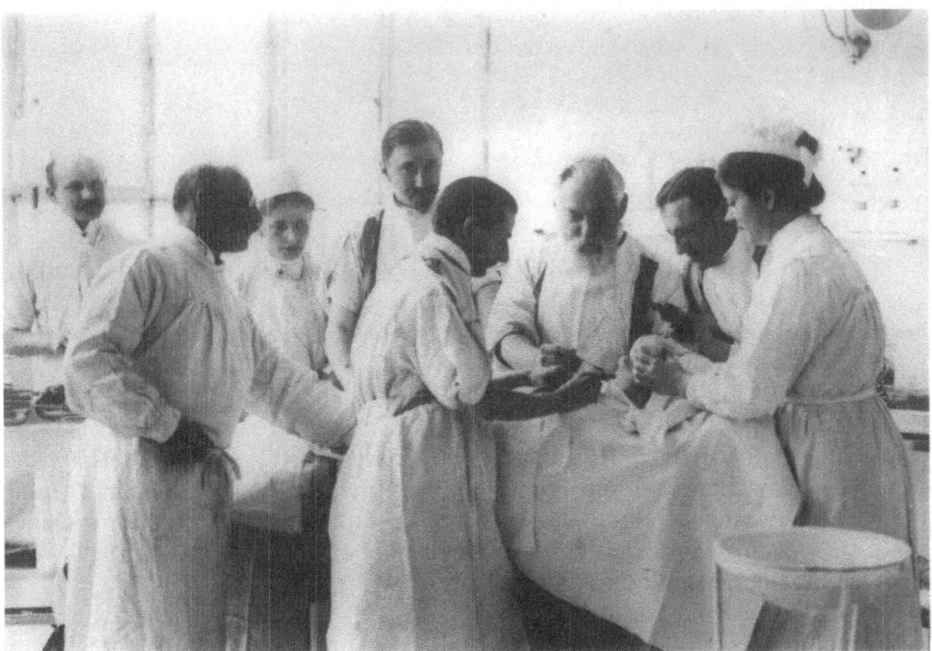

Abb.5. V.Czerny bei einer Operation im 1.Stock des Samariterhauses. Der alte Operationssaal ist jetzt Hörsaal

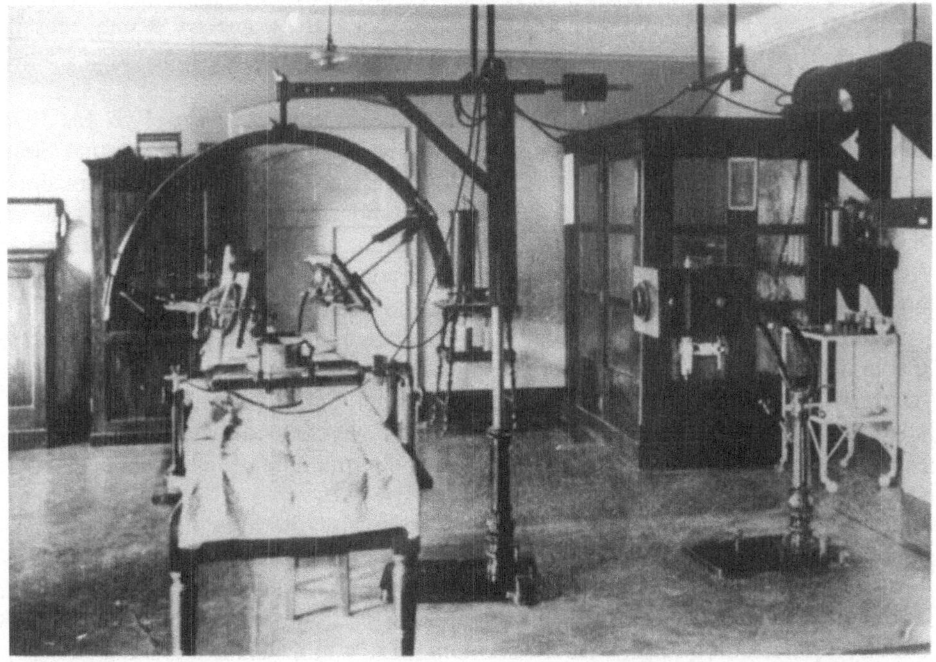

Abb.6. Bestrahlungskonzentrator von Werner im Keller des Samariterhauses: Anordnung von 2 Röntgenröhren auf halbkreisförmigem Bogengestell

Nachweis und Lokalisation des Tumorvolumens und der Risikoorgane, Abgrenzung des Zielvolumens, Wahl der Bestrahlungsmethode mit geeigneter räumlicher Dosisverteilung, Therapiekontrolle und schließlich Nachsorge der bestrahlten Patienten.

Erfolge der Strahlentherapie lassen sich durch Computertomographie bei Primärtumoren und Metastasen eindrucksvoll dokumentieren. Nicht selten sind diese Ergebnisse nur schwer vorauszusagen; unerwartete Resultate werden im positiven wie im negativen Sinne dokumentiert.

Tabelle 1. Computertomographie in der Strahlentherapie

Bestrahlungsplanung:

- Anfertigung von Körperquerschnitten,
- Abgrenzung des Zielvolumens (Tumorlokalisation, Topographie der Risikoorgane),
- räumliche Dosisverteilung,
- Entscheidung über die Bestrahlungsmethode (Markierung des Bestrahlungsfeldes, Einfallsrichtung des Strahlenkegels, Bestrahlungsposition des Patienten)

Kontrolle während und nach Strahlentherapie:

- Verkleinerung des Bestrahlungsfeldes bei sensiblen Tumoren,
- Schrumpfung von strahlensensiblen Tumoren,
- Änderung von wenig strahlensensiblen Tumoren und ihrer Umgebung (Hirnödem)

Feststellung von Strahlenfolgen:

- Lungenfibrose
- subkutane Fibrosen.

In Heidelberg müssen wir über das Jubiläum der Universität und der Strahlenklinik hinaus an Karl Heinrich Bauer denken, der vor 96 Jahren geboren wurde. Mit unermüdlicher Energie errichtete er das Deutsche Krebsforschungszentrum. Seit Jahren besteht auf dem Gebiet der Radiotherapie eine intensive, ertragreiche, beispielhafte Zusammenarbeit zwischen DKFZ und Universitätsstrahlenklinik, deren Ergebnisse hier ausführlich berichtet werden sollen.

Insgesamt sind die Behandlungsergebnisse in der Onkologie noch unbefriedigend. Nach DeVita (1982) überleben 45% der Krebspatienten 5 Jahre, etwa 25% durch Chirurgie, 15% durch Radiotherapie und 2–5% durch Chemotherapie. Wir müssen deshalb nach neuen Wegen suchen, um die Effekte der Strahlentherapie zu verbessern. Hierzu möge unser Symposium führen, das ich unter das an unserer Klinik angebrachte Motto stellen möchte: „In scientia salus." Dieses Axiom war bestimmend für Krankenversorgung, Forschung und Lehre in der Klinik seit 1906.

Literatur

Czerny V (1911) Über die Therapie der Krebse. MMW 58: 1897 (1911)
Hounsfield GN (1973) Computertized transverse axial scanning (tomography); Part I. Description of system. Br J Radiol 46: 1016
zum Winkel K (1972) Lymphologie mit Radionukliden. Hoffmann, Berlin
zum Winkel K (1980) Radiologische Onkologie in der Universitäts-Strahlenklinik Heidelberg. Ruperto Carola 32: 95
zum Winkel K (1981) Naturwissenschaft und Technik in der Medizin aus radiologischer Sicht. Heidelberger Jahrbücher 25: 109
zum Winkel K, Hermann H-J (1977) Anwendung der Ganzkörper-Computertomographie in der Strahlentherapie. Röntgenpraxis 30: 291

Problematik

Biologische Aspekte

K.-R. Trott

Die erste Strahlenbehandlung eines Krebspatienten wurde vor 90 Jahren durchgeführt. Nach glänzenden Erfolgen und deprimierenden Fehlschlägen hat sich seitdem die Strahlentherapie zu einer anerkannten Behandlung der Krebskrankheit entwickelt durch die kollektive und individuelle Erfahrung der Strahlentherapeuten. Parallel dazu hat die strahlenbiologische Forschung mit naturwissenschaftlichen Methoden die Strahlenwirkungen untersucht, und es stellt sich die Frage, wieweit die Strahlentherapie heute ärztliche Kunst, wieweit sie exakte Wissenschaft ist.

Die *palliative* Strahlentherapie der unheilbar Krebskranken stellt besondere Anforderungen an die *Kunst* des Arztes. Naturwissenschaftliche, strahlenbiologische Erkenntnisse helfen hier nicht weiter. Bei der palliativen Strahlentherapie geht es grundsätzlich um die individuelle Entscheidung über Indikation, Bestrahlungstechnik, Dosierung und Fraktionierung, die an die spezielle Situation des einzelnen Patienten angepaßt ist, um ihn mit einem Minimum an Behandlungsnebenwirkungen zu einer wertvollen Verlängerung seines Lebens zu verhelfen. Oberstes Ziel ist die Anpassung der Behandlung an die objektiven und subjektiven Symptome des Patienten.

Die *kurative* Strahlentherapie dagegen ist zunächst einmal exakte medizinisch-biologische Wissenschaft. Strahlenbiologische Forschung hat die Mechanismen und Voraussetzungen der Heilung eines Patienten von seiner Krebskrankheit durch Strahlung in einem Ausmaß aufgeklärt und sogar mathematisch beschreibbar gemacht, wie das für keine Pharmakotherapie heute möglich ist. Aber die genaue Kenntnis dieser naturwissenschaftlichen Grundlagen der kurativen Strahlentherapie der Krebskrankheiten könnte in Zukunft der Kunst des Arztes die Möglichkeit geben, dem einzelnen Patienten die für ihn richtige Behandlung zu bieten und nicht, wie bisher, Standardrezepte für den Durchschnittspatienten.

Die wissenschaftliche Diskussion der Strahlentherapie der Krebskrankheit muß von der Strahlenwirkung auf die Krebszelle ausgehen. Zellen tierischer und menschlicher Karzinome und Sarkome lassen sich heute in Gewebekultur züchten, und ihre Vermehrung läßt sich präzise studieren. Der faszinierende Aspekt dieser zellbiologischen Forschung ist die Beobachtung, daß Krebszellen in vivo und in vitro potentiell unsterblich sind. Sie vermehren sich, sie teilen sich in regelmäßigen Intervallen und ihre Nachkommen vermehren sich weiter, bis nach 10 Zellteilungen eine Nachkommenschaft von mehr als 1000 Zellen gebildet ist. Diese für das Verständnis der Krebstherapie grundlegende Eigenschaft der Krebszellen läßt sich in vitro an der Bildung von Kolonien aus einzelnen überlebenden Krebszellen gut studieren. Eine Zelle, die in der Lage ist, innerhalb von 2 Wochen eine Nachkommenschaft von 1000 Zellen zu bilden, ist auch in der Lage, nach Transplantation in vivo zu einem klinisch manifesten Tumor heranzuwachsen. Angesichts dieser Feststellung liegt die Schlußfolgerung nahe, daß das Ziel der kurativen Krebstherapie sein muß, alle, auch die allerletzte Zelle, die sich unbegrenzt vermehren kann, so weit zu schädigen, daß sie diese Eigenschaft der unbegrenzten Vermehrungsfähigkeit irreversibel verliert. Dies kann durch direkte Inaktivierung geschehen, es ist aber auch vorstellbar, daß andere Faktoren, gewebliche und systemische, den gleichen Effekt haben und so die Wirkung der Strahlentherapie unterstützen.

In ungezählten Experimenten in vitro und in vivo wurde immer wieder gezeigt, daß die Zahl der zu unbegrenzter Proliferation befähigten sog. klonogenen Zellen in einer Zellkultur oder in einem Tumor mit zunehmender Strahlendosis exponentiell abnimmt (Trott 1972). Somit wirkt die Strahlentherapie wie das Experiment einer Verdünnungsreihe. Mit jeder zusätzlichen Dosis wird die Konzentration der zum Rezidivwachstum befähigten Zellen weiter verdünnt, in der klinischen Strahlentherapie mit jeder täglichen 2-Gy-Fraktion etwa auf die Hälfte. Irgendwann einmal, so sagt die Theorie der Verdünnungsreihe, wird die Konzentration dieser klonogenen Zellen so weit verdünnt sein, daß rein zufällig der eine oder andere Tumor keine solche, zum Rezidivwachstum befähigte Zelle mehr enthält und somit geheilt sein wird. Dieses Konzept der Strahlentherapie als Verdünnung rezidivfähiger Zellen ist so attraktiv, weil es so überzeugend einfach ist. Aber haben wir Beweise dafür? In den meisten Tumoren können wir die zum Rezidivwachstum befähigten Zellen nicht von den anderen proliferierenden, morphologisch intakten Zellen unterscheiden. Auch der Pathologe kann uns bei der Identifizierung der kritischen Tumorzellen nicht weiterhelfen. In einem unserer Mäusetumoren war es jedoch möglich, die regenerierenden rezidivierenden Tumorzellen morphologisch im bestrahlten Tumor zu identifizieren und zu quantifizieren. Der größte Teil der Tumorzellen ist 2–3 Wochen nach Bestrahlung in diesem differenzierten Karzinom zugrunde gegangen. Es heben sich Regenerationsherde deutlich ab, die jeweils von einzelnen überlebenden Zellen ausgegangenen sind (Kummermehr 1985). Nachdem man die Hälfte der kurativen Dosis gegeben hat, sind diese Rezidivherde noch sehr zahlreich. Mit weiterer Erhöhung der Strahlendosis werden sie seltener, und wenn die Gesamtdosis der kurativen Dosis nahekommt, sieht man nur noch gelegentlich im Zentrum einer nekrotischen Tumormasse einen einzelnen, aber höchst vitalen Tumorherd. Diese Zellpopulation wächst unaufhaltsam weiter und führt im Verlauf von wenigen Monaten zum klinischen Tumorrezidiv, unbeeinflußt von der Nekrose und dem Zelluntergang, der um diesen Herd herum vor sich geht. Die Auszählung solcher Regenerationsherde in Serienschnitten des Tumors zeigt mit zunehmender Strahlendosis eine exponentielle Abnahme der Konzentration solcher Regenerationsherde im Tumor (Abb. 1). Wenn deren Verdünnung im Gesamttumor so weit fortgeschritten ist, daß die mittlere Zahl solcher Herde auf weniger als 2–3 abgesunken ist, kommt es immer häufiger vor, daß im gesamten Tumor überhaupt keine solchen Herde mehr gefunden werden, wenn man die Dosis weiter erhöht. So nimmt schließlich mit zunehmender Dosis die Häufigkeit der rezidivfreien Tumoren nach einer S-förmigen Kurve zu, so wie auch bei makroskopischer Beobachtung die Häufigkeit der lokalen Tumorheilung nach einer S-förmigen Kurve zunimmt. Bei diesem Mäusetumor, der in einem

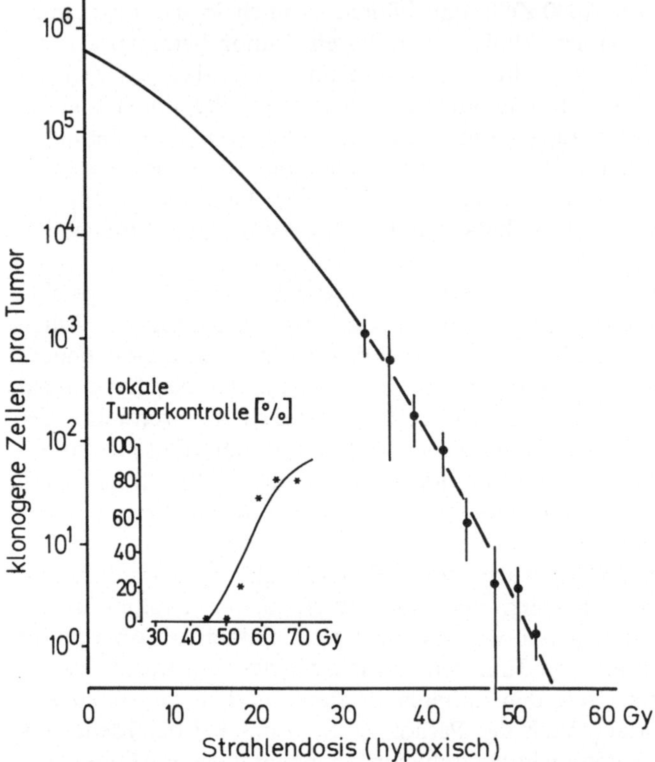

Abb. 1. Die Abnahme von Regenerationsherden im bestrahlten Karzinom AT 17 mit zunehmender Strahlendosis. Bei einer Dosis von ca. 55 Gy wird im Mittel nur noch *ein* Regenerationsherd pro Tumor gefunden, die klinische Beobachtung der Häufigkeit makroskopischer Rezidive zeigt bei 55 Gy einen Wert nahe bei 37%, wie bei Gültigkeit der Poissonstatistik und einer Verdünnungsreihe zu erwarten wäre. (Nach Kummermehr, 1985)

ingezüchteten Tierstamm entstanden und weiter transplantiert worden ist, wo also keine Immunreaktionen gegen ein fremdes Transplantat auftreten können, führte tatsächlich *ausschließlich* die direkte Sterilisierung der klonogenen Tumorzellen die Tumorheilung herbei. Mit anderen strahlenbiologischen Methoden konnte die gleiche Schlußfolgerung auch an weiteren isogenen Mäuse- und Rattentumoren bewiesen werden. Wenn aber ausschließlich die direkte Zellsterilisierung durch die Strahlung die Heilung herbeiführt, welche Rolle spielen dann immunologische Faktoren, welche Rolle spielen dann die Schädigung des Bindegewebes, das Gegengewebe, die Tumornekrose, von deren Wirksamkeit und Bedeutung jeder erfahrene Arzt überzeugt ist? Alle Versuche, die Heilung eines wirklich isogenen Tiertumors durch immunologische Manipulationen zu beeinflussen, z. B. durch unspezifische Stimulation, durch Carynebacterium parvum oder BCG oder durch eine Unterdrückung der unspezifischen Abwehr, also etwa durch eine Ganzkörperbestrahlung, waren erfolglos. Wenn überhaupt eine tumorspezifische Immunität in spontan entstandenen, im isogenen Tierstamm transplantierten Tumor existiert, ist sie offensichtlich nicht in der Lage, nach Abtötung von 99,99999% aller Tumorzellen durch Bestrahlung die dann noch übrigbleibenden etwa 100 Tumorzellen zu eliminieren. Mit den verfügbaren strahlenbiologischen Methoden wäre eine solche Wirkung einer Immunreaktion ohne Schwierigkeiten signifikant nachweisbar. Und welche Rolle spielen die Reaktionen des Bindegewebes im und um den Tumor? In dem beschriebenen Beispiel konnten wir sehen, wie das intratumorale Rezidiv wächst, obwohl ringsherum alles übrige Gewebe zusammenbricht. Um dieses Phänomen genauer zu studieren, haben wir einen etwas exotischen Versuch durchgeführt. Wir haben ein Fibrosarkom mit einer sehr hohen Strahlendosis geheilt und dann aus einem Adenokarzinom einzelne Tumorzellen ins Zentrum dieses sterilisierten Fibrosarkoms injiziert. Wenn tatsächlich die strahlenbedingten Zelluntergänge im Tumor oder die schweren Gefäßschäden im Tumorbindegewebe einen dauerhaften hemmenden Einfluß auf das Wachstum einzelner überlebender Zellen haben würden, dürften diese einzelnen Tumorzellen im sterilisierten Tumor nicht wachsen. Doch dieses Adenokarzinom im sterilisierten Fibrosarkom wächst ebensogut, als wenn es in einen völlig normalen Transplantationssitus überimpft worden wäre (Abb. 2). Wir haben tatsächlich weder tierexperimentelle noch klinische Beweise dafür, daß immunologische Reaktionen oder gewebliche Faktoren die Heilung eines Tumors durch die Strahlentherapie nachweisbar beeinflussen. Es bleibt der Befund, daß *nur* die direkte Inaktivierung der klonogenen Tumorzellen im Sinne einer zunehmenden Verdünnung dieser Zellen bis hin zur letzten Stammzelle den bestrahlten Tumor heilt.

Diese Theorie erlaubt, wie es sich für ein naturwissenschaftliches Gesetz gehört, Voraussagen, die sich überprüfen lassen. Nach dieser Theorie hängt die Strahlen-

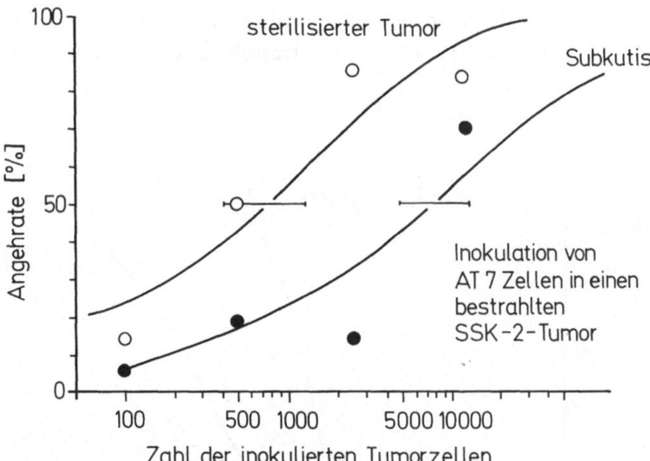

Abb. 2. Die Abhängigkeit der erfolgreichen Tumortransplantation von der Zahl transplantierter Karzinomzellen (AT 7). Einmal wurde (zusammen mit ca. 100000 Federzellen) der übliche subkutane Situs gewählt (●), zum anderen wurden die Karzinomzellen ins Zentrum von Sarkomen (SSK 2) injiziert, die am Tag zuvor mit einer kurativen Dosis bestrahlt worden waren (○). (Trott, unveröffentlicht)

empfindlichkeit eines Tumors, d.h. die zur Heilung notwendige Dosis, nur von 2 Größen ab: von der Zahl der Tumorstammzellen zu Beginn der Behandlung und von der Neigung der Exponentialfunktion, ob also die tägliche Dosis von 2 Gy nun 30, 50 oder 70% der noch vorhandenen Tumorzellen inaktiviert.

Mit zunehmender Tumorgröße nimmt auch die Zahl der Tumorstammzellen etwa proportional zu. Größere Tumoren sind deshalb strahlenresistenter als kleinere Tumoren. Das beweist schon die alltägliche, klinische Erfahrung. Die Theorie sagt jedoch auch, daß diese Zunahme der notwendigen Strahlendosis mit zunehmender Größe vorhergesagt werden kann durch die Neigung der Exponentialfunktion. Wir haben die Heilungsergebnisse von Hautkarzinomen nach einmaliger Bestrahlung analysiert (Trott et al. 1984) und gefunden, daß Hautkarzinome, die einen 4mal größeren Durchmesser haben und somit ein etwa 16mal größeres Tumorvolumen, eine um 3,5 Gy höhere Strahlendosis benötigen als die kleineren (Abb. 3). Offensichtlich werden diese 3,5 Gy benötigt, um die größeren Tumoren auf das Niveau der kleineren, also auf $\frac{1}{16}$, herunterzuverdünnen.

Daraus ergibt sich eine Neigung der Exponentialfunktion, die der von Plattenepithelkarzinomzellen in der Gewebekultur entspricht. Etwa 3 Gy reduzieren die Zahl rezidivfähiger Zellen auf $\frac{1}{10}$. Aus diesen Daten kann man auch die absolute und relative Zahl von unbegrenzt vermehrungsfähigen Zellen in einem menschlichen Karzinom abschätzen, was mit keiner anderen experimentellen Technik möglich ist, insbesondere auch nicht mit modernen Zellkulturmethoden. Bei der mittleren Heilungsdosis von 18 Gy ist in jedem Tumor im Schnitt noch eine Zelle übriggeblieben. Da jeweils 3 Gy die Überlebensrate der Tumorzellen auf jeweils 10% senken, entsprechen diese 18 Gy 6 Verdünnungsschnitten auf $\frac{1}{10}$, also um den Faktor 10. Somit ist bei der mittleren Heilungsdosis der Verdünnungsfaktor 10^{-6}, d.h. 1:1 000 000, erreicht. Daraus ergibt sich zwangsläufig der Schluß, daß diese kleinen Hautkarzinome im Schnitt höchstens 1 000 000 Tumorstammzellen enthalten haben können. Der Tumor besteht aber aus sehr viel mehr Tumorzellen, näm-

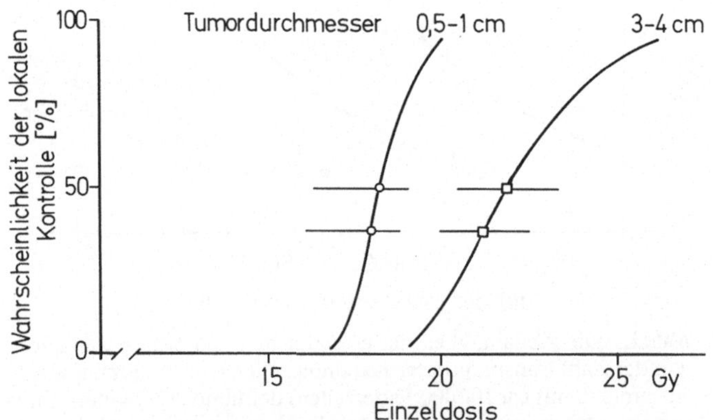

Abb. 3. Die Abhängigkeit der lokalen Heilungsrate von der Strahlendosis bei Hautkarzinomen unterschiedlicher Größe nach Bestrahlung mit Einzeldosen. (Nach Trott et al. 1984)

lich etwa 1 Mrd., wie man aus histologisch-morphometrischen Untersuchungen sehen kann. Von den morphologisch eindeutig als Tumorzellen identifizierbaren Zellen sind also weit weniger als 1% klonogen, d. h. für den strahlentherapeutischen Effekt relevant. 99% der Tumorzellen und >95% aller proliferierenden Tumorzellen haben nicht die Fähigkeit zur unbegrenzten Vermehrung, also zur Rezidivbildung. Kein Pathologe kann aus der Überzahl der begrenzt proliferationsfähigen Zellen diese Minderheit der therapeutisch wichtigen Zellen herausfinden, keine molekularbiologische Methode, auch nicht monoklone Antikörper, können diese Zellen erkennen und markieren.

Aus dem Prinzip der strahlentherapeutischen Verdünnungsreihe ergibt sich eine weitere klinische Schlußfolgerung: die allererste Strahlendosis der sich über Wochen hinziehenden Bestrahlungsserie inaktiviert absolut die meisten Tumorzellen. Schon nach Abschluß der 1. Woche sind weit über 90% aller Tumorstammzellen sterilisiert. Dabei hat der Tumor klinisch auf die Behandlung in der Regel noch gar nicht mit einer Volumenregression geantwortet. Dieses Mißverhältnis zwischen Ansprechen des Tumors und fortschreitender Verdünnung der Tumorstammzellen wird im Verlauf der Strahlentherapie immer ausgeprägter, wie am Beispiel von Oropharynxtumoren demonstriert (Trott 1983). Nach 3 Wochen Therapie sind die Tumoren auf etwa die Hälfte ihrer Ursprungsgröße geschrumpft, aber 99,9% der Tumorstammzellen sind bereits inaktiviert (Abb. 4). Wenn ein Tumor nach der Vorbestrahlung mit 30 Gy operiert und dem Pathologen zur Beurteilung geschickt wird, kann dieser in der Regel neben dem Zeichen akuter Zelluntergänge durch Bestrahlung ausgedehnte Bereiche nahezu normaler Tumorstruktur sehen mit Mitosen und völlig normalen Tumorzellen. Es ist für ihn unmöglich, aus dem morphologischen Bild eine Aussage über die Wirksamkeit der Bestrahlung zu machen. Noch abwegiger ist es, am Schluß einer Strahlentherapie eine Aussage über den kurativen Behandlungserfolg aufgrund morphologischer, klinischer, biochemischer oder molekularbiologischer Befunde machen zu wollen. Ob ein Tumor nach Bestrahlung mit einer kurativen Strahlendosis tatsächlich geheilt ist oder nicht, hängt meist davon ab, ob unter 1–100 Mrd. inaktivierten, aber stoffwechselaktiven Tumorzellen keine oder vielleicht doch 1, 2 oder 3 ungeschädigte Tumorzellen übriggeblieben sind. Das Problem, eine Stecknadel in einem Heuhaufen zu suchen, ist trivial gegen dieses Problem.

Der Strahlentherapeut hat also keine Möglichkeit, den voraussichtlichen Erfolg seiner Therapie am Verhalten des Tumors *während* der Behandlung zu überprüfen. Es bleibt ihm keine andere Wahl, als aufgrund von klinischen Informationen, die er *vor* Beginn der Therapie sammeln muß, zu entscheiden, welche Dosis vom mitbestrahlten Normalgewebe gerade noch vertragen wird, aber ihm doch eine akzeptable Chance der Tumorvernichtung bietet.

Es ist die tägliche Erfahrung des Strahlentherapeuten, daß verschiedene Tumoren auf die Bestrahlung unterschiedlich ansprechen. Das mag von der Histologie, der Größe, der Lokalisation und anderen Faktoren abhängen. Dieser Eindruck trügt. Wenn man die Ergebnisse der Strahlentherapie von Karzinomen und Sarkomen einheitlicher Größe in Form von Dosis-Heilungs-Kurven quantifiziert, zeigt sich deutlich, daß die Unterschiede zwischen den verschiedenen Tumortypen vernachlässigbar klein sind, kleiner jedenfalls als die Fehlerbreite der Dosisangaben zwischen verschiedenen strahlentherapeutischen Kliniken. Die Unterschiede der

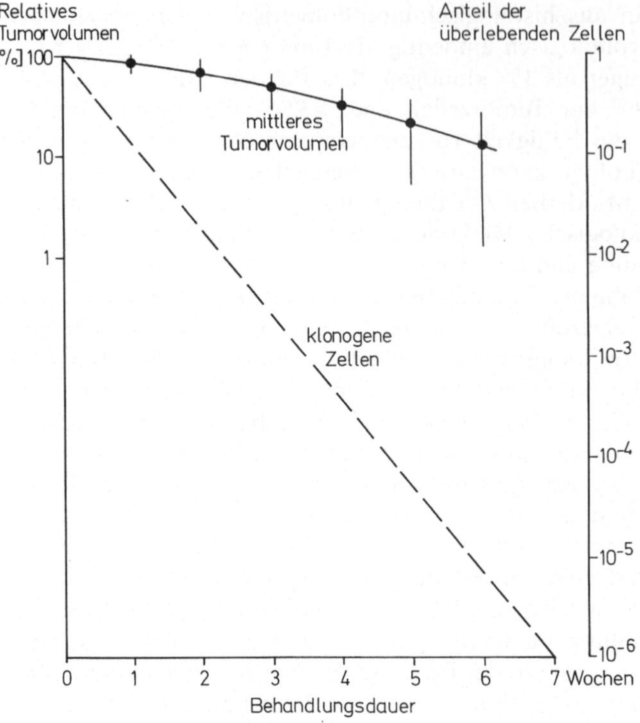

Abb.4. Vergleich der makroskopischen Tumorregression von
Oropharynxtumoren unter der Strahlentherapie mit der geschätzten
Abnahme der Zahl von Tumorstammzellen unter der
Strahlentherapie. (Nach Trott, 1983)

Strahlenempfindlichkeit innerhalb einer Gruppe gleichartiger Tumoren zwischen
verschiedenen Patienten sind größer als die Unterschiede der mittleren Strahlenempfindlichkeit zwischen verschiedenen Tumortypen gleicher Größe (Trott 1985).
Man kann diese S-förmigen Dosis-Heilungs-Kurven auch interpretieren als eine
Gauß-Glockenkurve der Verteilung der individuellen Strahlenempfindlichkeiten
in einer Gruppe gleichartiger Patienten. Die Dosis, die 50% der Patienten heilt,
wäre die häufigste Strahlenempfindlichkeit, aber auch eine geringere Dosis würde
für einige Patienten ausreichen, während andere Patienten eine wesentlich höhere
Dosis bräuchten. Man kann also die Strahlenempfindlichkeit eines Tumors mit
einem Mittelwert und einer Standardabweichung beschreiben. Der Variationsko-
effizient für klinisch beobachtete Dosis-Heilungskurven liegt bei 15–20%. Die
Aufgabe und die Kunst des Strahlentherapeuten besteht z. B. darin, für den einzelnen Patienten zu entscheiden, ob dieser mit einer um 10% niedrigeren Dosis mit
entsprechend geringeren Nebenwirkungen geheilt werden könnte oder ob der
gerade behandelte Patient zu denen gehört, die eine um 10% höhere Strahlendosis
zur Heilung benötigen. Diese Variabilität hat verschiedene Ursachen: zunächst die
Poisson-Statistik der Verdünnungsreihe, die für etwa ¼ der gesamten Variabilität

verantwortlich ist und die naturgesetzlich unbeeinflußbar ist. Für etwa ¾ der Variabilität sind Unterschiede in der Tumorzellenzahl zu Behandlungsbeginn und Unterschiede in der Neigung der Exponentialfunktion verantwortlich. Selbst von der Klassifikation von Tumorgrößen im Rahmen des TNM-Systems werden Tumoren zusammengefaßt, deren Volumen um den Faktor 10 und mehr variiert. Dies muß sich zwangsläufig in einer gewissen Schwankungsbreite der Strahlenempfindlichkeit äußern. Dieser Faktor macht ein weiteres Viertel der gesamten Variabilität aus. Als die Hauptursache der Variabilität der Strahlenempfindlichkeit bleibt somit die Neigung der Verdünnungsfunktion übrig. Verschiedene Faktoren können diese Exponentialfunktion beeinflussen. Die wichtigsten sind Repairprozesse und Regenerationsvorgänge. Hier bieten sich nun erstmals Möglichkeiten, diese Prozesse für den einzelnen Patienten zu untersuchen. Die Repairfähigkeit eines menschlichen Tumors läßt sich bestimmen, wenn man den Tumor auf immundefiziente Nacktmäuse transplantiert. Ergebnisse an 2 Plattenepithelkarzinomen haben gezeigt, daß diese Karzinome nur eine geringe Repairfähigkeit besitzen, d.h., daß die Repairfähigkeit keine große Rolle spielt (Lindenberger et al. 1986). Dagegen erscheinen aus heutiger Sicht Regenerationsvorgänge in bestrahlungsfreien Pausen als besonders wichtige Determinanten der Strahlenempfindlichkeit des einzelnen Patienten. Wir sehen heute in den individuellen Unterschieden der Regenerationsgeschwindigkeit im Verlauf der Strahlentherapie die Hauptursache der Variabilität der Strahlenempfindlichkeit menschlicher Tumoren (Trott u. Kummermehr 1985). Auch wenn diese Regenerationsgeschwindigkeit im Verlauf der Strahlentherapie nicht konstant ist, sondern in manchen Tumoren allmählich abnehmen dürfte, dagegen bei Plattenepithelkarzinomen wahrscheinlich im Verlauf der Strahlentherapie zunimmt, so bietet die Bestimmung der Zellumsatzgeschwindigkeit im Tumor *vor* Beginn der Behandlung wahrscheinlich einen Anhaltspunkt für die voraussichtliche mittlere Regenerationsgeschwindigkeit des einzelnen Tumors. Die Umsatzgeschwindigkeit der Tumorzellen im einzelnen Tumor kann mit zellkinetischen Methoden vor Beginn der Therapie bestimmt werden. Moderne molekularbiologische Methoden mit monoklonalen Antikörpern gegenüber DNS, die Bromdesoxyuridin inkorporiert hat, machen es möglich, innerhalb eines Tages eine verläßliche Aussage über die Zellumsatzgeschwindigkeit zu erhalten. Dies eröffnet erstmals die Möglichkeit, aufgrund einer biologischen Eigenschaft eines Tumors ein für den betreffenden Tumor speziell angepaßtes Bestrahlungsschema zu verschreiben. Für einen Tumor mit langsamerem Zellumsatz würde man bei der täglichen Bestrahlung mit 2 Gy oder weniger (unter Ausschluß der Wochenenden) bleiben, für schneller proliferierende Tumoren, die ja nicht zwangsläufig auch schneller wachsen müssen, wäre es angebracht, 2- oder gar 3mal täglich zu bestrahlen, auch an den Wochenenden. Hier eröffnen moderne strahlenbiologische Forschungsergebnisse dem Strahlentherapeuten vielleicht doch Möglichkeiten, auch die kurative Strahlentherapie zu individualisieren, für den einzelnen Patienten die jeweils beste Behandlungsmethode nicht nur in der räumlichen Dosisverteilung, sondern auch in Fraktionierung und zeitlicher Dosisverteilung zu verschreiben. Die kurative Strahlentherapie, die sich bisher am typischen Durchschnittspatienten orientieren mußte, käme damit dem Ideal ärztlichen Handelns näher, nämlich der Kunst, für den einzelnen Patienten das Richtige zu tun.

Literatur

Kummermehr J (1985) Measurement of tumour clonogens in situ. In: Potten CS, Hendry JH (eds) Cell clones. Churchill Livingstone, Edinburgh, pp 215–222

Lindenberger J, Hermeking H, Kummermehr J, Denekamp J (1986) Response of human tumour xenografts to fractionated X-irradiation. Radiother Oncol 6: 15–27

Trott KR (1972) Strahlenwirkungen auf die Vermehrung von Saugetierzellen. In: Hug O, Zuppinger A (Hrsg) Handbuch der Medizinischen Radiologie, Bd II/3. Springer, Berlin Heidelberg New York

Trott KR (1983) In vivo measurements on the tumour predicting response. In: Stoll B (ed) Cancer treatment: end point evaluation. Wiley, London

Trott KR (1985) Strahlenresistenz beim Mammakarzinom. In: Das Mammakarzinom, eine interdisziplinäre Situationsanalyse. Beitr Oncol 22: 112–120

Trott KR, Kummermehr J (1985) What is known about tumour proliferation rates to choose between accelerated fractionation or hyperfractionation? Radiother Oncol 3: 1–9

Trott KR, Maciejewski B, Preuss/Bayer G, Skolyszewski J (1984) Dose/response curve and split-dose recovery in human skin cancer. Radiother Oncol 2: 123–129

Klinische Aspekte

H. Kuttig

Die Notwendigkeit und Indikationsstellung zur Wirkungssteigerung der Strahlentherapie maligner Tumoren aus klinischer Sicht und die Ansätze zu ihrer Verwirklichung erfordern zunächst eine Analyse, wo die bisherigen Ursachen für eine nicht ausreichende Heilungsrate liegen, wie diese beseitigt werden können, und welche Möglichkeiten uns aus den Erkenntnissen der Strahlenbiologie, der Verbesserung der Diagnostik und Bestrahlungsplanung erwachsen. Des weiteren sollten Wege zur Realisierung der Planung bei der Durchführung der Strahlentherapie aufgezeigt und schlußendlich die Anwendung neuer Bestrahlungskonzepte diskutiert werden. Ein großer Teil dieser Punkte ist Inhalt dieser Beiträge, so daß ich mich in meinem Beitrag auf das Grundsätzliche beschränken kann.

Die Ursache für nicht befriedigende Behandlungsresultate – ausgedrückt in Überlebensraten und -zeiten – ist komplexer Art und häufig durch eine frühzeitige, nicht mehr beherrschbare Fernmetastasierung bedingt. Sie ist aber mit – wenn auch nicht allein – auf eine nicht ausreichende lokale Tumorkontrolle zurückzuführen.

Die Strahlentherapie stellt im Behandlungskonzept der Krebserkrankung einen wichtigen Faktor dar. Sie findet Anwendung bei etwa 50% aller Neuerkrankungen, entweder primär, adjuvant oder palliativ. Hinzu kommt eine nicht unbeträchtliche Zahl von Patienten, welche ihr wegen Rezidiv oder Tumorpersistenz zugeführt werden (American Cancer Soc, 1982):

835 000 invasive Karzinome neu diagnostiziert:
- Davon benötigen etwa 50% Radiotherapie primär, palliativ oder adjuvant.
- Etwa 150 000 Patienten müssen der Radiotherapie wegen Rezidiv oder Tumorpersistenz zusätzlich zugeführt werden, also insgesamt 567 000 Bestrahlungspatienten.

Die Abbildung 1 zeigt, welche Faktoren des Tumorgeschehens als Todesursache angesehen werden müssen (Kramer et al. 1976). Diese kann entweder durch den Primärtumor als auch durch Lymphknoten- oder Fernmetastasen bedingt sein oder auch 2 oder sogar alle 3 Komponenten einschließen.

Aus einer Erhebung der American Cancer Society aus dem Jahre 1982 (Tabelle 1) – eine vergleichbare deutsche Zusammenstellung ist leider nicht verfügbar – erkennt man die in einem Jahr zu erwartende Zahl an Neuerkrankungen, aufgeschlüsselt nach Organtumoren, sowie die zu erwartenden Todesfälle. Zusätzlich ist in der letzten Spalte eine Abschätzung von Suit (1970) angeführt, aus der der Anteil der lokoregionalen Versagens der Therapie – Chirurgie, Radiotherapie und Chemotherapie – als Todesursache ersichtlich ist. Es handelte sich in diesen

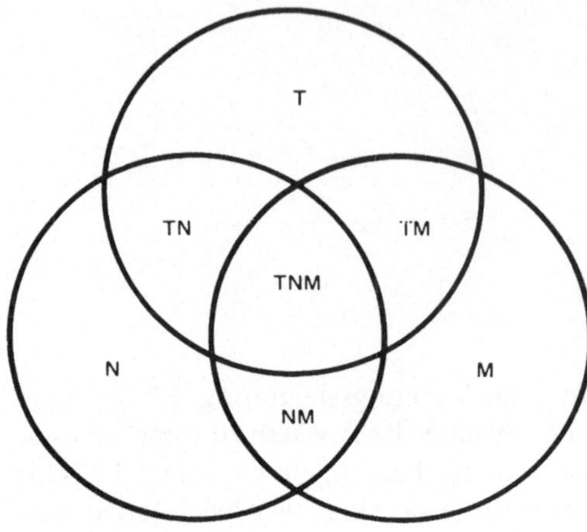

Abb. 1. Ursachen für ein Versagen in der Krebstherapie (Kramer et al. 1976)

Tabelle 1. Abschätzung des lokoregionalen Therapieversagens als primäre Todesursache. (Nach: American Cancer Society (1982) Cancer Facts and Figures und Suit HD (1970).)

Lokalisation	Neue Patienten [n]	Erwartete Todesfälle [n]	Davon Todesursache lokoregionales Versagen [%]
Kopf und Hals	33700	11750	40
Ösophagus	7700	7100	53
Mamma	90700	34100	14
Cervix uteri	20000	7400	59
Corpus uteri	28000	3300	57
Ovar	17000	10800	60
Prostata	57000	20600	60
Blase	30000	9900	50
ZNS	11000	8900	93
Lunge	102000	92400	9
Malignes Lymphom	25100	15600	12
Magen	23000	14600	30
Pankreas	21900	20000	60
Kolorektal	102000	51900	40
Knochen und Weichteile	6500	3400	30
Gesamt	575600	337350	30

Fällen stets nur allein um das lokoregionäre Geschehen, das aufgrund von Tumorpersistenz oder Rezidiv zum Tode führte.

Die letale lokoregionäre Versagerrate ist unterschiedlich hoch, sie spielt eine nur untergeordnete Rolle beim Mammakarzinom (14%) und bei den malignen Lymphomen (12%), steigt dann an bei den Weichteil- und Knochensarkomen und beim Magenkarzinom (30%) und ist bei anderen Organtumoren erschreckend hoch, z. B. bei den Hirntumoren (93%), beim Pankreas-, Prostata- und den gynäkologischen Karzinomen (etwa 60%). Eine bessere lokale Tumorkontrolle führt aber

Tabelle 2. Möglichkeiten und Voraussetzungen zur potentiell kurativen Radiotherapie mit Versagerursachen

Potentiell kurative Radiotherapie	Versagen
Lokoregional möglich	Strahlenresistenz
Wirkung abhängig von Volumen	{ Volumen { Stadium
Tumorkontrolle unter Verhinderung von Komplikationen (therapeutische Breite)	Eingeschränkte Dosis wegen Nebenreaktionen
Korrelation lokaler Effektivität mit Uniformität der Dosis	Nicht erfaßte Tumorausläufer Metastasierung

auch zu einer deutlichen Erhöhung der Überlebensrate aufgrund Verminderung der Fernmetastasierung, wie dies Saunders et al. 1984, Suit u. Westgate 1986, Suit u. Tepper 1986, Perez et al. 1986 sowie Gunderson et al. 1986 zeigen konnten. Dies gilt jedoch nicht für das frühzeitig metastasierende Mammakarzinom.

Daraus läßt sich als Ansatzpunkt für die Notwendigkeit einer Wirkungssteigerung der Strahlentherapie der folgende Schluß ziehen:

Lokales oder lokoregionales Versagen der Therapie ist bei etwa ⅓ aller Tumorpatienten als Todesursache anzusehen. Da es sich bei diesen Patienten noch um ein lokales Geschehen handelt, erscheint eine optimale Strahlentherapie durchaus erfolgversprechend.

In Tabelle 2 sind die Möglichkeiten zur potentiell kurativen Radiotherapie zusammen mit den hierzu zu erfüllenden Voraussetzungen aufgeführt. Im Vordergrund steht die Erzielung einer hohen, den Tumor vernichtenden Strahlendosis. Voraussetzung ist eine möglichst homogene, uniforme Dosisverteilung im Zielvolumen aus dreidimensionaler Sicht mit steilem Dosisabfall nach der Peripherie und maximaler Schonung des das Zielvolumen umgebenden Gewebes, insbesondere von Risikoorganen.

Der Beitrag moderner bildgebender Verfahren zur Bestrahlungsplanung wurde bereits von zum Winkel dargestellt und ist nochmals in den nachfolgenden Übersichten wiedergegeben.

Verbesserung der Diagnostik zur Tumorlokalisation

CT: Lokalisation,
                      Körperkonturen,
                      Dichtewertbestimmung;
Sonographie: Lymphknoteninfiltrationen,
                      Übereinstimmung mit Bestrahlungsfeld;
Kernspintomographie: Lokalisation,
                      Ausdehnung.

Beitrag der Computer- und Kernspintomographie zur Bestrahlungsplanung

1) Definition der Patientenkonturen,
2) Bestimmung der Tumorausdehnung und -form,
3) Lokalisation normaler Strukturen, v. a. Risikoorgane,
4) Definition von Gewebeinhomogenitäten,
5) Korrelation vielschichtiger anatomischer Schnittebenen mit multiplanaren Isodosenverteilungen,
6) Unterstützung der Optimierung.

Die Tabelle 3 zeigt nach einer Auswertung von Munzenrider et al. 1977 prozentual den Gewinn an Genauigkeit der Planung durch das Computertomogramm (CT), der sich auf das vorgesehene Bestrahlungsvolumen und die initiale Tumorerfassung erstreckt. Die Autoren sehen die CT-Information nur in 14% als unnötig an, wobei es sich um die Planung zur Bestrahlung der Mamma bei brusterhaltender Therapie handelt, eine Anschauung, die wir nicht unbedingt teilen.

Die Tabellen 4 und 5 sollen diese Faktoren nochmals aus einem anderen Blickwinkel zeigen (Babcock 1984), wobei zusätzlich die Information zur Berechnung

Tabelle 3. Beitrag der Computertomographie zur Verbesserung der Therapie gegenüber Planung ohne CT. (Nach Munzenrider et al. 1977)

		[%]
Geplantes Bestrahlungsvolumen	unverändert	55
	größer	21
	kleiner	24
Initiale Tumorerfassung	absolut inadäquat	20
	grenzwertig	27
	adäquat	53
CT-Information	kritisch für Planung	55
	hilfreich	31
	unnötig	14

Tabelle 4. Analyse Einfluß CT auf Bestrahlungsplanung. (Nach Badcock 1984)

Einfluß der CT	[%]
Inadäquate Tumorerfassung	54
Feldänderung zur Schonung gesunder Gewebe	8
Signifikante Differenz der Referenzdosis	29

Tabelle 5. CT von Wert für die Bestrahlungsplanung. (Nach Badcock 1984)

Folgen für Bestrahlungsplanung	[%]
Änderung der Feldgeometrie	54
Änderung der berechneten Referenzdosis	52
Alle Faktoren	84

der Referenzdosis oder Referenzdosisleistung mit einer signifikanten Differenz von 29% und Notwendigkeit zur Änderung des Bestrahlungsplans in 52% erkennbar ist.

Eingehende Untersuchungen über den wichtigen Beitrag der Computertomographie zur Bestrahlungsplanung, zur Optimierung der Strahlentherapie unter Berücksichtigung aller die Dosisverteilung beeinflussenden Faktoren und die Grundlagen für die rechnerunterstützte Ermittlung von Dosisverteilungen wurden u.a. von Stewart et al. 1978, Ammon et al. 1980, Grauthoff et al. 1980, Lackner et al. 1981, Mantravadi et al. 1982, Perez et al. 1984, Gremmel u. Wendhausen 1985 mitgeteilt.

Ein weiteres unverzichtbares bildgebendes Verfahren ist die Sonographie. Sie hat eine herausragende Bedeutung für die Kontrolle der Übereinstimmung von Bestrahlungsfeld und Zielvolumen, v.a. bei Lymphknotenmetastasen oder anderen für diese Methode zugänglichen Tumorinfiltraten. Die Abb. 2 zeigt die deutliche Relevanz, wobei die Markierung der Feldbegrenzungen verdeutlicht, daß das Bestrahlungsfeld auf Abb. 2b zu knapp bemessen ist, was ein Therapieversagen nach sich ziehen kann. Die Sonographie dient in gleicher Weise zur Verlaufskontrolle und ermöglicht eine Feldverkleinerung bei Tumoransprechen.

Da von der Deutschen Gesellschaft für medizinische Physik im Rahmen der Qualitätssicherung für die Bestrahlungsplanung Genauigkeitsanforderungen mit einer Unsicherheit der Dosis von etwa 2% festgelegt wurden (Gremmel u. Wendhausen 1985), soll auf die Unsicherheiten bei Bestrahlungsplanung und Durchführung besonders eingegangen werden. Sie beinhalten Patientenbewegungen während der Computertomographie und bei der Bestrahlung, die nicht exakte Reproduzierung der täglichen Einstellungen, aber auch Nichtübereinstimmen der Patientenlagerung bei CT und Bestrahlung, Fehler durch Umlagerung des Patienten, die nicht durch CT-gestützte Planung berücksichtigt sind (sie lassen sich bei Mehrfelderbestrahlung durch isozentrische Bestrahlungstechnik sicherer vermeiden), Nichtlinearität und Artefakte am CT, Ungenauigkeiten bei der Ermittlung des äquivalenten Gewebe-Luft- oder Gewebe-Maximum-Verhältnisses sowie v.a. auch die exakte Berücksichtigung von Inhomogenitäten:

- Patientenbewegung während CT,
- Patientenbewegung bei Bestrahlung,
- tägliche Abweichungen bei der Einstellung,
- Gewichtsverlust ohne Berücksichtigung im Bestrahlungsplan,
- Ungenauigkeiten im Dosismonitorsystem,
- Ungenauigkeiten bei apparativer Qualitätskontrolle,
- Nichtlinearität und Artefakte im CT,
- Ungenauigkeit im äquivalenten Gewebe-Luft-Verhältnis;

andere Faktoren:

- biologische Wirksamkeit der RT,
- Zahl der täglich bestrahlten Felder,
- Zahl der Fraktionen pro Woche,
- Unterbrechung der Strahlenbehandlung ohne Erhöhung der Gesamtdosis.

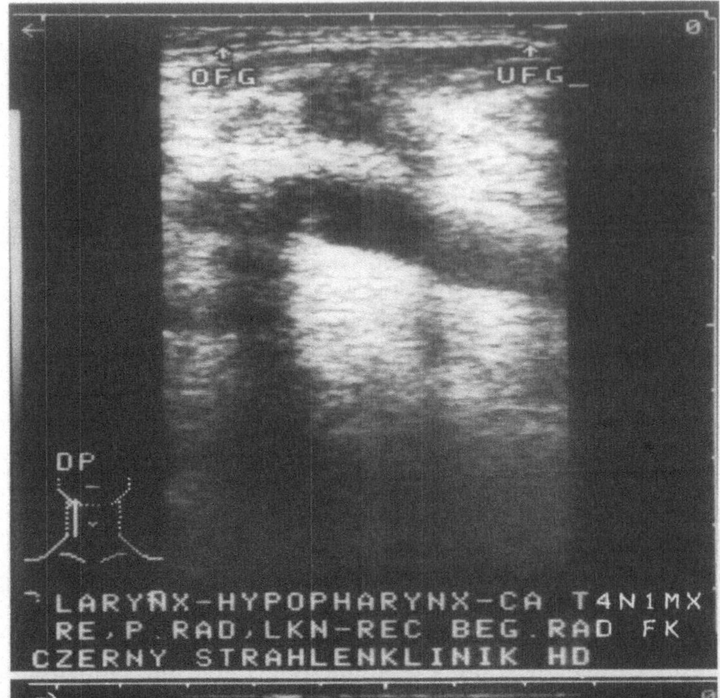

a

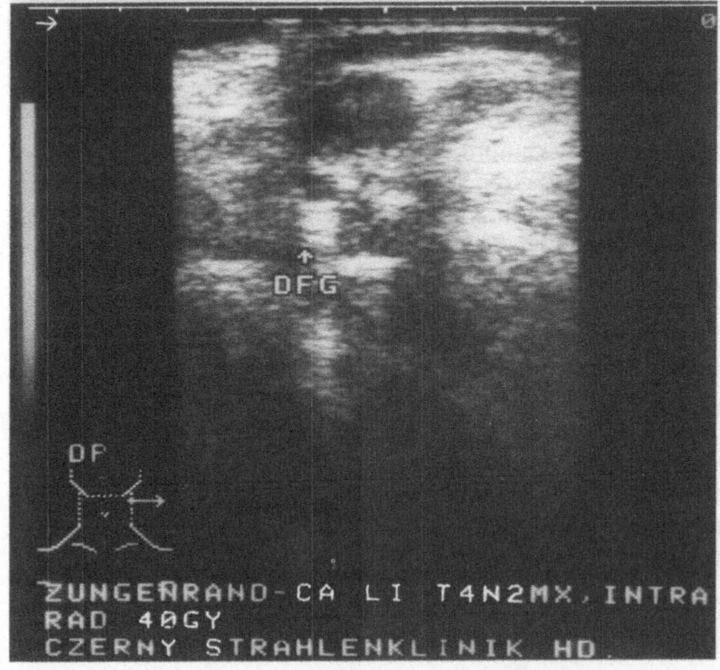

b

Abb. 2 a, b. Sonographie von Halslymphknotenmetastasen.
a Übereinstimmung der oberen *(OFG)* und unteren *(UFG)*
Feldbegrenzung mit dem Infiltrat, **b** Nichtübereinstimmung der
dorsalen Feldbegrenzung *(DFG)*

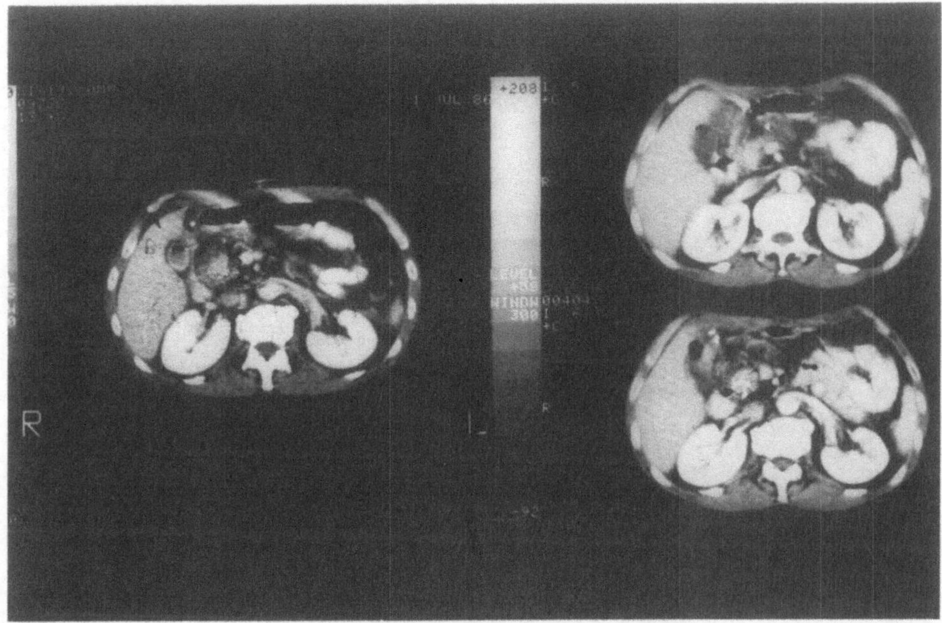

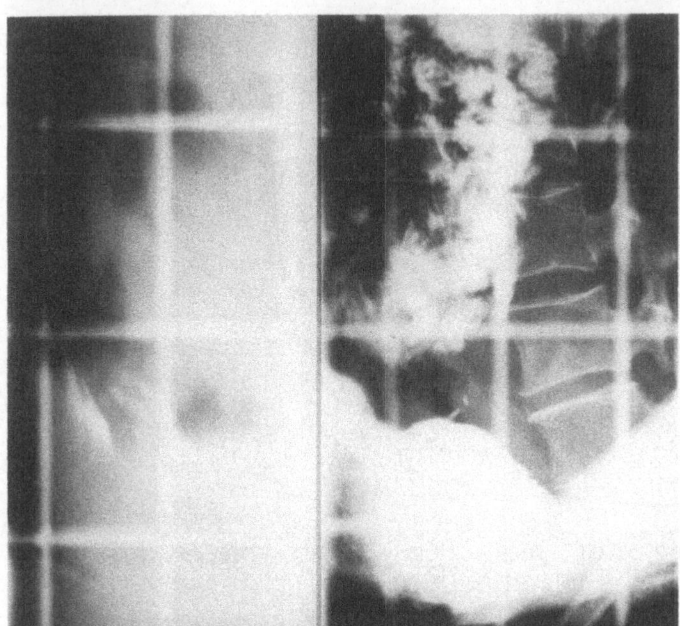

Abb. 3a–c. Pankreaskarzinom. **a** CT für ursprüngliche Bestrahlungsplanung,
b CT bei Kontrolle vor Beginn der Radiotherapie. Querschnittsverminderung aufgrund
Gewichtsverlustes.
c Simulationsaufnahme aufgrund ursprünglicher Planung zeigt fehlerhafte Lage des
Bestrahlungsfeldes gegenüber dem Zielvolumen

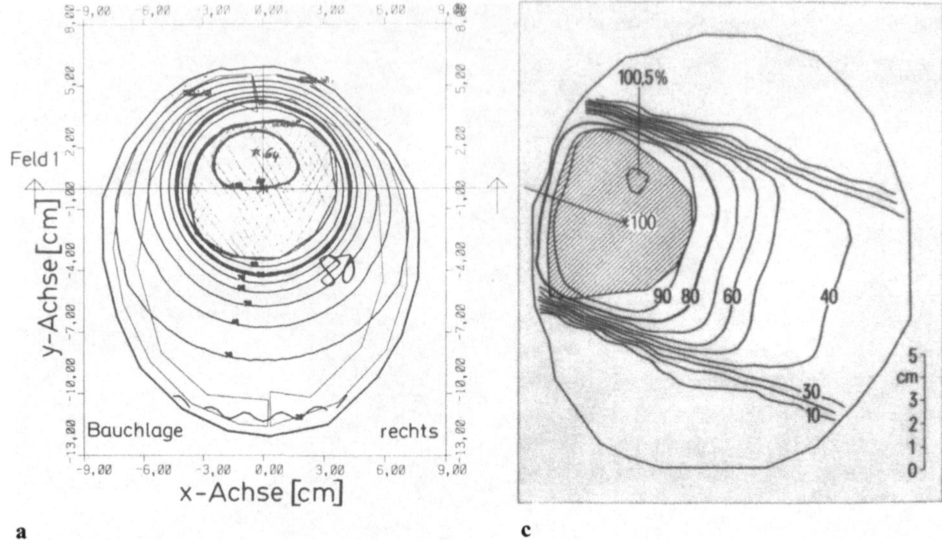

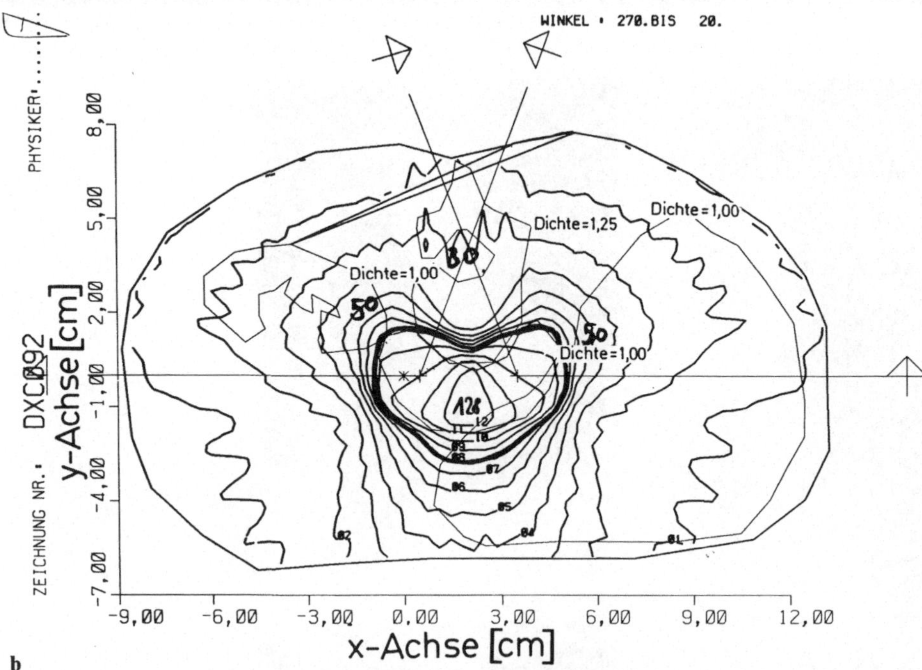

Abb. 4a–e. Dosisverteilung bei verschiedenen Indikationen. Zu beachten ist die unterschiedliche relative Strahlendosisverteilung im Zielvolumen. **a** Hirntumor, Rotationsbestrahlung 42 MeV Rö, **b** biaxiale Rotationsbestrahlung der aortalen Lymphknoten, 42 MeV Rö, **c** kombinierte Elektronen-/Photonen-Stehfeldbestrahlung bei Hirntumor, **d** biaxiale Rotationsbestrahlung des Hilusbereichs, 20 MeV Rö, **e** kombinierte telezentrische Elektronenkleinwinkel-/Photonenrotationsbestrahlung eines Mediastinaltumors

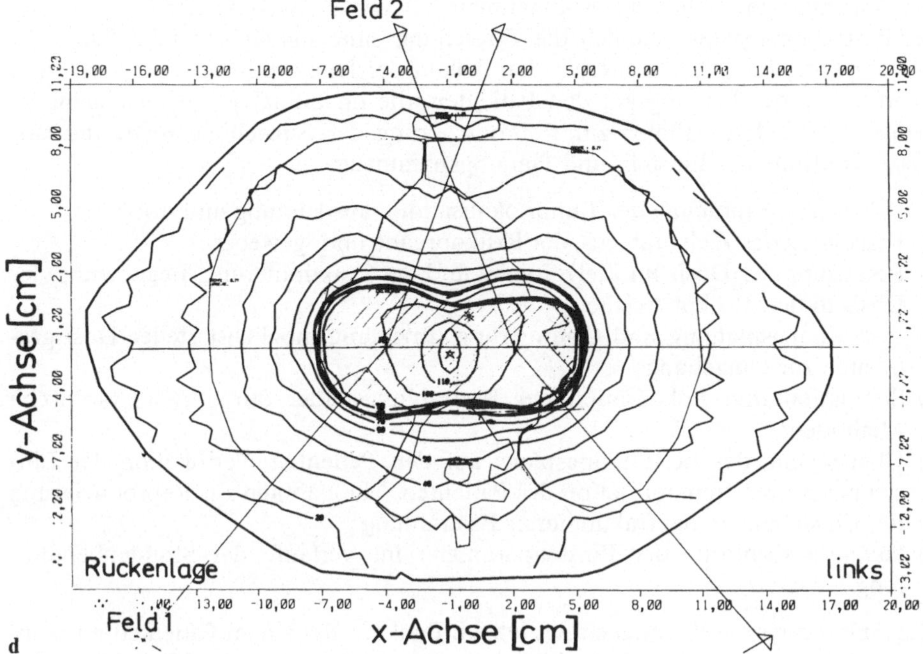

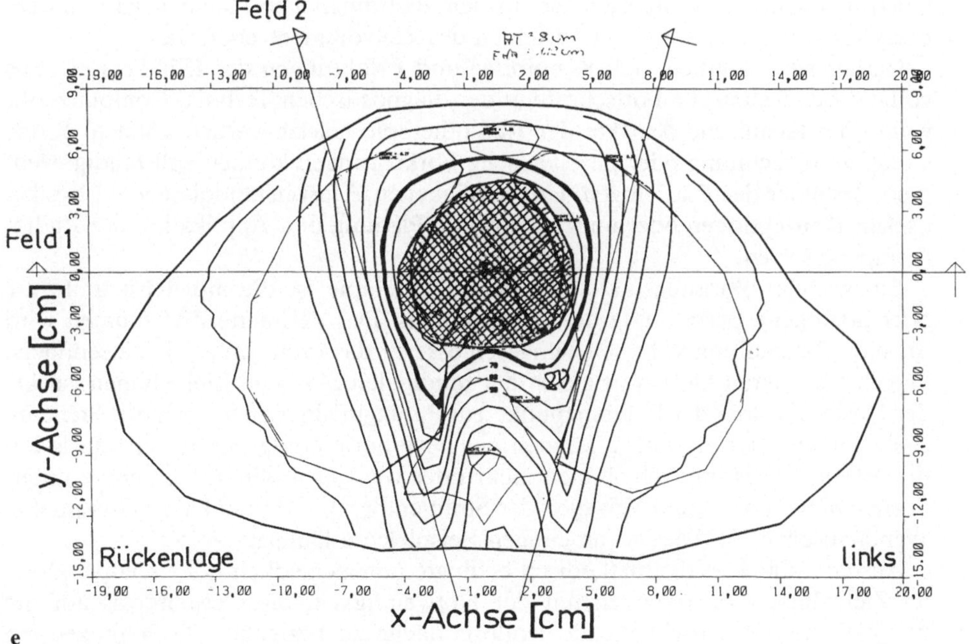

Die folgende Übersicht zeigt Maßnahmen mit der Zielsetzung der Optimierung des Bestrahlungsplans, nämlich die Erreichung eines möglichst steilen Dosisabfalls zur Umgebung und weiterhin den Ablauf der Durchführung mit Simulation, Übertragung der Planung auf den Patienten, die unabdingbare unverschiebliche Fixierung und Maßnahmen zur Reproduzierung der Einstellung sowie die laufende Kontrolle der Einstell- und Planungsparameter.

1) Klinische Bestimmung der Tumorlokalisation, -ausdehnung und -form;
2) Festlegung des Zielvolumens, der Risikoorgane und -gewebe;
3) Festlegung der Dosis im Zielvolumen und der Fraktionierung, Begrenzung der Dosis in den Risikobereichen;
4) Bestrahlungsplanung und Optimierung, Erzielung möglichst steiler Dosisgradienten zur Umgebung;
5) Simulation und Lokalisation der Bestrahlungsfelder durch radiographische Methoden;
6) Übertragung des Bestrahlungsplans auf den Patienten, Verifikation der Einstellparameter, Immobilisation des Patienten, Maßnahmen zur Reproduzierung der Einstellungen bei fraktionierter Bestrahlung;
7) laufende Kontrolle der Einstellparameter im Verlaufe der Strahlenbehandlung.

Die Abb. 3 zeigt die Wichtigkeit des letzten Punktes. Bei einem Patienten mit Pankreaskarzinom war eine Bestrahlungsplanung anhand eines CT erfolgt. Der Beginn der Radiotherapie verschob sich jedoch um einige Wochen, in denen der Patient wesentlich an Gewicht verlor, so daß das aktuelle CT einen ganz anderen Querschnitt ergab als den, der der Planung zugrunde gelegen hatte. Die Nichtberücksichtigung dieser Tatsache hätte, wie die Simulationsaufnahme zeigt, bei Übertragung der Einstellparameter aus dem ursprünglichen Plan eine ganz andere Lage des Dosismaximums mit Verfehlen des Zielvolumens ergeben.

Daraus ist ersichtlich, daß Kenntnisse und Erfahrungen des Klinikers niemals völlig durch technische Fortschritte in der diagnostischen Technik, Computersoftware oder technische Aspekte der Radiotherapie ersetzt werden können. Keine Computerberechnung oder physikalische Vorkehrungen können vollständig eventuelle Irrtümer des Radiologen, Ungenauigkeiten, Mißverständnisse von physikalischen Konzeptionen oder unbefriedigende Planung und Applikation der Radiotherapie ersetzen.

Ein weiterer Wirkungsfaktor der Strahlentherapie ist die möglichst uniforme oder homogene Bestrahlung des Zielvolumens. Das definierte Zielvolumen wird in das Behandlungsvolumen eingeschlossen, das von einer Isodosenfläche begrenzt ist, deren Dosiswert gleich der minimalen Dosis im Zielvolumen ist. Da der Dosierung aber der Referenzpunkt, ein Punkt an einer anzugebenden Stelle im Zielvolumen, zugrunde liegt, können bei Nichtnormierung der Strahlendosis auf die Minimaldosis im Zielvolumen mehr oder weniger große Tumoranteile unterdosiert werden, was zum Versagen der Strahlentherapie führen kann (Gremmel u. Wendhausen 1985). Dies sei an einigen Beispielen erläutert:

Aus der Abb. 4 ist die methodisch bedingte unterschiedlich hohe relative Dosis im Zielvolumen zu erkennen mit der Notwendigkeit, die Gesamtdosis auf die das Zielvolumen umschließende Isodosenfläche zu beziehen. Die homogensten

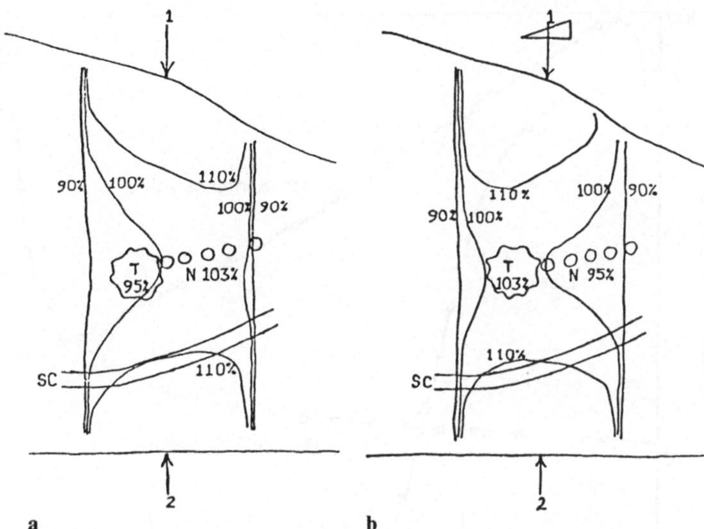

Abb. 5a, b. Dosisverteilung in Sagittalebene (rekonstruierter Längsschnitt) bei Gegenfeldbestrahlung im Thoraxbereich ohne (**a**) und mit (**b**) Keilfilteranwendung (Babcock 1984)

Dosisverteilungen ergibt häufig die Kombination von Elektronen mit Photonenstrahlen.

Die Abb. 5 zeigt anhand eines rekonstruierten Längsschnittes im Thoraxbereich den Einfluß des sich nach kranial verringernden Querschnitts auf die Dosisverteilung bei Gegenfeldbestrahlung. Durch Anwendung eines Keilfilters für das ventrale Feld kann dieser Einfluß vermindert werden (Babcock 1984).

Eine Korrelation zwischen fehlender lokaler Effektivität der Strahlenbehandlung und Nichtuniformität der Dosis läßt sich nicht selten bei der Analyse von Therapieversagern finden.

Möglichkeiten zur Verbesserung der räumlichen Dosisverteilung sind in der folgenden Übersicht zusammengestellt:

- Protonentherapie,
- Photonenkonvergenzbestrahlung,
- Kontakttherapie (endokavitär, interstitiell),
- dynamische Bestrahlungstechniken:
  Konformationsbestrahlung,
  Lamellenkollimator,
  Pendeltranslation,
  exzentrische Rotationsbestrahlung,
- intraoperative Radiotherapie.

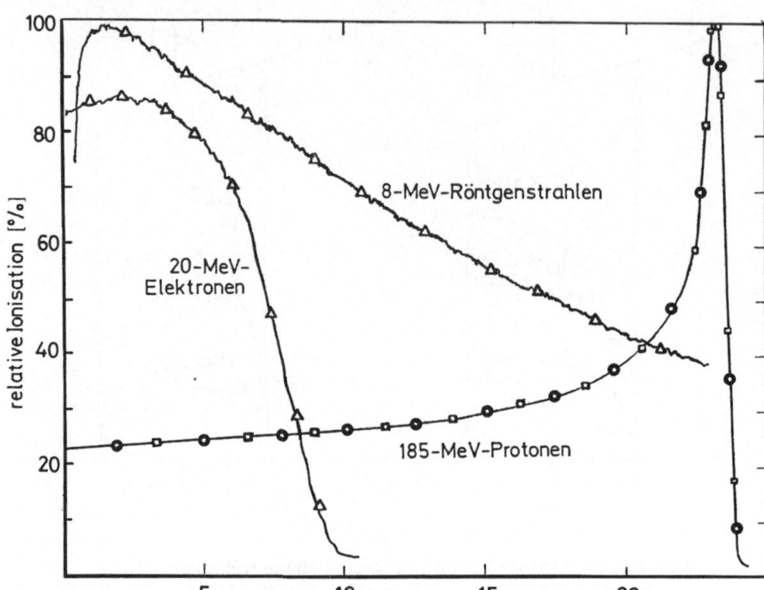

Abb. 6. Tiefendosiskurven 185-MeV-Protonen im Vergleich mit 8-MeV-Röntgenstrahlen und 20-MeV-Elektronen

Protonen sind locker ionisierende Strahlen, ihr Vorteil ist ihre Dosisverteilung (Abb. 6). Beim Durchgang durch den Körper werden sie fast nicht gestreut, bleiben also scharf gebündelt. Sie besitzen eine bestimmte, durch ihre Energie begrenzbare Reichweite, so daß das Gewebe jenseits dieser Reichweite keine Strahlung erhält. Die Tiefendosiskurve zeigt den bekannten Bragg-peak am Reichweitenende, dieser kann durch geeignete Veränderungen des Energiespektrums auf die gewünschte Ausdehnung verbreitert werden. Diese scharf begrenzbare und lokalisierbare Strahlung hat ihre bestimmten Indikationen (Munzenrider et al. 1985).

Photonenkonvergenzbestrahlung und *Kontakttherapie mit radioaktiven Strahlern* (Brachytherapie) gehören in den Bereich der Kleinraumbestrahlung. Sie zeichnen sich durch besonders gute Dosiskonzentrierung mit steilem Dosisgradienten nach der Peripherie aus.

Die *Kontakttherapie* mit radioaktiven Strahlern weist eine lange Tradition mit z. T. hervorragenden Ergebnissen auf. Sie erfolgt heute vorwiegend in Form der Nachladetechnik mit Hilfe ferngesteuerter Applikatoren (Afterloading). Unterschieden wird zwischen der High-dose-rate (HDR-)- und der Low-dose-rate (LDR-)-Bestrahlung, die ihre Vor- und Nachteile haben (Shigematsu et al. 1983). So muß bei HDR-Bestrahlung wegen des fehlenden Protrahierungseffekts stärker fraktioniert werden, um Nebenreaktionen zu vermeiden.

Die intrakavitäre Kontakttherapie findet Anwendung neben der seit Jahrzehnten bewährten Behandlung gynäkologischer Karzinome für stenosierende Ösophaguskarzinome und Bronchuskarzinome, vorwiegend in Kombination mit der

Lasertechnik (Schumacher et al. 1985; Schray et al. 1985), für die sie eine unabdingbare Ergänzung darstellt, beim Gallengangkarzinom (Prempree et al. 1983; Bader et al. 1985) u. a. Die interstitielle Kontakttherapie wird entweder als permanente Implantation u. a. bei Hirntumoren (Mundinger 1981), Prostata- und Pankreaskarzinomen (Hilaris 1975) angewendet oder temporär bei vielen Indikationen (Oppel et al. 1986, u. a.).

Dynamische Bestrahlungstechniken sind in den letzten Jahrzehnten in vielfacher Form angegeben worden, wie sie in der Übersicht S. 27 aufgeführt sind. Doch scheiterte ihre Einführung in der Praxis meist an den fehlenden Voraussetzungen für Planung und Durchführung. Ihre Zielsetzung ist die exakte Anpassung der Dosisverteilung an Lage, Form und Ausdehnung des Zielvolumens zur Erreichung einer homogenen uniformen Bestrahlung mit den erforderlichen hohen Dosen bei optimaler Schonung der Umgebung. Die Voraussetzungen sind heute aber weitgehend erfüllt durch bessere Lokalisationsverfahren, eine dreidimensionale und auch komplanare Bestrahlungsplanung sowie eine Mikroprozessorsteuerung von Kollimator und Lagerungstisch mit dem Patienten.

Die *Konformationsbestrahlung* geht in ihren Ansätzen auf Takahashi 1965 zurück. Sie wird in Japan von Morita et al. 1974 weitergeführt und ermöglicht die Bestrahlung irregulärer Zielvolumina durch Kollimatorsteuerung, v. a. bei Bewegungsbestrahlung. Über den daraus weiterentwickelten Lamellenkollimator s. Beitrag Schlegel.

Die *Photonenkonvergenzbestrahlung* mit dem Linearbeschleuniger ermöglicht unter stereotaktischen Bedingungen die Erzielung eines besonders steilen Dosisgradienten und eignet sich v. a. zur Bestrahlung von Hirnmetastasen und Rezidiven bei Hirntumoren (Hartmann et al. 1985; Greitz et al. 1986).

Die *Pendeltranslation* (Abb. 7) geht auf Bohndorf 1967 und zu gleicher Zeit auf eigene Untersuchungen zurück (Kuttig u. Becker 1968; Kuttig 1971). Auch diese Methode war zunächst wegen fehlender dreidimensionaler Planung und Steuerung der Bewegungsabläufe damals nicht realisierbar, steht aber nunmehr gemeinsam mit dem Deutschen Krebsforschungszentrum vor ihrer Erprobung. Bei ihr erfolgt eine Rotationsbestrahlung mit relativ kurzem Feld unter gleichzeitiger Verschiebung des Patienten mit dem Lagerungstisch in 3 Ebenen, entsprechend der Ausdehnung des Zielvolumens. Am Beispiel der dreidimensional berechneten Dosisverteilung sei ihre Anwendung zur Bestrahlung eines Ösophaguskarzinoms in 2 Ebenen dargestellt (Abb. 8). Man erkennt die optimale Anpassung der klinisch relevanten Isodosen an den Verlauf des Ösophagus.

Die *intraoperative Radiotherapie,* ebenfalls mit langer Tradition (Beck 1907; Werner u. Caan 1911), erfährt heute ihre Renaissance, nachdem sie mit hochenergetischen Elektronen und damit begrenzbarer Tiefenreichweite möglich geworden ist (Abe et al. 1980; Tepper u. Sindelar 1981; Abe u. Takahashi 1981). Unter überschaubaren, lokalisierbaren Verhältnissen mit sicherer Schonung und Distanzierung von Risikoorganen ist von ihr eine wertvolle Bereicherung adjuvanter radiologischer Methoden zu erwarten. Sie ist eine Einzeitbestrahlung und weist noch eine Reihe ungeklärter Faktoren, v. a. im Hinblick auf Dosis und Größe des zu bestrahlenden Volumens auf.

Von der *Strahlentherapie mit unterschiedlichen Fraktionierungsrhythmen* erwartet man eine verbesserte Effektivität durch Überwindung oder Verhinderung der

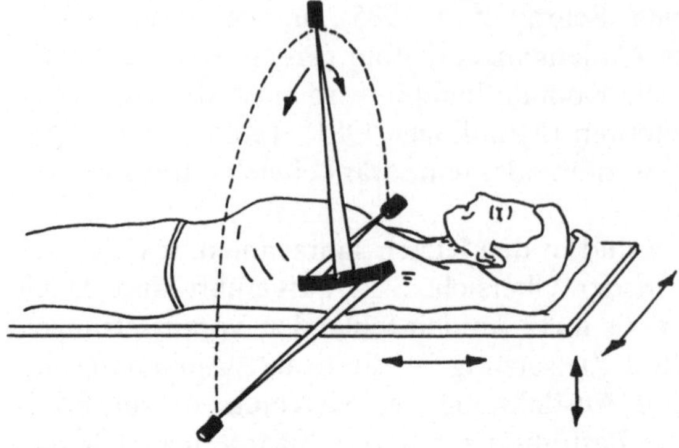

Abb. 7. Prinzip der Pendeltranslation.
(Nach Kuttig, 1971)

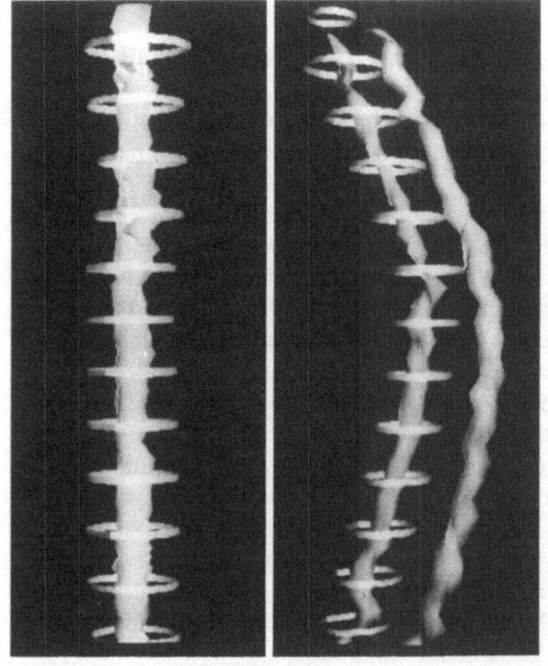

a   b

Abb. 8a, b. Dreidimensionale
Dosisverteilung bei
Pendeltranslation des Ösophagus in
2 Ebenen. Die konzentrischen
Ringe zeigen die den Ösophagus
umschließende 80-%-Isodose (a), in
lateraler Darstellung Rückenmark
eingezeichnet (b)

strahlenbiologischen Gegenreaktionen auf den Strahleninsult wie der Repair oder
Repopulation subletal geschädigter Tumorzellen und Ausnutzung ihrer Redistri-
bution. Eine Reihe von Untersuchungen weist auch auf die Abhängigkeit der
Rezidivrate von der Gesamtbestrahlungsdauer hin (Fowler 1986; Brady 1983).
Sicher leistet für diese Methoden der von Ellis 1969 sowie Orton und Ellis 1973 in
der NSD-Formel ausgedrückte Dosis-Zeit-Faktor unter Berücksichtigung der Zahl
der Einzelfraktionen und der Gesamtbestrahlungsdauer einen wichtigen Beitrag,
vielfach kritisiert und ergänzt durch den Cumulative radiation effect (CER) von

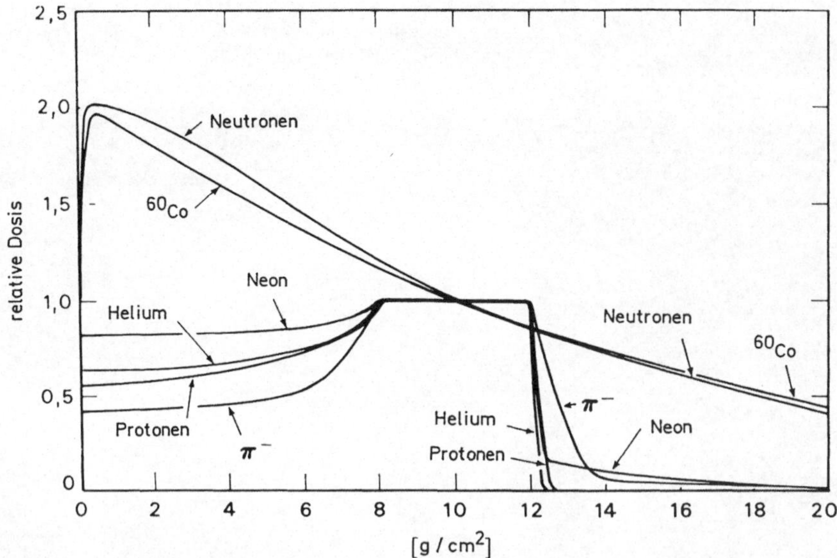

Abb. 9. Tiefendosiskurven für verschiedene Strahlenarten

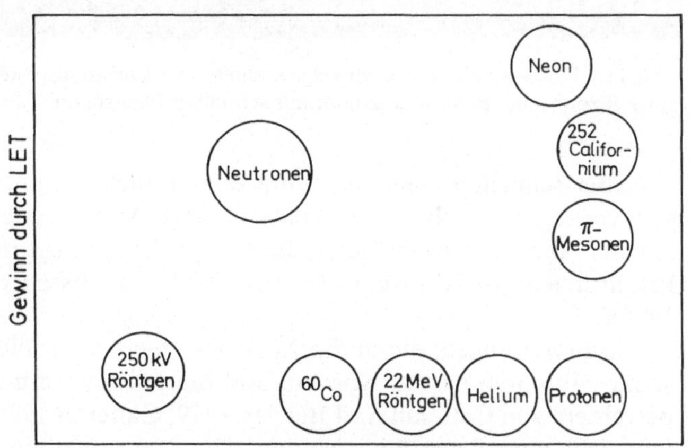

Abb. 10. Gewinn an Dosisverteilung und RBW bei verschiedenen Strahlenarten (Kramer et al. 1976)

Kirk et al. 1971, die Tumor dose fraction (TDF) von Orton und Ellis 1973, die Brain tolerance unit (btu) von Pezner u. Archambeau 1981 sowie die von Cohen und Creditor 1983 ermittelten, von der ursprünglichen Ellis-Formel abweichenden Exponenten für die Zahl der Fraktionen und die Bestrahlungsdauer für Lunge, Darm, Gehirn und Niere.

Die Einführung von *Hoch-LET-Strahlungen* in die therapeutische Praxis ist verbunden mit einer Erhöhung der relativen biologischen Wirksamkeit (RBW) und möglicherweise verbesserter Dosisverteilung. In Abb. 9 sind die Tiefendosiskurven für verschiedene Strahlenarten im Vergleich mit Kobalt-60-Gammastrahlung dargestellt. Die Abb. 10 zeigt ihre Stellung bezüglich Dosisverteilung und RBW (Kramer et al. 1976).

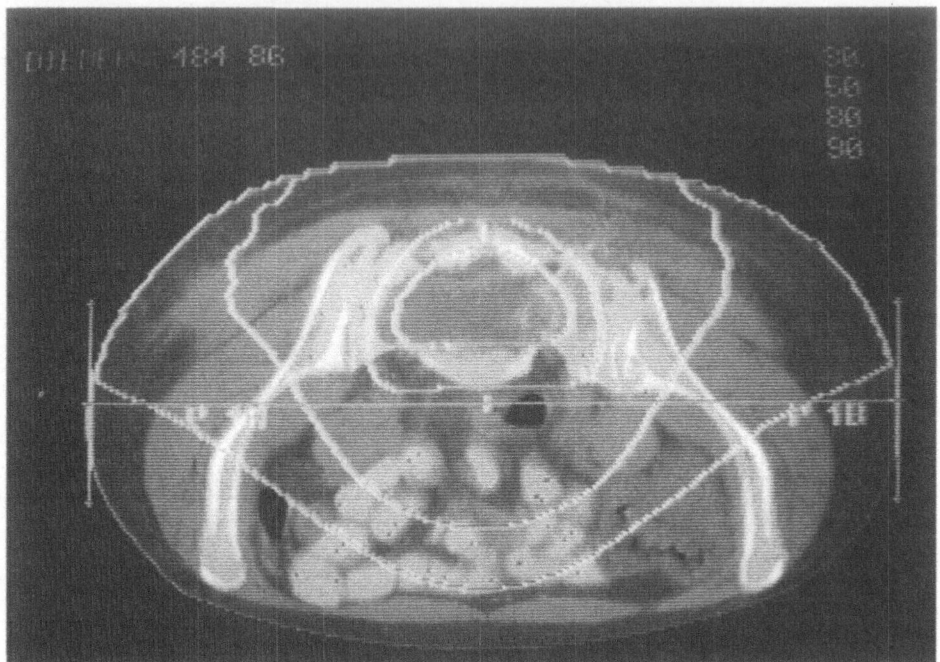

Abb. 11. Dosisverteilung bei winkelgewichteter dosisleistungsgesteuerter Rotationsbestrahlung eines Rezidivs bei Rektumkarzinom mit schnellen Neutronen

Außer schnellen Neutronen, mit denen auch die größten klinischen Erfahrungen vorliegen, ist ihre Verfügbarkeit und Anwendung sehr kostenintensiv und auf nur wenige Zentren beschränkt. Von diesen liegt inzwischen eine Reihe von Erfahrungen vor (Castro u. Quivey 1977; von Essen et al. 1985; Greiner et al. 1985).

Die Erwartungen, die in die *Neutronentherapie* für die Behandlung strahlenresistenter Tumoren gesetzt wurden, und die teilweise ermutigenden Ergebnisse, insbesondere von Catterall und Bewley 1979, Catterall 1982, Cohen et al. 1985, konnten nicht überall bestätigt werden. Die Neutronentherapie findet heute vorwiegend in Kombination mit Photonenstrahlen Anwendung, basierend auf den Erfahrungen von Eichhorn et al. 1974, Eichhorn und Lessel 1977. Der entscheidende Faktor dürfte in der nicht optimalen Anwendung mit gegenüber Photonenstrahlen ungenügenden Dosisverteilung liegen, die die besonderen Eigenschaften der Neutronentherapie nicht voll ausschöpfen läßt. Von Höver wurde eine winkelgewichtete dosisleistungsgesteuerte Rotationsbestrahlung entwickelt, die eine optimale Dosisverteilung zu erzielen gestattet (Abb. 11).

Die Kombination der *Hyperthermie* mit ionisierenden Strahlen als additives Verfahren führt zu einer Verbesserung der Behandlungsresultate bei wenig strahlenempfindlichen Tumoren, die durchaus den Vergleich mit Neutronenstrahlen zulassen. Der in vieler Hinsicht komplementäre Effekt der Hyperthermie wirkt sich besonders auf Zellen in der S-Phase aus, die häufig strahlenresistent, aber offenbar thermosensitiv sind. Da in dieser Zellzyklusphase verstärkt Erholungsvorgänge ablaufen, unterstützt dieser Befund die Vorstellung, daß die Hyperthermie Repairprozesse hemmt (Holt u. Stanford 1986; Kramer et al. 1976; Brady 1983). Probleme sind z.Z. wohl noch in erster Linie in nicht ausgereiften Verfahren zur Thermometrie und der nicht großen Tiefenreichweite der Erwärmung zu sehen.

Versuche, die Strahlenempfindlichkeit durch Zusatzstoffe zu erhöhen, gehen bis auf Werner 1931 in Heidelberg zurück. Heute werden *Strahlensensibilisatoren* in 4 Gruppen eingeteilt:

1) elektronenaffine Substanzen, welche den Sauerstoffeffekt nachahmen können, wie Metro- und Misonidazol;
2) halogenierte Pyrimidinanaloge, wie Bromodeoxyuridin;
3) Repairhemmer;
4) radioprotektive Substanzen.

Radiosensibilisatoren sollten nach der vorliegenden engen Definition während der Bestrahlung in der Zelle vorhanden sein und die Fähigkeit besitzen, den letalen Effekt ionisierender Strahlen zu verstärken, ohne selbst eine zytotoxische Wirkung zu entfalten. Die bisherigen Ergebnisse erscheinen wenig befriedigend; so wurden auch viele Nebenwirkungen, insbesondere eine Neurotoxizität, beobachtet (Adams 1973; Brady 1983; Kramer 1979; Coleman 1985).

Dieser Beitrag sollte einen Überblick über die Vielschichtigkeit der Erfordernisse für eine Wirkungssteigerung der Strahlentherapie sowie über Möglichkeiten und Wege zu ihrer Realisierung aus klinischer Sicht geben. Die Erfüllung der unabdingbaren Voraussetzungen für Diagnostik, Planung und Ausführung vieler Ansätze ist heute möglich und harrt der Erprobung und Anwendung. Andere werden nur einem begrenzten Patientenkreis zugängig sein, aber bei strenger Indikationsstellung einen weiteren Beitrag zur Beherrschung bestimmter Tumorformen leisten.

Literatur

Abe M, Takahashi M (1981) Intraoperative radiotherapy: the Japanese experience. Int J Radiat Oncol Biol Phys 7: 863–868

Abe M, Takahashi M, Yabumoto E, Adachi H, Yoshii M, Mori K (1980) Clinical experiences with intraoperative radiotherapy of locally advanced cancers. Cancer 45: 40–48

Adams GE (1973) Chemical radiosensitization of hypoxic cells. Br Med Bull 29: 48–53

American Cancer Society (1982) Cancer facts and figures. New York

Ammon J, Greiner K, Kaesberg P (1980) Physikalisch-technische Bestrahlungsplanung von Ösophaguskarzinomen mit Hilfe der Ganzkörpercomputertomographie. Strahlentherapie 156: 178–185

Badcock PC (1984) The value of computed tomography in planning radiotherapy of intra-thoracic tumours. Strahlentherapie 160: 26–30

Bader M, Dittler HJ, Ries G, Ultsch B, Lehr L, Siewert JR (1985) Endokavitäre Strahlentherapie in After-loading-Technik bei malignen Stenosen des oberen Gastrointestinaltraktes und der Gallenwege. Leber Magen Darm 15: 247–255

Beck C (1907) über Kombinationsbehandlung bei bösartigen Neubildungen. Klin Wochenschr (Berlin) 1907: 1335–1338

Bohndorf W (1967) Die Horizontal-Translation und Pendel-Translation in der Supervolttherapie. Fortschr Med 85: 391–394

Brady LW (1983) The changing role of radiation oncology in cancer management. Cancer 51: 2506-2514

Castro JR, Quivey JM (1977) Clinical experience and expectations with helium and heavy ion irradiation. Int J Radiat Oncol Biol Phys 3: 127-131

Catterall M (1982) The assessment of the results of neutron therapy. Int J Radiat Oncol Biol Phys 8: 1573-1580

Catterall M, Bewley DK (1979) Fast neutrons in the treatment of cancer. Academic Press, London

Cohen L, Creditor M (1983) Iso-effect tables for tolerance of irradiated normal human tissue. Int J Radiat Oncol Biol Phys ß: 233-241

Cohen L, Hendrickson FR, Parvathy DK, Mansell JA, Awschalom M, Rosenberg I, Tenhaken RK (1985) Clinical evaluation of neutron beam therapy. Cancer 55: 10-17

Coleman CN (1985) Hypoxic cell radiosensitizers: Expectations and progress in drug development. Int J Radiat Oncol Biol Phys 11: 323-329

Eichhorn H-J, Lessel A (1977) Four years's experiences with combined neutron-telecobalt therapy. Investigations on tumor reaction of lung cancer. Int J Radiat Oncol Biol Phys 3: 277-280

Eichhorn H-J, Lessel A, Matschke S (1974) Vergleiche zwischen Neutronen- und Telekobalttherapie am Bronchus-, Magen- und Ösophaguskarzinom. Strahlentherapie 147: 559-563

Ellis F (1969) Dose, time and fractionation: a clinical hypothesis. Clin Radiol 20: 1-7

Fowler JF (1986) Scientific perspectives on recent progress in radiation oncology. Int J Radiat Oncol Biol Phys 12: 709-712

Grauthoff H, Barwig P, Frommhold H (1980) Rechnergestützte Bestrahlungsplanung mit Hilfe des Computertomographen. Strahlentherapie 156: 345-352

Greiner R, von Essen CF, Blattmann H, Studer UE, Zimmermann A, Bodendörfer G, Schmitt G (1985) Results of curative pion therapy at SIN. Strahlentherapie 161: 797-800

Greitz T, Lax I, Bergström M, Arndt J, Berggren B-M, Blomgren H, Boethius J, Lindqvist M, Ribbe T, Steiner L (1986) Stereotactic radiation therapy in intracranial lesions. Acta Radiol Oncol 25: 81-89

Gremmel H, Wendhausen H (1985) Computerunterstützte Bestrahlungsplanung. Urban u. Schwarzenberg, München

Gunderson LL, Martin JK, O'Connell MJ, Beart RW, Kvols LK, Nagorney DM (1986) Local control and survival in locally advanced gastrointestinal cancer. Int J Radiat Oncol Biol Phys 12: 661-665

Hartmann GH, Schlegel W, Sturm V, Kober B, Pastyr O, Lorenz WJ (1985) Cerebral radiation surgery using moving field irradiation at a linear accelerator facility. Int J Radiat Oncol Biol Phys 11: 1185-1192

Hilaris BS (1975) Handbook of interstitial radiotherapy. NY Publ Sciences Group, Acton Mass

Holt JAG, Stanford RW (1986) The synergism between hyperthermia and ionising radiation. Br J Radiol 59: 795-796

Kirk J, Gray WM, Watson ER (1971) Cumulative radiation effect. Part I: Fractionated treatment regimes. Clin Radiol 22: 145-155

Kramer S, Powers WE, Brady LW, Bagshaw MA, Bloedorn FG, Boone ML, Hellmann S, Koons CR, Levitt SH, Parker RG, Phillips TL, Stewart JR, Suit HD, Vaeth JM, Watson TA, Withers HR, Wootton P (1976) Research plan for radiation oncology. Cancer 37 Suppl: 2031-2148

Kuttig H (1971) Bewegungsbestrahlung. In: Diethelm L, Olsson O, Strnad F, Vieten H, Zuppinger A (Hrsg) Handbuch der Med Radiologie Bd XVI/2. Springer, Berlin Heidelberg New York, S 255-351

Kuttig H, Becker H (1968) Die Pendeltranslation mit Transversalverschiebung der Achse in der Kobalt-60-Teletherapie. Untersuchungen der die Dosisverteilung beeinflussenden Faktoren. Strahlentherapie 135: 528-533

Lackner K, Gersing M, Barwig P, Frommhold H (1981) Bedeutung der Computertomographie für die Bestrahlungsplanung im Thoraxbereich. Strahlentherapie 157: 157-163

Mantravadi RVP, Lad T, Briele H, Liebner EJ (1982) Carcinoma of the esophagus: Sites of failure. Int J Radiat Oncol Biol Phys 8: 1897-1901

Morita K, Kimura C, Takahashi K, Ueda T (1974) Verbesserung der Dosisverteilung bei der Konformationsbestrahlung des Kollumkarzinoms. Strahlentherapie 147: 487-497

Mundinger F (1981) Die stereotaktische interstitielle Therapie nicht resezierbarer intracranieller

Tumoren mit Ir-192 und Jod-125. In: Wannenmacher M, Schreiber HW, Gauwerky F (Hrsg) Kombinierte chirurgische und radiologische Behandlung maligner Tumoren. Urban u. Schwarzenberg, München, S 90–112

Munzenrider JF, Pilepich M, Renne-Ferraro JB, Tchakarova I, Carter BI (1977) Use of body scanner in radiotherapy treatment planning. Cancer 40: 170–179

Munzenrider JE, Austin-Seymour M, Blitzer PJ, Gentry R, Goitein M, Gragoudas ES, Johnson K, Koehler AM, McNulty P, Moulton G, Seddon JM, Suit HD, Urie M, Verhey LJ, Wagner M (1985) Proton therapy at Harvard. Strahlentherapie 161: 756–763

Oppel F, Ernst H, Pannek HW, Brock M, Bauer R (1986) Das fraktionierte Afterloading: ein Fortschritt bei der interstitiellen Bestrahlung inoperabler maligner Hirntumoren. Dtsch Med Wochenschr 111: 914–919

Orton CG, Ellis F (1973) A simplification in the use of the NSD concept in practical radiotherapy. Br J Radiol 46: 529–537

Perez CA, Purdy JA, Ragan DR (1984) Computerized tomography in radiation therapy planning. In: Levitt SH, Tapley NV (eds) Technical basis of radiation therapy. Lea & Febiger, Philadelphia, pp 101–115

Perez CA, Bauer M, Edelstein S, Gillespie BW, Birch R (1986) Impact of tumor control on survival in carcinoma of the lung treated with irradiation. Int J Radiol Oncol Biol Phys 12: 539–547

Pezner RD, Archambeau JO (1981) Brain tolerance unit: A method to estimate risk of radiation brain injury for various dose schedules. Int J Radiat Oncol Biol Phys 7: 397–402

Prempell T, Cox EF, Sewchand W, Tang C-K (1983) Cholangiocarcinoma. A place of brachytherapy. Acta Radiol Oncol 22: 353–359

Saunders MI, Barltrop MA, Obst D, Rassa PM, Anderson PJ, Dische S (1984) The reationship between tumor response and survival following radiotherapy for carcinoma of the bronchus. Int J Radiat Oncol Biol Phys 10: 503–508

Schray MF, McDougall JC, Martinez A, Edmundson GK, Cortese DA (1985) Management of malignant airway obstruction: Clinical and dosimetric considerations using an Iridium-192 afterloading technique in conjunction with the neodymium-YAG laser. Int J Radiat Oncol Biol Phys 11: 403–409

Schumacher W, Koch K, Frost D, Michel L, Plumecke M, Lubbert K, Mai J, Krumhaar D, Macha H-N, Stadler M (1985) Neue Möglichkeiten der Strahlentherapie endobronchialer Tumoren mit Hilfe des Afterloadingverfahrens auch in Kombination mit der Lasertechnik. Strahlentherapie 161: 663–668

Shigematsu Y, Nishiyama K, Masaki N, Inoue T, Miyata Y, Ikeda H, Ozeki S, Kawamura Y, Kurachi K (1983) Treatment of carcinoma of the uterine cervix by remotely controlled afterloading intracavitary radiotherapy with high-dose rate. A comparative study with a low-dose rate system. Int J Radiat Oncol Biol Phys 9: 351–356

Stewart JR, Hicks JA, Boone MLM, Simpson LD (1978) Computed tomography in radiation therapy. Int J Radiat Oncol Biol Phys 4: 313

Suit HD (1970) Conference on time-dose relationship in radiation biology as applied to radiation therapy. BNL-50203, Upton, Brookhaven, National Laboratory, New York

Suit HD, Tepper JE (1986) Impact of improved local control on survival in patients with soft tissue sarcoma. Int J Radiat Oncol Biol Phys 12: 699–700

Suit HD, Westgate SJ (1986) Impact of improved local control on survival. Int J Radiat Oncol Biol Phys 12: 453–458

Takahashi S (1965) Conformation radiotherapy. Rotation techniques as applied to radiography and radiotherapy of cancer. Acta Radiol [Suppl] 242: 1–142

Tepper J, Sindelar W (1981) Summary of the workshop on intraoperative radiation therapy. Cancer Treat Rep 65: 911–918

von Essen CF, Blattmann H, Bodendörfer G, Mizoe J-E, Pedroni E, Walder E, Zimmermann A (1985) The Piotron: II. Methods and initial results of dynamic pion therapy in phase II studies. Int J Radiat Oncol Biol Phys 11: 217–226

Werner R, Caan A (1911) Über die Vorlagerung intraabdomineller Organe zur Röntgenbestrahlung. M M W 58: 553–557

Beitrag der Magnetresonanz zur Wirkungssteigerung der Strahlentherapie maligner Tumoren

G. van Kaick, W. Semmler, G. Gademann, H. Schad, H. J. Zabel und W. J. Lorenz

Auf die Frage nach dem Beitrag der Magnetresonanztomographie (MRT) und -spektroskopie (MRS) zur Strahlentherapie im Vergleich zur Computertomographie (CT) könnte eine kritische Antwort lauten, daß die moderne Strahlentherapie ohne die Magnetresonanztomographie auskommen kann, aber nicht ohne die Computertomographie. Das Thema wird somit eingeengt auf die Frage, welche Vorteile die MRT und MRS derzeit gegenüber der Computertomographie aufzuweisen haben, die auch für die Strahlentherapie, d. h. für Tumorlokalisation, Therapieplanung und Therapiekontrolle, von Bedeutung sind oder in absehbarer Zeit sein werden. An grundsätzlichen Vorzügen der MRT sind hier zu nennen:
1) hoher Weichteilkontrast,
2) kontrastreiche Darstellung pathologischer Läsionen durch Wahl geeigneter Pulssequenzen,
3) Multidirektionalität der Schnittführung, d. h. wahlweise transversale, sagittale oder frontale Ebene (Abb. 1).

Tumorlokalisation

Im Bereich des Hirnschädels, insbesondere des Stammhirns, des basalen Temporallappens, der hinteren Schädelgrube und des kraniozervikalen Übergangs ist die Computertomographie durch Bildstörungen, hervorgerufen durch die starken Knochenstrukturen, in ihrer diagnostischen Aussage immer noch eingeschränkt. Der Vorteil der MRT gegenüber der CT in dieser Gehirnregion ist die artefaktfreie, übersichtliche und kontrastreiche Darstellung der verschiedenen pathologischen Prozesse; die Nachteile sind das mangelnde Erkennen von Mikrokalzifikationen und die unzureichende Abbildung der knöchernen Strukturen (Bradley et al. 1984; Brant-Zawadski et al. 1984).

Es hat sich gezeigt, daß die stark T2-gewichteten Aufnahmen den T1-gewichteten Aufnahmen hinsichtlich der kontrastreichen Darstellung eines Tumors überlegen sind, meist allerdings verbunden mit einem Verlust der guten Erkennbarkeit von gesunden Weichteilstrukturen aufgrund des schlechteren Signal-Rausch-Verhältnisses dieser Bilder. Es ist zu bedenken, daß diese Signalzunahme nicht tumorspezifisch ist, sondern durch einen Anstieg des ungebundenen Wassers im Bereich der Läsion entsteht. Insofern ist es verständlich, daß mit Hilfe der stark T2-betonten Bilder z. B. eine Differenzierung zwischen Tumorgewebe und lokaler Infektion oder Demyelinisierung nicht möglich ist. Auch im Zeitalter der MRT bleibt somit

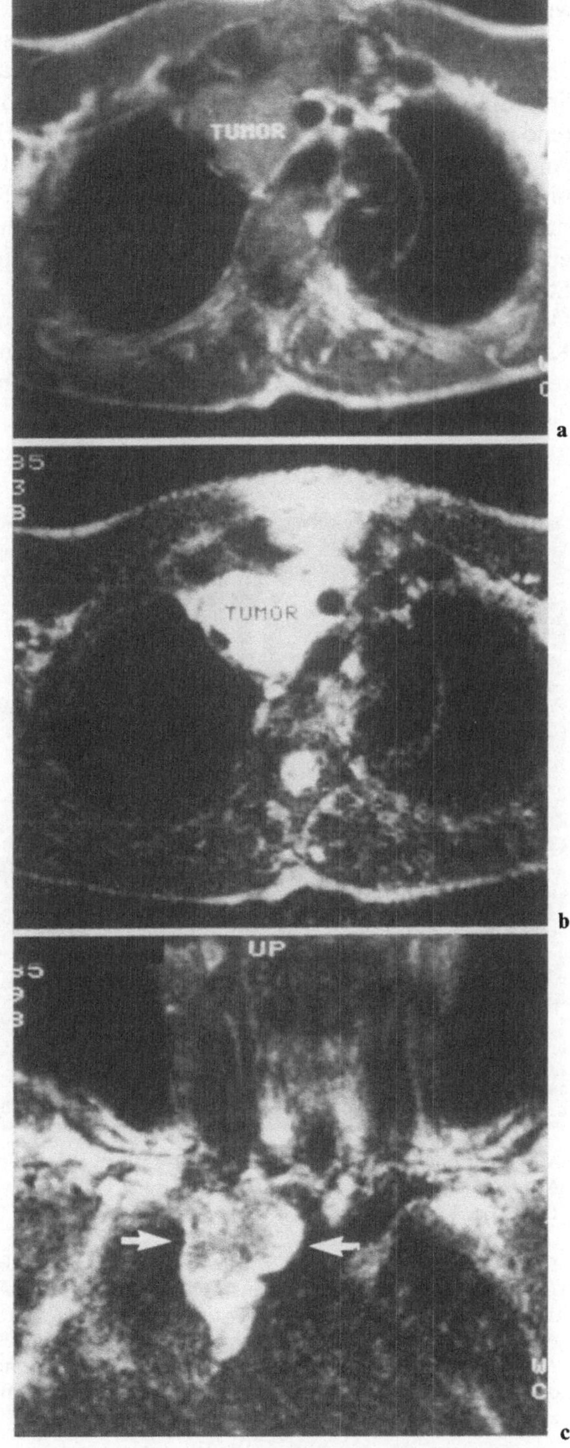

Abb. 1a–c. MR-Tomogramme eines ausgedehnten Tumors im vorderen Mediastinum; histologisch malignes Thymom (40jähriger männlicher Patient). **a** Transversales T1-betontes MR-Tomogramm SE (600/30) in Höhe des Aortenbogens; geringe Signaldifferenz zwischen Tumor und umgebendem Muskelgewebe. **b** Transversales T2-betontes MR-Tomogramm SE (1400/75) in Höhe des Aortenbogens; deutliche Signaldifferenz des Tumorgewebes zur Umgebung. Gut erkennbare Infiltration der vorderen Thoraxwand. **c** Frontales T2-betontes MR-Tomogramm SE (1400/75) durch die maximale Breite des Tumors *(Pfeile)* mit übersichtlicher Darstellung der kraniokaudalen Ausdehnung

der Grundsatz gültig, daß die eigentliche Tumordiagnose nur histologisch gestellt werden kann (Smith et al. 1985).

Eine Verbesserung der zerebralen Tumorlokalisation wurde durch den Einsatz *paramagnetischer Kontrastmittel* erzielt. Unmittelbar nach der Injektion von Gadolinium-DTPA entsteht eine Zunahme der Signalintensität im Tumorgewebe, während das perifokale Ödem und das normale Hirngewebe keine wesentlichen Änderungen der Signalstärke erfahren (Felix et al. 1984). Die Abb. 2 zeigt Ergebnisse aus einer neueren Studie (Semmler et al. 1987a). Die 4 Frontalschnitte wurden in der gleichen Schicht durchgeführt. Die linke Bildhälfte entspricht oben einem T1- und unten einem T2-betonten Bild. Wie üblich, sind die anatomischen Strukturen im T1-Bild besser dargestellt als im T2-Bild. Das T2-Bild läßt das Ödem und schemenhaft auch den Tumor erkennen. Die rechte Bildhälfte nach Kontrastmittelinjektion zeigt eine deutliche Signalanreicherung des Tumorbereichs im T1- und T2-Bild. Das T2-Bild ermöglicht außerdem eine gute Differenzierung von Tumor und perifokalem Ödem.

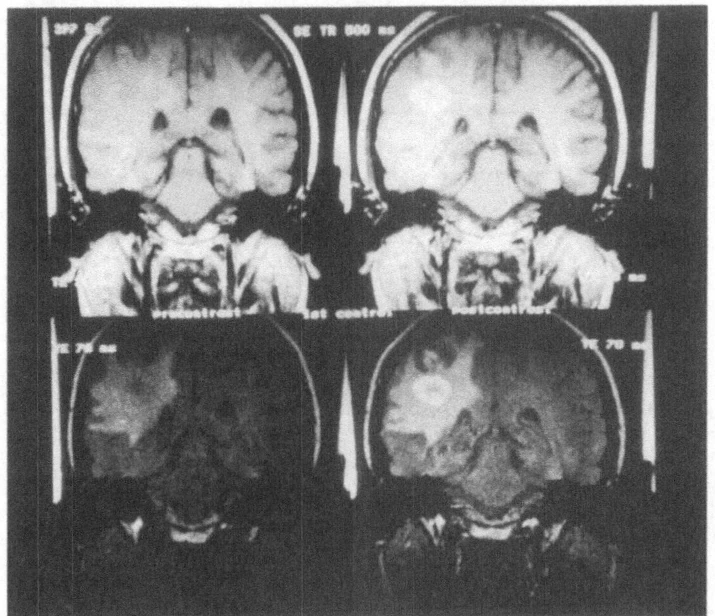

Abb. 2. Frontales MR-Tomogramm (TR = 500 ms) durch ein
Astrozytom Grad III–IV bei einem 21jährigen Patienten.
Links: vor Kontrastmittelgabe; *rechts:* nach Injektion von 0,1 mmol
Gadolinium-DTPA/kg KG.
Obere Reihe: T1-betonte Bilder, *untere Reihe:* T2-betonte Bilder.
Linker oberer Quadrant in T1 gewichtet: nur undeutliche Abgrenzung
des Tumors und des Ödems; *linker unterer Quadrant:* kontrastreiche
Abgrenzung des Ödems und schemenhafte Darstellung des Tumors.
Rechter oberer Quadrant in T2 gewichtetes Bild: gute Kontrastierung
des Tumorbezirks; *rechter unterer Quadrant:* sehr gute Differenzierung
zwischen Normalgewebe, Hirnödem und Tumorgewebe

Trotz dieser eindrucksvollen Kontrastdifferenzen zwischen Tumor, Ödem und normalem Hirngewebe bleibt die Frage, ob der signalintensive Bezirk mit dem Tumorgewebe identisch ist. Lokalisation und pathohistologische Ergebnisse stereotaktischer Biopsien wurden von unserer Arbeitsgruppe mit den MR-Bildern verglichen (in Zusammenarbeit mit Prof. Dr. V. Sturm, Neurochirurgische Abteilung des Chirurgischen Zentrums der Universität Heidelberg). Auf einem Frontalschnitt (Abb. 3) sind die Trepanationsstelle, der Verlauf des Punktionskanals und die Stellen der Probeentnahme eingetragen. Die pathohistologische Untersuchung der Gewebeproben ergab: in Position 1 unauffälliges Markgewebe, in Position 2 und 3 gliales Tumorgewebe. Damit ist innerhalb der durch den Biopsieabstand gegebenen Genauigkeit belegt, daß Kontrastmittelanreicherung nur im Bereich des vitalen Tumorgewebes, in der die Blut-Hirn-Schranke gestört ist, stattfindet (Semmler et al. 1987a).

In der Diagnostik von *intraspinalen Tumoren* ist die MRT der CT und Myelographie überlegen (Fenzl et al. 1986). Dies gilt jedoch nicht für ossäre Prozesse.

Die MRT wird zukünftig das bildgebende Verfahren der Wahl für das Staging von *Tumoren der Mundhöhle, des Oro- und Hypopharynx sowie des Larynx*. Dies geht aus einer neueren Studie hervor, bei der 36 Patiententumoren dieser Region mit MRT, CT und Sonographie in ihrer diagnostischen Wertigkeit verglichen wurden. Die Kernspintomographie war hinsichtlich der T-Klassifikation beiden Verfahren und in der N-Klassifikation der CT überlegen (Gademann et al. 1986).

Das Staging *bronchopulmonaler Tumoren* wird derzeit durch die MRT nur unwesentlich verbessert. Eigene Untersuchungen (König et al. 1985) belegen, daß die MRT gegenüber der CT nur Vorteile in der Beurteilung des Mediastinums aufzuweisen hat, da Gefäße von neoplastisch befallenen Lymphknoten auch ohne

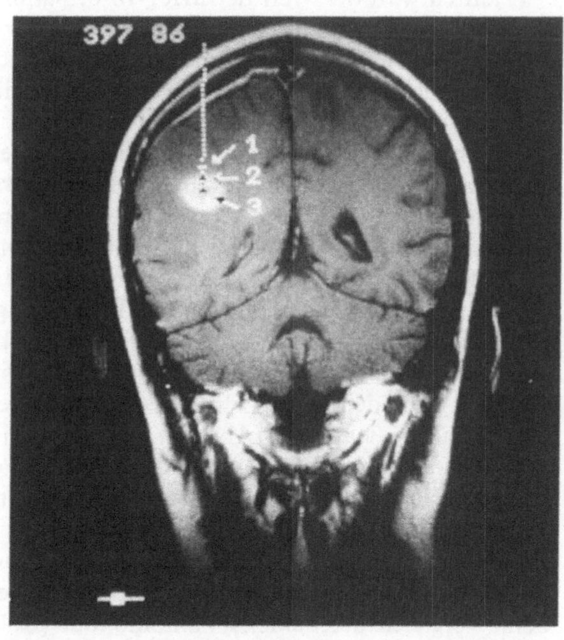

Abb. 3. Frontales MR-Tomogramm des gleichen Patienten wie in Abb. 2 (Astrozytom Grad III–IV).
T1-betontes Bild nach Injektion von Gadolinium-DTPA. Eingetragen in das Bild ist der Stichkanal der stereotaktischen Punktion mit den drei verschiedenen Entnahmestellen: außerhalb (1), randständig (2) und zentral (3) des kontrastmittelanreichernden Bezirkes

Kontrastmittelanwendung gut zu erkennen sind. Eine Differenzierung zwischen Tumor und Atelektase ist auch mit der MRT nicht sicher möglich.

Die Diagnostik der *Oberbauchorgane*, einschl. der *Nierenregion*, wird durch die langen Meßzeiten und die erhebliche Atemverschieblichkeit dieser Organe, die starke Bewegungsartefakte hervorrufen, behindert. Nach Einführung der schnellen Pulssequenzen wird die diagnostische Wertigkeit des Verfahrens in diesen Organbereichen erneut bestimmt werden müssen, so daß eine derzeitige Einstufung wenig sinnvoll erscheint.

Eine klinische Bedeutung hat die MRT für das Staging von Tumoren des *kleinen Beckens*. Die entscheidenden Vorteile sind auch hierbei die multiplanare Schnittführung und der hohe Weichteilkontrast. Das gleiche gilt auch für *Tumoren der Extremitäten* (Lukas et al. 1986; Totty et al. 1986).

Strahlentherapieplanung

Mit diesen Anmerkungen wurden einige Vorteile der MRT in der Tumorlokalisation in groben Zügen umrissen. Dabei stellt sich die Frage, wie dieses gewonnene „Mehr an Information" für die Strahlentherapieplanung genutzt werden kann. Nachteilig bei den MRT-Schnittbildern sind folgende Faktoren:
1) Die Aufnahmen enthalten eine Information über die Protonendichte und nicht über die Elektronendichte.
2) Knöcherne Strukturen werden nur unzulänglich abgebildet.
3) Zwischen Knochenkompakta und lufthaltigen Räumen kann anhand der Signalintensität nicht unterschieden werden.

Dadurch wird der Wert der MRT-Information für die Strahlentherapieplanung einzelner Regionen eingeschränkt. Dennoch wird die Strahlentherapieplanung in all jenen Fällen verbessert werden, bei denen die MRT eine deutlichere Tumorlokalisation und Ausdehnungsbestimmung ermöglicht.

Eine besondere Problematik stellt sich in jenen Fällen, bei denen ein kleiner Herd ausschließlich auf dem MRT-Bild zu erkennen ist. Sowohl für eine stereotaktische Biopsie als auch für eine stereotaktische Bestrahlungsplanung muß eine verzerrungsfreie Abbildung gewährleistet sein. Durch Inhomogenitäten des Grundfeldes und Nichtlinearitäten der Gradienten, bedingt durch Wirbelströme in der Kälteabschirmung, kann es im MRT-Bild zu Bildverzeichnungen innerhalb der Schnittebene und zur Krümmung bzw. Verlagerung der Schnittebene im Raum kommen. Schad et al. (1986) überprüften mit Hilfe eines Wasserphantoms die Verzeichnungen innerhalb der Schnittebene. Das Phantom bestand aus einem wassergefüllten Zylinder mit regelmäßig angeordneten Gitterstäben. Die axiale Aufnahme dieses Phantoms (Abb. 4a) zeigt eine kissenförmige Verzeichnung, deren Stärke nach außen zunimmt. Da die genauen Positionen der Gitterstäbe bekannt sind, läßt sich aus den Abweichungen vom regelmäßigen Punktegitter die gesuchte Verzeichnungstransformation berechnen. Diese Verzeichnungen betragen in den Randgebieten maximal 7 mm. Für die Präzision eines stereotaktischen Eingriffs bedürfen sie jedoch einer Korrektur. Die erzielte Entzerrung nach Korrektur wird beim Vergleich der beiden Phantombilder (Abb. 4b) sehr deutlich. Die Verlage-

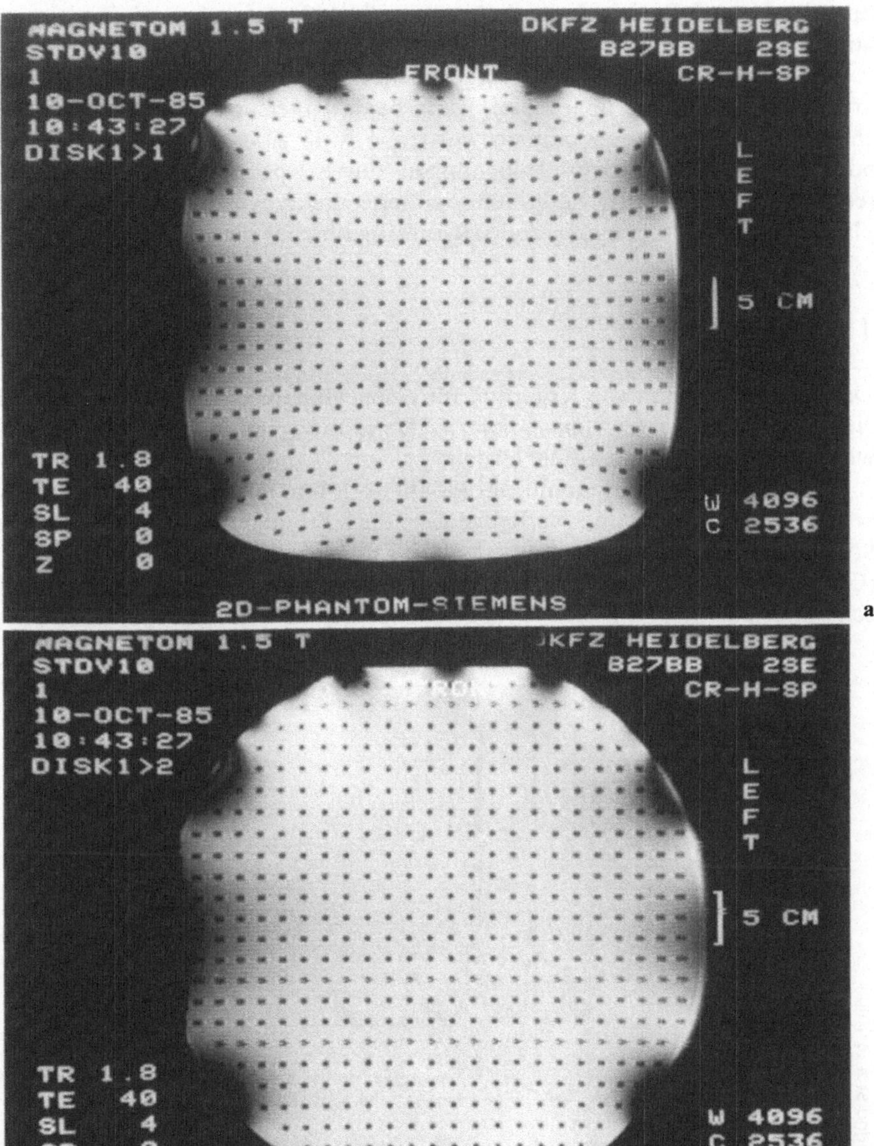

Abb.4a, b. Schnittbild durch einen wassergefüllten Zylinder mit regelmäßig
angeordneten Gitterstäben. **a** Kissenförmige Verzeichnung bedingt durch
Feldinhomogenitäten des Grundfeldes und durch Wirbelströme.
b Phantombild; Korrektur erfolgte durch ein Rechnerprogramm

rung der Ebene läßt sich ebenfalls über ein Phantom erfassen und durch geeignete Stimmung korrigieren.

Damit sind die Voraussetzungen gegeben, falls erforderlich, MR-Informationen in CT-Querschnitte zu übertragen, wenn beide Untersuchungen unter exakt gleichen Bedingungen vorgenommen wurden, z. B. in einer festen Maskenhalterung oder, speziell bei Schädeluntersuchungen, durch Knochenfixation in einem Stereotaxiesystem. Für eine bildpunktorientierte dreidimensionale Strahlentherapieplanung ist eine Übertragung der MR-Information auf das CT-Bild notwendig.

Therapiekontrolle

Das bisher entscheidende Kriterium für einen Therapieerfolg war die Feststellung einer *Verminderung des Tumorvolumens*. Diese Information kann die MRT ebenso wie die Computertomographie leisten.

Einzelne Autoren weisen auf die Möglichkeit hin, mit Hilfe der MRT zwischen vitalem Tumorgewebe und Narbengewebe nach Strahlentherapie differenzieren zu können. Es handelt sich hierbei jedoch nur um einzelne kasuistische Mitteilungen (Glazer et al. 1984). Nach unserer Auffassung fehlen hier noch ausreichende klinische Informationen, um diese Frage beantworten zu können.

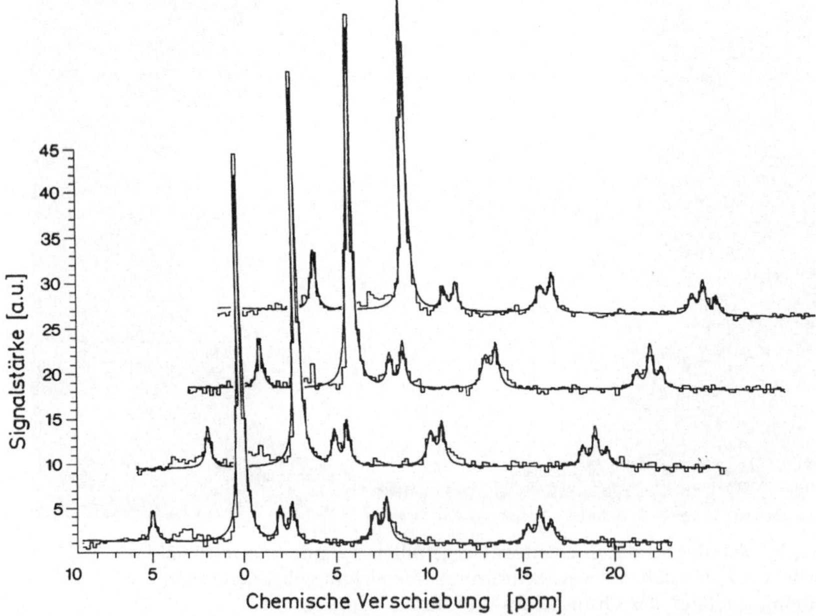

Abb. 5. Phosphorspektrum, gewonnen über der Unterschenkelmuskulatur eines gesunden Probanden bei zunehmender muskulärer Belastung. Bedeutung der Linienintensitäten: + 5 ppm = anorganischer Phosphor *(Pi);* 0 pm = Kreatinphosphat *(PCr);* − 2 ppm, − 7 ppm und − 16 ppm = Adenosintriphosphat *(ATP)*. Zeitlicher Abstand zwischen den Spektren ca. 5 min

Eine neue diagnostische Dimension eröffnet sich vermutlich durch die *Magnetresonanzspektroskopie*. Die Abb. 5 zeigt, was das Untersuchungsverfahren bei der Erfassung physiologischer Stoffwechselparameter leisten kann. Die Phosphorspektren wurden über der Unterschenkelmuskulatur eines gesunden Probanden bei zunehmender Belastung gewonnen. Die Linienintensitäten sind den Konzentrationen von Phosphatmetaboliten (z. B. anorganischer Phosphor, Kreatinphosphat, Adenosintriphosphat) proportional. Mit zunehmender Belastung steigt das anorganische Phosphat, während das Kreatinphosphat gering absinkt. Dies wird auf der nachfolgenden Kurve (Abb. 6) verdeutlicht. Man erkennt einen konstanten Abfall des Verhältnisses von Kreatinphosphat zu anorganischem Phosphor, während die Summe beider Substanzen annähernd gleich bleibt.

Über einer ausgedehnten Halsmetastase eines unbekannten Primärtumors wurde mit Hilfe einer Oberflächenspule ein Phosphorspektrum gewonnen (Abb. 7). Es zeigt einen deutlichen Abfall des Kreatinphosphats, eine Zunahme des anorganischen Phosphats und ein starkes Auftreten von Zuckerphosphat und Phosphordiester. Der Anstieg dieser Linienintensitäten ist Ausdruck einer anaeroben Stoffwechsellage und typisch für hypoxisches Tumorgewebe.

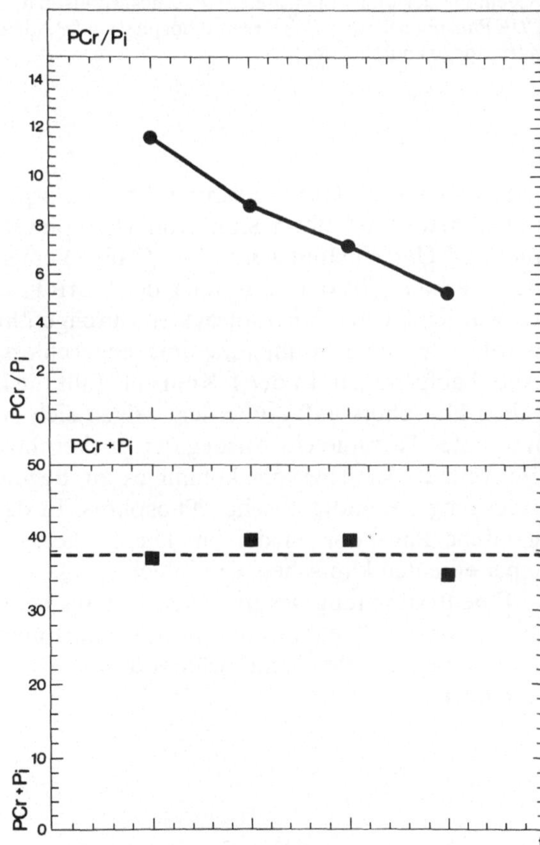

Abb. 6. Graphische Darstellung der Veränderungen von Kreatinphosphat *(PCr)* und anorganischem Phosphor *(Pi)* aus Abb. 5. Oben: Verhältnis von Kreatinphosphat und anorganischem Phosphor unter zunehmender Belastung. Unten: Summe von Kreatinphosphat und anorganischem Phosphor

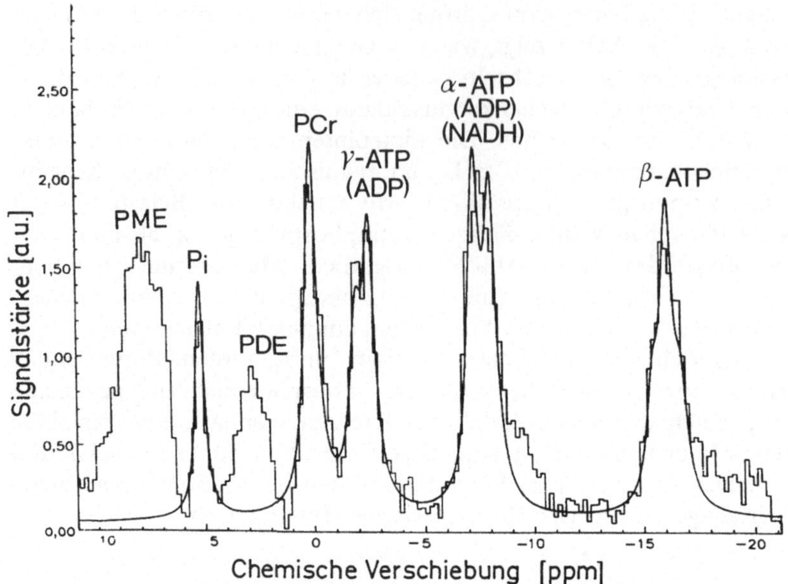

Abb. 7. Phosphorspektrum einer ausgedehnten Halsmetastase.
Bedeutung der Linienintensitäten: *PS* Zuckerphosphat; *Pi* anorganischer Phosphor;
PDE Phosphordiester; *PCr* Kreatinphosphat; *ATP* Adenosintriphosphat;
ADP Adenosindiphosphat

Semmler et al. (1987b) führten bei Tumorpatienten mit oberflächlichen Tumoren 43 MRS-Studien im Sinne von Therapieverlaufskontrollen durch. Das Therapie- und Untersuchungsprotokoll (Abb. 8) einer 17jährigen Patientin mit osteogenem Sarkom gibt den Zeitpunkt der 8 MRT- und MRS-Untersuchungen wieder. Es wurden 2 Chemotherapiezyklen durchgeführt; am Ende des 2. Therapiezyklus wurde noch eine Strahlentherapie angeschlossen. Die Serie der Spektren ist in Abb. 9 aufgetragen. In der 1. Kontrolle fällt die hohe Signalintensität des anorganischen Phosphors auf. Außerdem zeigen sich erhöhte Phosphordiesterintensitäten und unter Therapie ein Anstieg der Zuckerphosphate (Phorphormonoester PME). Im Verlauf der Therapie kommt es zu Beginn außerdem zu einem langsamen Rückgang des anorganischen Phosphors. In der letzten Kontrolle steigt der anorganische Phosphor wieder an. Dieses Stoffwechselverhalten korrespondiert mit einer erneuten klinischen Verschlechterung.

Eine Bestimmung des pH-Wertes ist aus dem Abstand zwischen anorganischem Phosphor und Kreatinphosphat möglich. Innerhalb der bisher erreichten Meßgenauigkeiten ist ein Trend während des Therapieverlaufs noch nicht sicher zu erkennen.

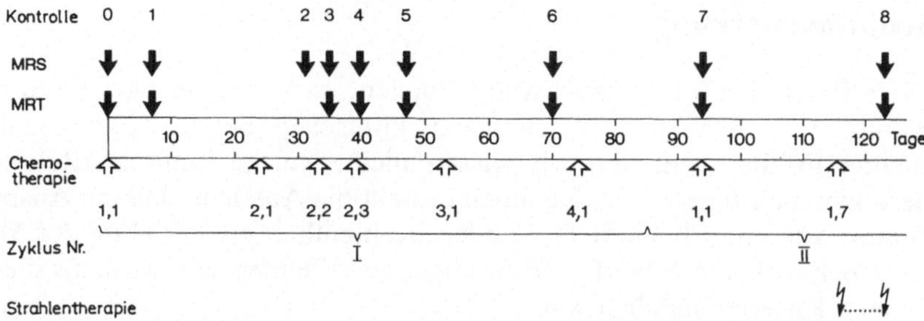

Abb. 8. Therapie- und Untersuchungsprotokoll einer 17jährigen Patientin mit osteogenem Sarkom. *MRS* Magnetresonanzsonographie, *MRT* Magnetresonanztomographie

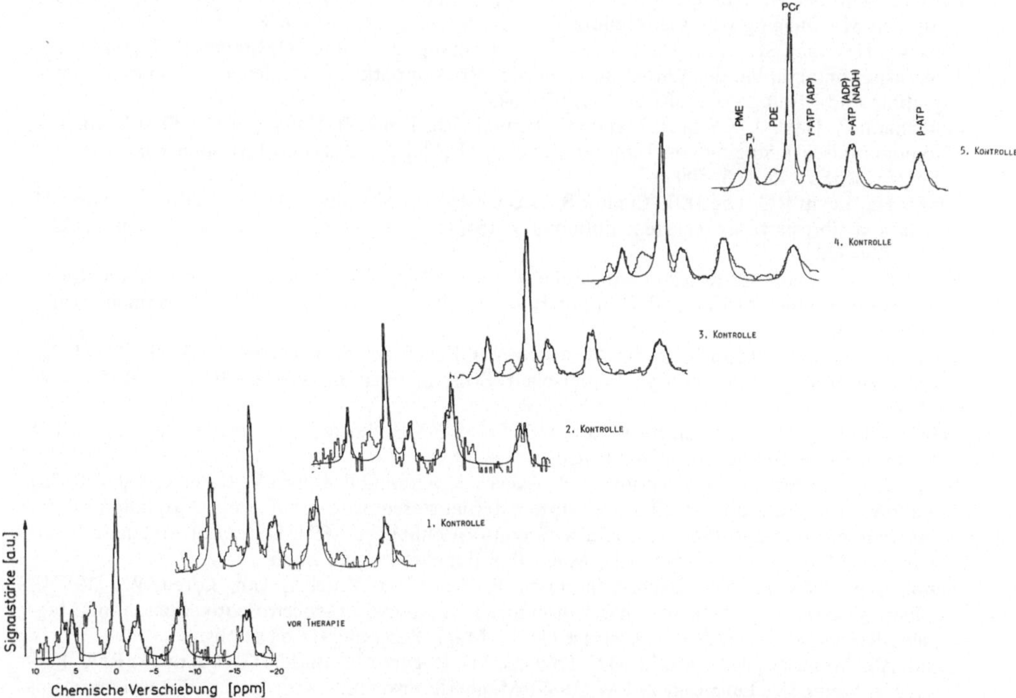

Abb. 9. Graphische Darstellung der ersten 5 Spektren des Tumors während der Chemotherapie. Bedeutung der Linienintensitäten: *PME* Zuckerphosphat bzw. Phosphormonoester; *Pi* anorganischer Phosphor; *PDE* Phosphordiester; *PCr* Kreatinphosphat; *ATP* Adenosintriphosphat; *ADP* Adenosindiphosphat

Schlußbemerkung

Diese Ergebnisse sind zunächst mit Vorsicht und gewisser Skepsis zu betrachten. Es sind erste Schritte in einen neuen klinischen Bereich. Noch fehlen ausreichende Erfahrungen, und wir wissen nicht, welche klinische Relevanz diesen Befunden beizumessen ist. Dennoch besteht die Aussicht, daß ein Ansprechen des Tumors auf eine Chemotherapie oder Strahlentherapie mit Hilfe der Magnetresonanzspektroskopie zukünftig frühzeitiger zu erkennen sein wird, als dies nach bisherigen Kriterien möglich war.

Literatur

Bradley WG, Waluch V, Yadley RA, Wycoff RR (1984) Comparison of CT and MR in 400 patients with suspected disease of the brain and cervical spinal cord. Radiology 152: 695–702

Brant-Zawadzki M, Badami JP, Mills CM, Norman D, Newton TH (1984) Primary intracranial tumor imaging: A comparison of magnetic resonance and CT. Radiology 150: 435–440

Felix R, Schörner W, Laniado M, Niendorf HP, Claussen C, Fiegler W, Speck U (1985) Brain tumors: MR imaging with Gadolinium-DTPA. Radiology 156: 681–688

Fenzl G, Heywang SH, Vogl Th, Obermüller J, Einhäupl K, Clados D, Steinhoff H (1986) Die Kernspintomographie der Wirbelsäule und des Rückenmarks im Vergleich zu Computertomographie und Myelographie. RoFo 144: 636–643

Gademann G, Haels J, König R, Mende U, Lennarz Th, Kober B, Kaick G van (1986) Kernspintomographisches Staging von Tumoren der Mundhöhle, des Oro- und Hypopharynx sowie des Larynx. RoFo 145: 503–509

Glazer HS, Levitt RG, Lee JKT, Emami B, Gronemeyer S, Murphy WA (1984) Differentiation of radiation fibrosis from recurrent pulmonary neoplasm by magnetic resonance imaging. AJR 143: 729–730

König R, Gademann G, Kaick G van, Zabel J, Lorenz WJ, Vogt-Moykopf I (1986) Magnetresonanztomographie (MRT) und Computertomographie (CT) bei Bronchialkarzinomen. RoFo 144: 377–383

Lukas P, Schröck R, Rupp N, Reiser M, Allgayer B, Feuerbach St, Hofrichter A, Heller HJ (1986) Die MR-Tomographie bei gynäkologischen Erkrankungen im kleinen Becken. RoFo 144: 159–165

Schad L, Lott S, Schmitt F, Sturm V, Lorenz WJ (1987) MR assisted stereotaxy at 0.5 and 1.5 T. J Comput Assist Tomogr (to be published)

Semmler W, Gademann G, Niendorf H-P, Wowra B, Kimmig B, Sturm V, Kaick G van (1987a) Follow up in brain tumors after high dose external stereotactic irradiation: Correlation of stereotactic biopsies and radiation field with contrast enhanced MRI. Society of Magnetic Resonance in Medicine, Abstract No 52, Magn Res Imag (to be published)

Semmler W, Gademann G, Bachert-Baumann P, Zabel H-J, Kaick G van, Lorenz WJ (1987b) Therapy response of human tumors monitored by in-vivo-^{31}p-spectroscopy. Society of Magnetic Resonance in Medicine, Abstract No 51, Magn Res Imag (to be published)

Smith AS, Weinstein MA, Modic MT, Pavlicek W, Rogers LR, Budd TG, Bukowski RM, Purvis JD, Weick JK, Duchesneau PM (1985) Magnetic resonance with marked T2-weighted images: improved demonstration of brain lesions, tumor, and edema. AJR 145: 949–955

Totty WG, Murphy WA, Lee JKT (1986) Soft-tissue tumors: MR imaging. Radiology 160: 135–141

Dreidimensionale Therapieplanung der dynamischen Therapie und der Konformationstherapie

W. Schlegel, R. Boesecke, B. Bauer

Problemstellung

Verbesserungen der Behandlungsergebnisse der Strahlentherapie können erwartet werden, wenn es gelingt, Strahlennebenreaktionen durch Verminderung der Dosisbelastung des gesunden Gewebes weitgehend zu vermeiden und gleichzeitig höhere, zur lokalen Kontrolle des Tumors führende Strahlendosen zu applizieren. In diesem Beitrag soll zu den Möglichkeiten der Wirkungssteigerung der Strahlentherapie durch Optimierung der physikalischen Tiefendosisverteilung für Photonenstrahlung Stellung genommen werden.

Wichtige Kriterien für die Güte der Dosisverteilung sind die möglichst vollständige Überdeckung des Zielvolumens mit der therapeutischen Dosis und die Unterschreitung der Toleranzdosen in Risikoorganen und im umgebenden gesunden Gewebe.

Bei der Therapie mit hochenergetischen Photonen resultierten diese Optimierungsbemühungen im vergangenen Jahrzehnt im zunehmenden Einsatz von Linearbeschleunigern. Durch den günstigeren Tiefendosisverlauf und geringeren Halbschatten bieten diese Bestrahlungsgeräte die Voraussetzungen für eine effektivere und schonendere Behandlung tiefliegender Geschwülste, als dies z. B. mit Kobalt-60-Gammastrahlung erreicht werden kann.

Durch den Beschleunigereinsatz sind die Optimierungsmöglichkeiten der Megavolttherapie jedoch noch nicht erschöpft. Zwei Möglichkeiten, die physikalischen Tiefendosisverteilungen weiter zu verbessern, bestehen in der *Konformationstherapie* und der *dynamischen Therapie*.

Konformationstherapie und dynamische Therapie

Die Ideen der dynamischen Therapie und der Konformationstherapie sind nicht neu. Bereits 10 Jahre nach der Entdeckung der Röntgenstrahlen stellte Werner ein Bestrahlungsgerät vor, das er den „Bestrahlungskonzentrator" nannte (Werner 1907). Bei diesem Bestrahlungssystem wurde die Röntgenröhre auf einer gebogenen Schiene so bewegt, daß der Zentralstrahl immer auf das Zentrum des Bestrahlungsgebietes gerichtet ist. Gleichzeitig konnte die Bestrahlungseinrichtung um eine senkrechte Achse gedreht werden. Damit war das Prinzip einer dynamischen Bestrahlungstechnik, der „Spiralkonvergenzbestrahlung", erfunden. Ein ähnliches Prinzip wurde 1938 von Henschke beschrieben, ein Gerät das für Kegelkonvergenzbestrahlungen eingesetzt werden konnte (Henschke 1938). Das Prinzip der „Pendeltranslationsbestrahlung" ist eine weitere Form der dynamischen Therapie, das insbesondere zur Behandlung ausgedehnter Zielvolumina geeignet ist (Bohndorf, 1967). Schließlich sei noch erwähnt, daß bereits 1964 von Takahashi das Prinzip und die Einsatzmöglichkeiten eines variablen Lamellenkollimators zur von ihm so benannten „Konformationstherapie" beschrieben wurde (Takahashi 1965).

Die genannten Entwicklungen hatten das gemeinsame Ziel, die ungünstige Tiefendosisverteilung der Orthovolttherapie durch raffinierte Bestrahlungstechniken zu optimieren. Der Grund, daß solche ausgefeilten Techniken nie zum breiten klinischen Einsatz kamen, ist einerseits an den mangelnden technischen Realisierungsmöglichkeiten zu dieser Zeit zu sehen, andererseits war man wohl auch der Auffassung, daß nach Einführung der Megavolttherapie mit den günstigeren Tiefendosisverläufen keine weitere Optimierung notwendig sei.

Voraussetzungen zur Durchführung der dynamischen Therapie und der Konformationstherapie

Bevor die komplexen Techniken der dynamischen Therapie und der Konformationstherapie zur breiten klinischen Anwendung gelangen können, müssen mehrere technische Voraussetzungen erfüllt sein. Grundvoraussetzung ist die exakte *Lokalisation* des Zielvolumina, heute weitgehend möglich durch den Einsatz von Röntgencomputertomographie (CT) und der magnetischen Resonanztomographie (MRT) (van Kaick 1986). Die 2. Voraussetzung, die Möglichkeit der *computergesteuerten Strahlenapplikation,* ist heute durch den Einsatz der Mikroelektronik ohne weiteres technisch zu verwirklichen (Levene et al. 1978). Die Bedingung der exakten und reproduzierbaren *Positionierung* der Patienten während der Bestrahlung ist zumindest im Kopf-Hals-Bereich weitgehend gelöst (Sturm 1986), im Körperbereich bedarf sie sicher noch weiterer Optimierung. Eine besonders wichtige Voraussetzung ist jedoch, als Bindeglied zwischen Tumorlokalisation und Strahlenapplikation, die *dreidimensionale Strahlentherapieplanung.* Darauf soll im folgenden näher eingegangen werden.

Dreidimensionale Therapieplanung

Von unserer Arbeitsgruppe wurde ein computerunterstütztes Planungsprogramm entwickelt, das sich auf CT-Daten stützt und nach einem sog. volumenelementorientierten Berechnungsverfahren arbeitet. Um zu einer optimalen individuellen Anpassung der Bestrahlungsbedingungen und zur räumlichen Darstellung von Organen und Strahlendosisverteilungen zu gelangen, werden bei diesem Programm Organkonturen und Zielvolumina aus CT-Serienbildern extrahiert und zu rechnerinternen räumlichen Strukturen zusammengesetzt. Ein Beispiel einer solchen Strahlenfeldanpassung an die Struktur des Zielvolumens aus der „Sicht der Strahlenquelle" ist in Abb. 4 gezeigt. Weitere besondere Eigenschaften des Programms, das bereits an anderer Stelle beschrieben wurde (Schlegel et al. 1984), sind, daß die Einstrahlungsrichtungen nicht senkrecht zur Körperachse verlaufen müssen und Berechnungen für beliebig geformte, sich zeitlich ändernde Strahlenfelder möglich sind. Damit stehen Planungsmöglichkeiten für das gesamte Spektrum der dynamischen Therapie und der Konformationstherapie offen. Im folgenden werden einige Berechnungsbeispiele für bestimmte dynamische Bestrahlungstechniken und für die Konformationstherapie vorgestellt.

Beispiele der dreidimensionalen Therapieplanung

Pendelkonvergenzbestrahlung

Als 1. Anwendungsbeispiel möchte ich auf die Therapieplanung der stereotaktischen Pendelkonvergenzbestrahlung von Hirntumoren eingehen. Die Bestrahlungstechnik sieht eine isozentrische Pendelbestrahlung vor, die allerdings nicht nur in einer Ebene, sondern in 11 schräg durch das Isozentrum geneigten Ebenen durchgeführt wird (Hartmann et al. 1985). Die enge Verwandtschaft dieses Bestrahlungskonzepts mit dem alten Werner-Bestrahlungskonzentratorkonzept ist offensichtlich. Es wurde hier, allerdings unter den Randbedingungen höchster technischer Präzision und den Möglichkeiten der exakten räumlichen Computersimulation, für die Bestrahlung mit Linearbeschleunigern nachempfunden.

In Abb. 1 sind in einem transversalen und frontalen Schnitt die Dosisverteilungen gezeigt, die sich bei dieser Bestrahlungstechnik ergeben. Bemerkenswert ist

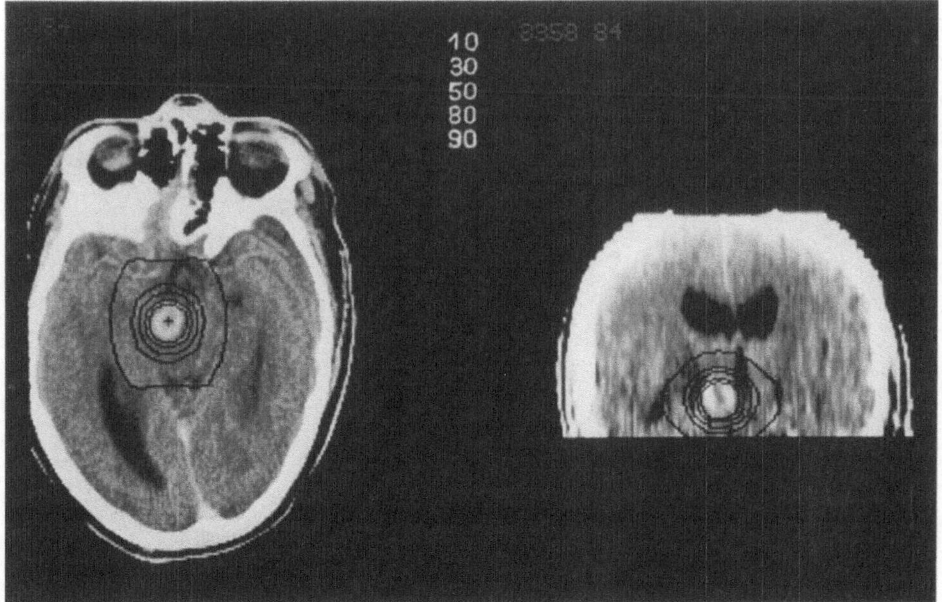

Abb. 1. Dosisverteilung der stereotaktischen Pendelkonvergenzbestrahlung eines Hirntumors im transversalen Schnitt *(links)* und frontalen Schnitt *(rechts)*. Dargestellt sind die 10-, 30-, 50-, 80- und 90-%-Isodosen

der steile Randabfall der Dosisverteilung, der sich durch die Überlagerungstechnik ergibt. Dank dieses steilen Dosisgradienten kann eine wesentlich höhere Dosis appliziert werden als in einer einzelnen Fraktion. Abhängig von Tumorart und Histologie können zwischen 30 und 60 Gy in einer Einzelsitzung appliziert werden (Sturm 1986).

Konformationstherapie

Das nächste Beispiel zielt auf mögliche Verbesserungen der Bestrahlungstechniken im Lungenbereich. Das Zielvolumen bei den in Abb. 2 dargestellten CT-Bildern eines Patienten mit einem Lungentumor ist das Mediastinum, das hier in der üblichen Weise mit 3 Stehfeldern nach der sog. Y-Technik bestrahlt wird.

Für diese Y-Technik mit rechteckigen Feldern wurde eine dreidimensionale Dosisberechnung durchgeführt. Dazu wurde das Zielvolumen auch in den oberhalb und unterhalb der Zentralstrahlebene liegenden CT-Schnitten eingezeichnet.

Die Abb. 3 zeigt die räumliche Strahlendosisverteilung. Einige therapierelevante Merkmale dieser Strahlendosisverteilungen, die im zweidimensionalen Plan nicht darstellbar waren, können im dreidimensionalen Plan klar erkannt werden: Die hohe Belastung des Rückenmarks im oberen Teil der Wirbelsäule, die durch die Krümmung der Wirbelsäule hervorgerufen wird und zur Folge hat, daß das Rückenmark im oberen Teil des Bestrahlungsvolumens innerhalb der 50-%-Isodose verläuft. In der frontalen Ansicht ist zu erkennen, daß Unterdosierungen des Ziel-

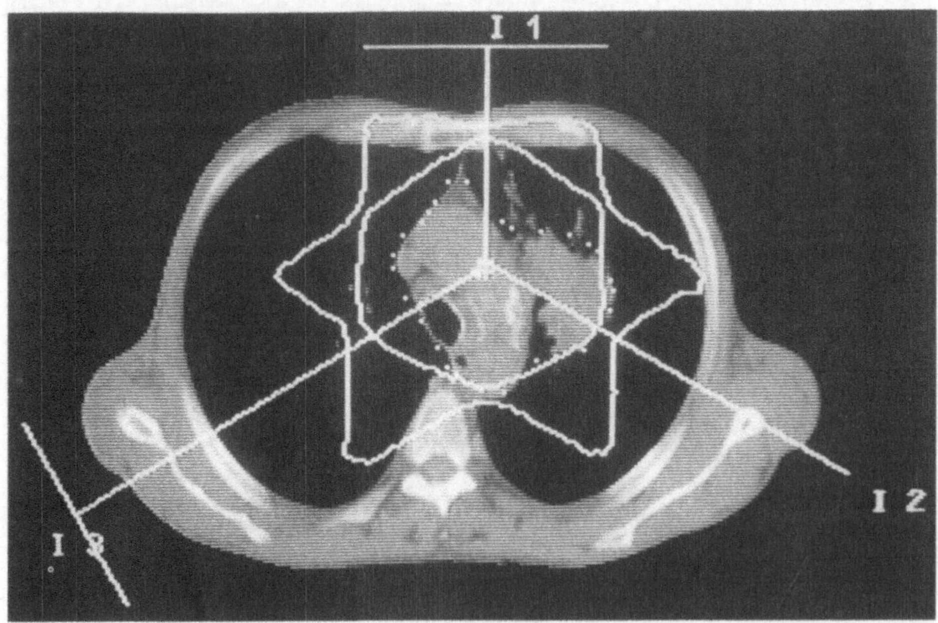

Abb. 2. Therapieplan für die Bestrahlung eines Mediastinaltumors mit 3 rechteckigen Stehfeldern nach der „Y-Technik". Dargestellt sind die 50- und 80-%-Isodosen

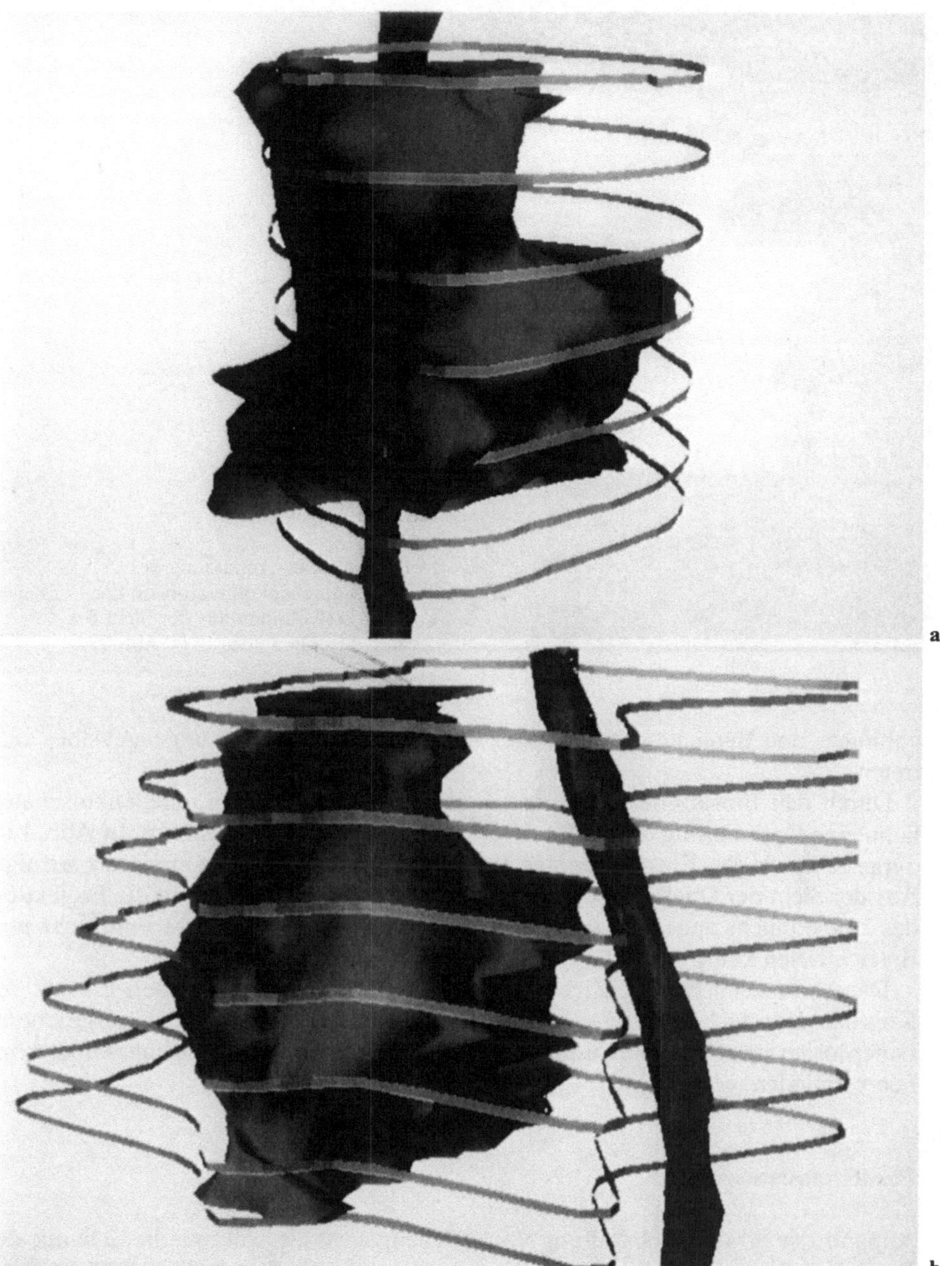

a

b

Abb. 3a, b. Dreidimensionale Darstellung des Zielvolumens, des Spinalkanals und der Dosisverteilung *(Bänder)* für die Bestrahlung des mediastinalen Zielvolumens mit 3 rechteckigen Stehfeldern (s. Abb. 2). Oben: Frontale Sicht mit der 80-%-Isodose, unten: laterale Sicht mit der 50-%-Isodose

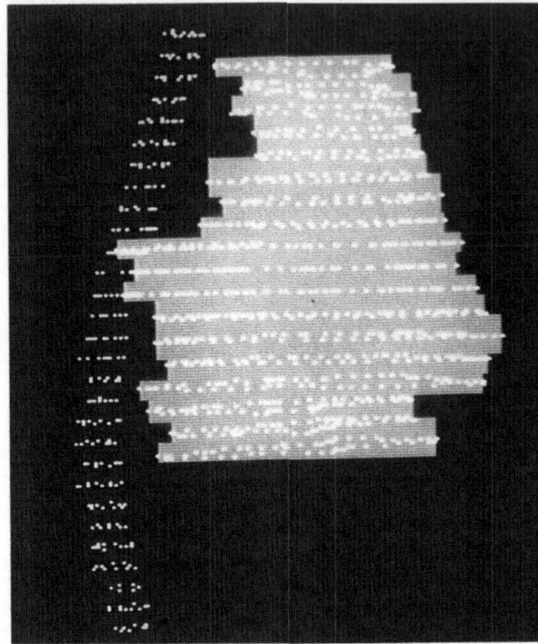

Abb. 4. Anpassung des Lamellenkollimators an das Zielvolumen aus der Sicht des Strahlenfeldes I2 (s. Abb. 2)

volumens und Bereiche mit unnötiger Strahlenbelastung des Lungengewebes auftreten.

Durch den Einsatz der Konformationstherapie mit einem Lamellenkollimator kann eine Optimierung dieser Dosisverteilung vorgenommen werden. In Abb. 4 ist dargestellt, wie die Einstellung des Lamellenkollimators programmintern erfolgt: Aus der Sicht der Quelle werden die einzelnen Kollimatorblätter an die Projektion des Zielvolumens angepaßt, so daß die Strahlung nur durch den gekennzeichneten Bereich treten kann.

Die Abb. 5 zeigt die räumliche Dosisverteilung, die sich durch den Einsatz der Konformationstechnik ergibt. Das Rückenmark wird jetzt weitgehend geschont, Unterdosierungen des Zielvolumens und Überdosierung des Lungengewebes können vermieden werden.

Pendeltranslationstechnik

Anhand der Strahlenbehandlung von Wirbelmetastasen soll auf die Technik der Pendeltranslationsbestrahlung eingegangen werden. Es kommt hier zunächst eine Rotationstechnik zur Anwendung, wobei zur Schonung des Rückenmarks eine schmale Zone in der Mitte des Feldes mit Hilfe eines Bleiblockes ausgeblendet ist. Die sich in einer horizontalen CT-Schicht ergebende Dosisverteilung ist in Abb. 6 dargestellt. Der gesamte Wirbelkörper wird bei dieser Technik von der 80-%-Isodose umfaßt, während das Rückenmark durch die Abschirmung weitgehend geschont wird. Es ist offensichtlich, daß wegen der gebogenen Form der Wirbel-

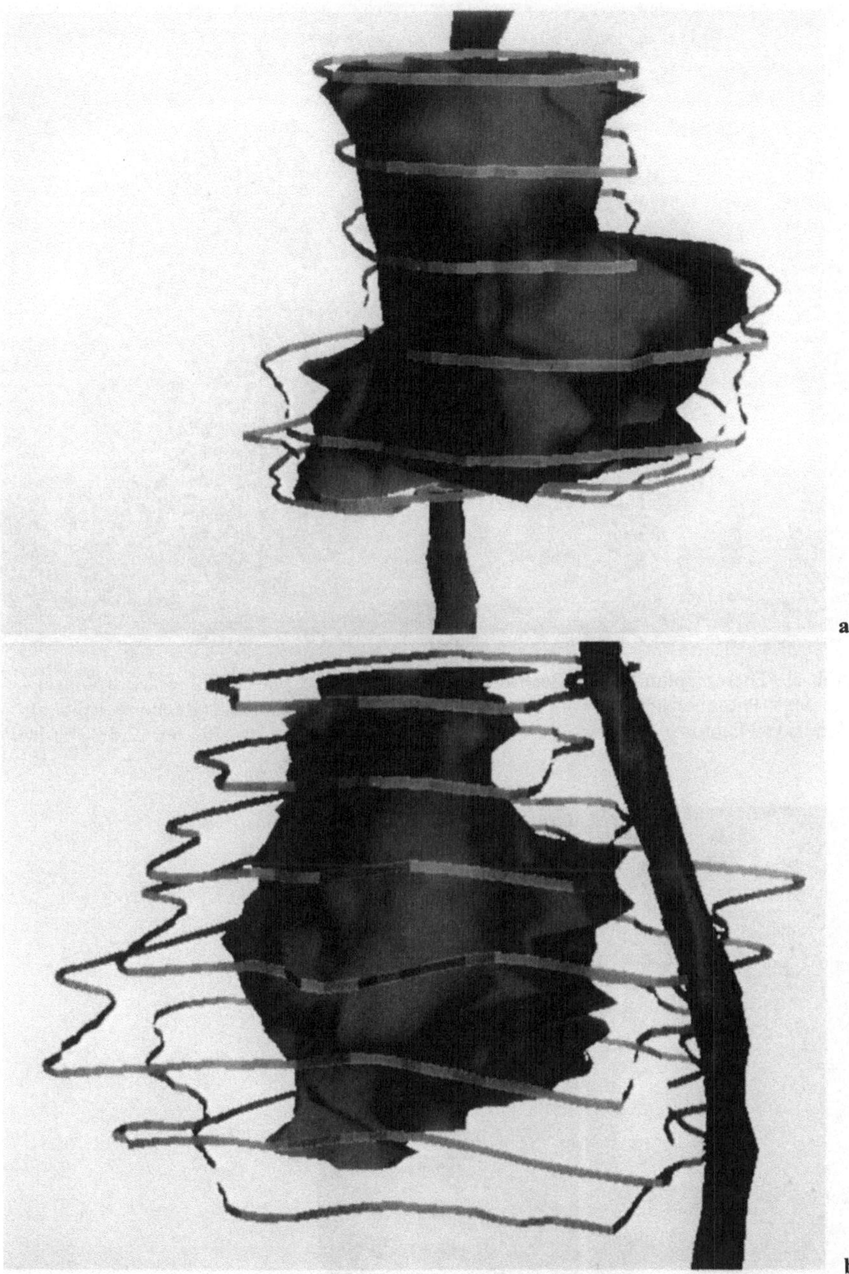

Abb.5a, b. Dreidimensionale Darstellung des Zielvolumens, des Spinalkanals und der Dosisverteilung *(Bänder)* für die Bestrahlung des mediastinalen Zielvolumens mit 3 irregulären Stehfeldern unter Zuhilfenahme des Lamellenkollimators. Oben: Frontale Sicht mit der 80-%-Isodose, unten: laterale Sicht mit der 50-%-Isodose

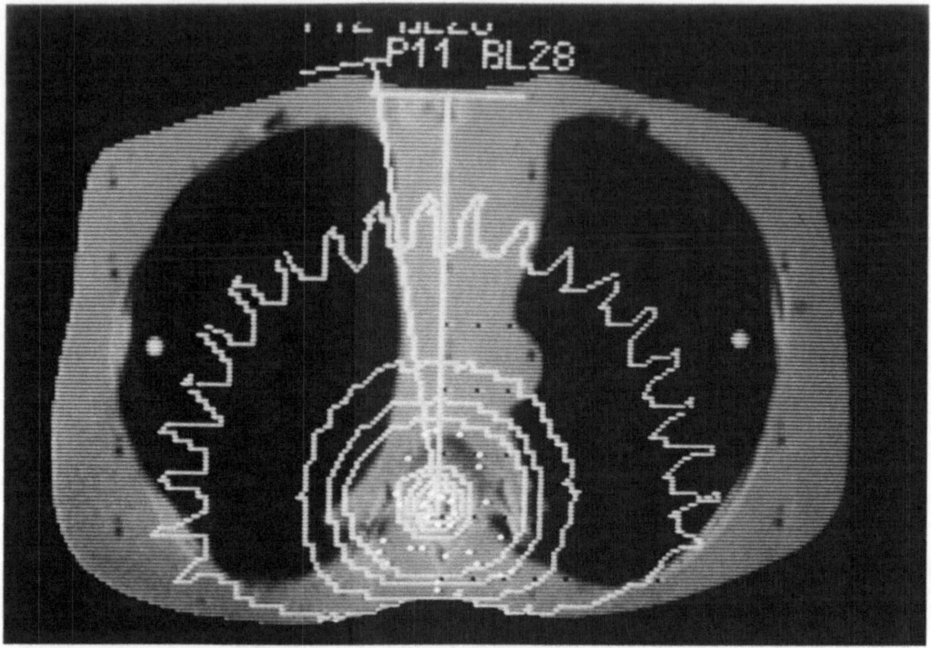

Abb. 6. Therapieplan für die Bestrahlung eines Wirbelkörpers mit einer Vollrotation (15-MeV-Photonenstrahlung) unter Ausblendung des Spinalkanals (Rechenbeispiel am Alderson-Phantom). Dargestellt ist das Zielvolumen und die 20-, 40-, 60- und 80-%-Isodosen

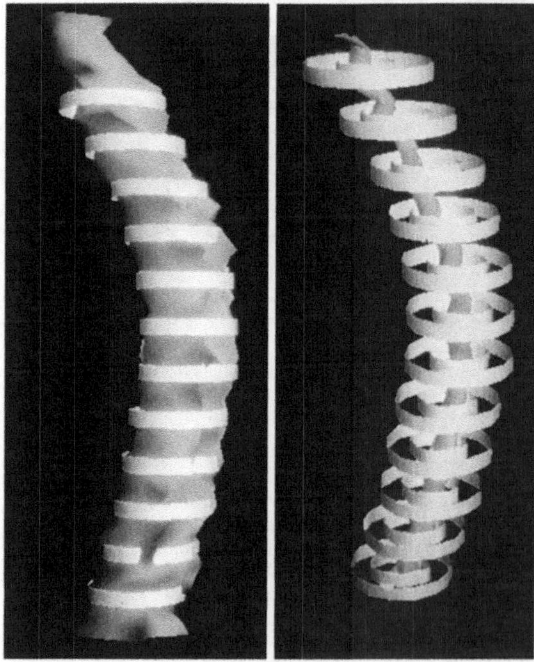

Abb. 7. Dreidimensionaler Therapieplan für die Pendeltranslationsbestrahlung der Wirbelsäule (Bestrahlungstechnik nach Abb. 6). *Links:* Darstellung der Wirbelsäule und der 80-%-Isodose, *rechts:* Darstellung des Spinalkanals und der 80-%-Isodose.

säule eine solche Technik nur in einem kleinen Abschnitt von 3–4 Wirbelkörpern durchgeführt werden kann. Zur Bestrahlung längerer Abschnitte muß eine zusätzliche Translation der Patientenliege erfolgen, die vom Rechner so gesteuert wird, daß sich das Isozentrum stets im Spinalkanal befindet.

In Abb.7 ist die Dosisverteilung einer solchen Pendeltranslationsbestrahlung der Wirbelsäule dreidimensional dargestellt. Es zeigt sich, daß es durch den Einsatz der Pendeltranslationsbestrahlung auch bei gebogener Form der Wirbelsäule gelingt, lange Abschnitte zu bestrahlen, ohne die Toleranzdosis des Rückenmarks zu überschreiten.

Diskussion

Die vorliegenden Ausführungen und Beispiele zeigen, daß die dreidimensionale computerunterstützte Planung in der Strahlentherapie wichtige Beiträge leisten kann:

– Bei einer Reihe von klinischen Fragestellungen wird bereits bei konventioneller Bestrahlungstechnik durch individuelle dreidimensionale Planung eine wesentliche Dosisentlastung kritischer Organe und eine verbesserte Anpassung der Dosisverteilung an das Zielvolumen erreicht.

– Darüber hinaus sind durch moderne Computersimulationsverfahren jetzt auch die Grundlagen für komplexere Bestrahlungstechniken, wie die der Konformationstherapie oder der dynamischen Therapie, geschaffen worden. Von diesen Bestrahlungstechniken kann, wie das Beispiel der stereotaktischen Hirntumortherapie zeigt, eine weitere Steigerung der Wirksamkeit der Strahlentherapie mit hochenergetischen Photonen erwartet werden.

Literatur

Bohndorf W (1967) Zur Bestrahlung großer Herdfelder in der Therapie mit energiereicher Strahlung. II. Mitt.: Die Dosisverteilung bei der Pendeltranslation. Strahlentherapie 132: 370

Hartmann G, Schlegel W, Sturm V, Kober B, Pastyr O, Lorenz WJ (1985) Cerebral radiation surgery using moving field irradiation at a linear accelerator facility. Int J Radiat Oncol Biol Phys 11: 1185–11921

Henschke U (1938) Über Rotationsbestrahlung. RoFo 58: 456

Levene MB, Kijewski PK, Chin LM, Bjärngard BE, Hellmann S (1978) Computer controlled radiation therapy. Radiology 129: 769

Schlegel W, Scharfenberg H, Doll J, Hartmann G, Sturm V, Lorenz WJ (1984) Three-dimensional dose planning using tomographic data. In: Cunningham JR (ed) Proceedings of the eighth international conference on the use of computers in radiation therapy. IEEE Computer Society Press, Silver Spring, pp 191–196

Takahashi S (1965) Conformation radiotherapy. Rotation technique as applied to radiography and radiotherapy of cancer. Acta Radiol (Stockh) [Suppl] 242

Werner R (1907) Ein Bestrahlungskonzentrator für Röntgentherapie. Verh Dtsch Röntgenges 3: 114

Therapie mit veränderter räumlicher und zeitlicher Dosisverteilung

Radiotherapie mit Protonen[*]

*J. E. Munzenrider, M. Austin-Seymour, E. S. Gragoudas, J. M. Seddon, L. Verhey,
M. Goitein, H. D. Suit und A. M. Koehler*

Einleitung

Erfahrungen mit Hochenergieprotonenstrahlen in der Experimentalphysik und
-biologie wurden nun beinahe ein halbes Jahrhundert gesammelt. Wir berichteten
bereits über die biologischen und physikalischen Eigenschaften von Protonenstrahlen, klinische Planung der Protonentherapie und über die klinische Erfahrung mit der Protonentherapie (Verhey u. Munzenrider 1982).

Fraktionierte Protonentherapie am Patienten

Upsala (Schweden)
Die ersten Erfahrungen mit einer fraktionierten Großfeldprotonentherapie am
Menschen am Gustav-Werner-Institut in Upsala, Schweden, mit einem 185-MeV-
Synchrozyklotron zeigten, daß sich Protonen qualitativ ähnlich verhalten wie Nie-
der-LET-Strahlen. Akute und chronische Strahlenreaktionen entsprachen den
angewandten Dosierungs- und Fraktionierungsschemata (Graffman u. Jung 1970).
Die klinische Behandlung wird in Upsala in relativ naher Zukunft wieder aufge-
nommen, wenn die Zyklotronenergie auf 200 MeV erhöht worden ist.

Cambridge, Massachusetts (Vereinigte Staaten)
Die fraktionierte Protonenstrahltherapie bösartiger Tumoren beim Menschen
begann 1973 am Harvard Cyclotron Laboratorium in Zusammenarbeit mit dem
Radiation Medicine Department des Massachusetts General Hospital und dem
Retina Service der Massachusetts Eye und Ear Infirmary. Der unbewegliche, hori-
zontale 160-MeV-Strahl hat im Gewebe eine Reichweite von 16 cm. Die Durch-
dringungsfähigkeit dieses Strahls im Verhältnis zu einem 10-MeV-Photonenstrahl
wird in Abb. 1 gezeigt. Das enge Braggpeak kann moduliert oder gespreizt werden,
um das Dosismaximum homogen auf ein Areal in der Tiefe zu verteilen mit einem
Dosisabfall auf Null in weniger als 1 cm. Die Bestrahlungsplanung ist komplexer
als bei der Protonentherapie, und es ist notwendig, auf der Computertomographie
basierende Inhomogenitätskorrekturen anzubringen und individuelle Kompensationskörper zu verwenden, wenn Körperareale mit Gewebeinhomogenitäten
bestrahlt werden (Graffman u. Jung 1970, Goitein et al. 1983; Urie et al. 1983).

---

[*] Übersetzung von Dr. M. Frey, Universitäts-Strahlenklinik Heidelberg

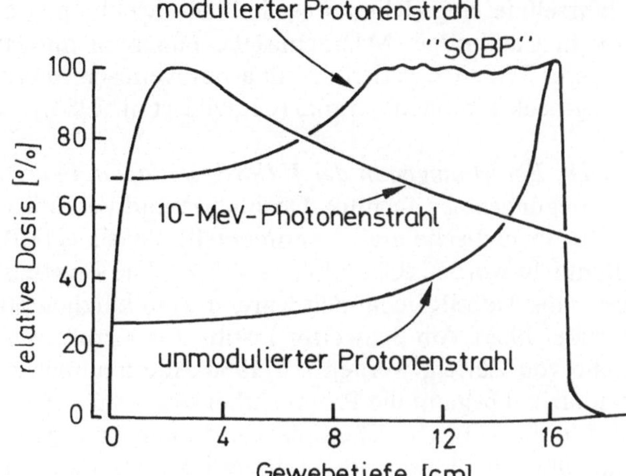

Abb. 1. Tiefendosiskurven für unmodulierten 160-MeV-Protonenstrahl, für Protonenstrahl mit gespreiztem Bragg peak *(SOBP)* und 10-MeV-Photonenstrahl

Tabelle 1. Protonentherapieprojekt Harvard Zyklotron, Massachusetts General Hospital, Augen- und Ohrenklinik Massachusetts (Dezember 1973–Juni 1986)

Gruppe	Anzahl [n]		[%]
Aderhautmelanom	899		68
Sarkome	175		13
– Chordome/Chondrosarkome		101	
– Weichteil		60	
– Knochen		14	
Prostatakarzinome	115		9
– Randomisiert		49	
– Nicht randomisiert		66	
Kopf und Hals	37		3
ZNS	39		3
Verschiedene und Metastasen	36		3
Anorektale Karzinome	18		1
Nichtaderhautmelanome	12		1
	1331		

Klinische Beobachtungen (Suit et al. 1977, 1983; Munzenrider et al. 1985) und extensive radiobiologische Untersuchungen (Urano et al. 1984) ergaben eine RBE von 1,1 im Verhältnis zu Kobalt-60, was auch klinisch genutzt wurde. Wie in Tabelle 1 aufgezeigt, wurden insgesamt 1331 Patienten bis Juni 1986 behandelt. Patienten mit Aderhautmelanom wurden nur mit Protonen behandelt. Patienten anderer Kategorien wurden wegen der mit ultraharten Röntgenstrahlen erzielbaren Hautschonung und der relativ limitierten Verfügbarkeit der Protonenbestrahlung teilweise mit Photonen therapiert. Kjellberg, Köhler u.a. bestrahlten über

2 Jahrzehnte lang (Kliman et al. 1984; Kjellberg et al. 1984) am Harvard Cyclotron in Cambridge, Massachusetts, Patienten mit Hypophysenerkrankungen, in jüngerer Zeit auch Patienten mit arteriovenösen Malformationen mit einer Einzeitbragg-peak-Protonentherapie (Chuvilo et al. 1984).

Andere Einrichtungen in der UdSSR, in Japan, in der Schweiz und in Südafrika
Überlegungen zur Technik, Dosimetrie und vorklinische Beobachtungen am Institut für theoretische und experimentelle Physik (ITEP) in Moskau sind schon veröffentlicht worden (Chuvilo et al. 1984). Die Ergebnisse über Aderhautmelanome, die in der UdSSR behandelt wurden, sind kürzlich publiziert worden (Brovkina u. Zarubei 1986). Am Schweizer Institut für Kernforschung (SIN) in Villigen, in der Nähe von Zürich, werden seit 1984 Aderhautmelanome behandelt. In Kapstadt (Südafrika) begann die Protonentherapie 1986 mit einem Zyklotron, das gleichzeitig für die klinische Therapie Neutronen erzeugen kann. Andere Standorte für eine mögliche Protonentherapie sind das Triumf in Vancover, Britisch-Kolumbien, Kanada und die Loma Linda Universität in Kalifornien/USA. *Heliumionen* sind in ihren physikalischen Eigenschaften protonenähnlich und werden in Berkeley, Kalifornien/USA auf die therapeutische Anwendbarkeit bei Aderhautmelanomen (Saunders et al. 1985 a), anderen malignen Tumoren (Saunders et al. 1985 b, c) und zur Behandlung arteriovenöser Malformationen (Fabrikant et al. 1984, 1985) untersucht.

Klinische Ergebnisse: Aderhautmelanome

Das Aderhautmelanom kann ideal mit Protonenstrahlen behandelt werden, da die gewünschte Dosis nur dem definierten Tumor appliziert, die Bestrahlung scharf abgegrenzt und die gesunden Strukturen des Auges, insbesondere Makula, Discus opticus und Linse wie auch das normale Gewebe hinter dem Auge vollkommen geschont werden. Die ausgedehnte Erfahrung in Harvard in der Behandlung von Aderhautmelanomen bringt sehr deutlich den Wert der Protonenstrahltherapie maligner Tumoren des Auges zum Ausdruck (Gragoudas et al. 1978, 1982, 1984, 1986).

Präklinische Studien

Es wurden normale und simulierte tumorentragende Affenaugen mit einem 7 oder 10 mm im Durchmesser messenden Protonenstrahl behandelt. Innerhalb von 24 h konnten weißliche Ödeme der Retina und Chorioidea, die nur auf die bestrahlte Region begrenzt waren, beobachtet werden. Die okulären Strukturen unmittelbar außerhalb der sichtbaren, vom Protonenstrahl induzierten Läsion blieben vollständig normal (Constable u. Koehler 1974; Constable et al. 1975). Bei einer Beobachtungszeit von 42–51 Monaten nach der Behandlung wurde eine geringgradige Vernarbung durch den Protonenstrahl und bleibende Veränderungen innerhalb des Bestrahlungsfeldes beobachtet; unmittelbar außerhalb des Bestrahlungsfeldes war die normale retinale Architektur erhalten (Gragoudas et al. 1979). Eine deutliche Gewebeschonung wurde durch Fraktionierung erzielt: eine Einzeldosis von 30 Gy mit Protonen oder mit 20 MeV-Photonen verursachte die gleichen Veränderungen am Affenauge wie 125 Gy in 5 Protonenfraktionen (Constable et al. 1976).

Klinische Studien

Auswertung und Technik

Die Ausgangsdiagnostik kann mit einem hohen Grad an Genauigkeit durchgeführt werden mittels indirekter Ophthalmoskopie, Spaltlampenbiomikroskopie, Fluoresceinangiographie und Ultraschall (Chang et al. 1984). Tumoren, die den vorderen Ziliarkörper und/oder die periphere Chorioidea befallen haben, werden durch Diaphanoskopie sichtbar gemacht. Bei der Mehrzahl der Patienten ist es zur Abgrenzung des vorbestimmten Tumorumfangs notwendig, der Sclera Tantalringe mit einem Durchmesser von 2,5 mm aufzunähen. Diese röntgendichten Markierungen werden für die Behandlungssimulation, Planung und Positionierung benötigt. Der sitzende Patient wird mit einer individuell gefertigten Gesichtsmaske und einem Bißblock immobilisiert. Das Auge wird während 2- bis 4minütiger Behandlung mit einer Videokamera beobachtet. Zur Ruhigstellung fixiert das Auge eine externe Lichtquelle, nachdem diaphanoskopisch oder röntgenologisch die Einstellung vorgenommen wurde. Goitein und Miller beschrieben ein in Harvard entwickeltes und angewandtes Programm zur computergestützten Bestrahlungsplanung (Goitein u. Miller 1983). Zur Bestrahlungsplanung wird dem Basisdurchmesser des Tumors als Toleranz bei Einstellungsfehlern, bei mikroskopischer Ausdehnung und Bewegung während der Bestrahlung eine Sicherheitszone von 1,5 mm hinzugefügt (Verhey et al. 1982). Die Abb. 2 zeigt die Protonendosisverteilung um ein $14 \cdot 14 \cdot 6{,}6$ mm messendes Aderhautmelanom, das 8 mm von der Makula bzw. 4 mm vom Discus opticus entfernt ist.

Patientenzahlen

Von Juli 1975 bis zum 30. Juni 1986 wurden 899 Patienten behandelt. Die Mehrzahl der Patienten erhielt 70 CGE (Kobalt-Gy-Äquivalent = Protonen Gy $\cdot$ RBE bei Protonen 1,1) in 5 Fraktionen; bei mehr als 90% war die Behandlung innerhalb von 7–8 Tagen abgeschlossen.

Lokale Wirkungen

Es wurden minimale Reaktionen des normalen Gewebes beobachtet; hauptsächlich waren sie begrenzt auf eine akute feuchte Schuppung des Augenlides und den Ausfall der Wimpern bei Patienten, deren Lider nicht vollständig aus dem Bestrahlungsfeld retrahiert werden konnten. Bei Patienten die eine Netzhautablösung aufwiesen, waren die frühesten Erscheinungen seröse Netzhautödeme, die schon innerhalb einer Woche oder erst 2 Jahre nach der Behandlung auftraten. Nur bei wenigen Patienten nahm die ödematöse Schwellung nach der Therapie zu, und es kam in der Folge zu einer Netzhautablösung.

Gewöhnlich war ein *Tumorrückgang* innerhalb von 4–21 Monaten zu beobachten; er konnte jedoch schon innerhalb einer Woche oder erst 4 Jahre nach der

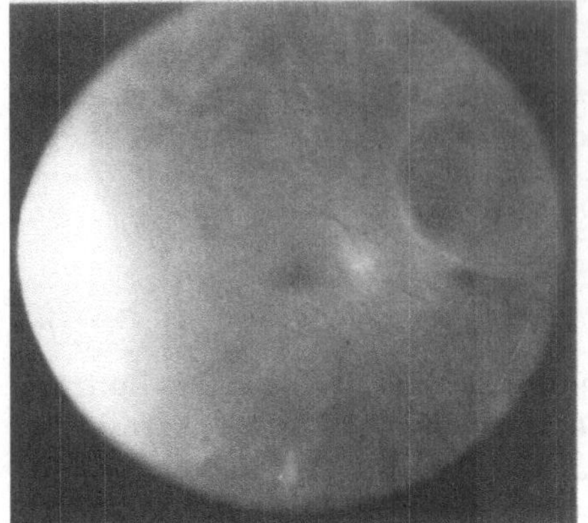

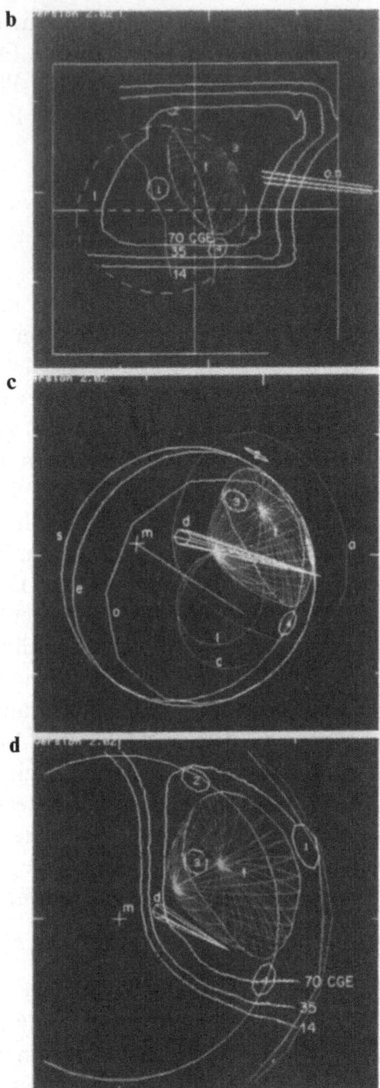

Abb. 2. a Die Fundusphotographie zeigt das Melanom *(t)*, den Discus opticus *(d)* und Makula *(m)*. **b** Seitliche Dosisverteilung, Clips 1,2,3,4, N. opticus *(on)*, Linse *(l)* und 14-, 35-, 70-CGE-Isodosenlinien. **c** Feldgröße *(a)*, um Tumor *(t)* zu behandeln. Die Tumorbasis ist mit den Clips *(1,2,3,4)* markiert, Linse *(l)*, Cornea *(c)*, Ora serrata *(o)*, Äquator *(e)* und Sclera *(s)* sind eingezeichnet. **d** Die „AP"-Dosisverteilung auf das Fundusbild projiziert; Macula *(m)* Discus opticus *(d)*. Die 14- und 70-CGE-Isodosen verlaufen in einem Anteil der Linse

Behandlung gesehen werden. Bei einigen Augen verschwand der Tumor vollständig.

Nach mindestens 12 Monaten konnte bei 575 (99%) von 581 der Augen eine lokale Kontrolle beobachtet werden (Abb. 3). Neue Tumoren erschienen weit außerhalb des Behandlungsgebiets bei 2 Patienten, wovon einer ein Ringmelanom aufwies.

Metastasen und Überlebenszeiten

Drei unabhängige Variable bedingen eine größere Wahrscheinlichkeit für das Auftreten von Metastasen: größter Tumordurchmesser, Alter zum Zeitpunkt der Behandlung höher als 59 Jahre und eine mehr anteriore Lokalisation des Tumors.

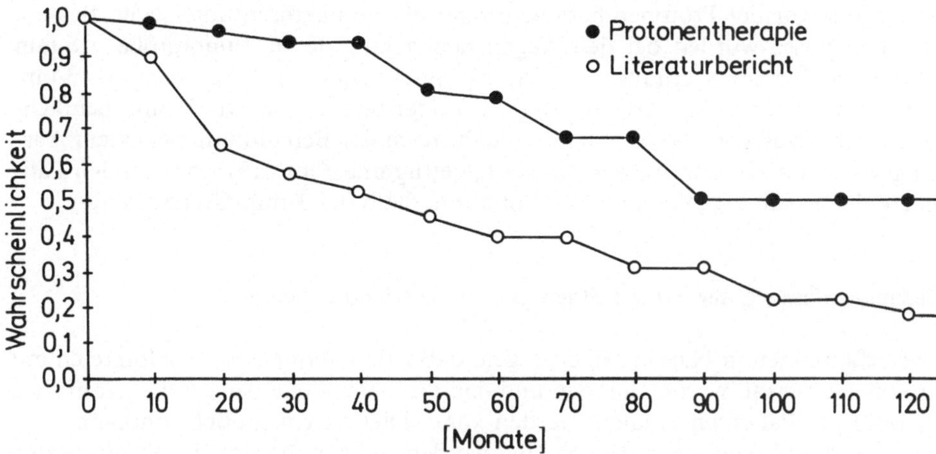

Abb. 3. Lokale Kontrolle für ein Patientenkollektiv mit Protonentherapie und ein photonenbehandeltes Patientenkollektiv aus der Literatur. (Abbildung mit freundl. Genehmigung von M. M. Austin-Seymour, M. D.)

Der Beginn der metastatischen Aussaat ist meistens in der Leber zu beobachten, wobei Haut und Lunge ebenso befallen sein können (Gragoudas et al. 1986).

Bei 599 (98%) von 612 Patienten, die vor dem 31. Dezember 1984 behandelt wurden, gibt es einen Minimal-follow-up von 6 Monaten; 40 Patienten hatten kleine Tumoren (≤ 10 mm $\cdot \leq 3$ mm), 308 mittelgroße (10,1–16 mm $\cdot$ 3,1–8 mm), und 251 Patienten hatten große Tumoren (> 16 mm $\cdot < 8$ mm). Keiner der Patienten der 1. Gruppe, aber 10 der Kategorie der mittleren und 33 Patienten der Kategorie der großen Tumoren entwickelten Metastasen. Metastasenfreie Überlebensrate bei den 3 Gruppen waren nach 36 und 60 Monaten: 100 und 100%, 96 und 92% sowie 79 und 49%.

Komplikationen

Späteffekte sind von der Lokalisation und Größe des Tumors abhängig. In der Regel erhält ein relativ kleiner Anteil der Linse (weniger als 20%) mehr als die Hälfte der Dosis, es wird bei sehr wenigen Patienten erwartet, daß sie eine strahleninduzierte Katarakt entwickeln. Wenn nötig, kann eine Kataraktextraktion mit oder ohne Linsenimplantation nach der Protonentherapie durchgeführt werden. Es wurde nur bei 4% der Patienten die schwerwiegendste Komplikation, eine Rubeosis iridis, verbunden mit neovaskulärem Glaukom, gesehen, und 3% hatten Glaskörperblutungen nach Protonentherapie. Bei 9% der Patienten entwickelte sich eine Vaskulopathie mit Befall der Makula, während 2% eine Strahlenpapillopathie und 0,5% eine Optikusatrophie entwickelten (Gragoudas et al. 1984). 46 Augen (5,1% von 899 Patienten, die bis Juni 1986 behandelt wurden) mußten nach der Protonentherapie enucleiert werden: 8 wegen Tumorwachstum (2 außerhalb des Bestrahlungsvolumens), 26 wegen neovaskulärem Glaucom, 5 wegen Netzhautablösung und 7 wegen anderer Probleme. Mehr als 80% der behandelten Augen hatten vor der Behandlung eine Sehschärfe von 20/100 (6/30) oder besser. Bei 440 Augen wurden hinsichtlich der Entwicklung des Visus von 20/200 (6/60) oder besser vor der Protonentherapie prognostische Faktoren untersucht. Bessere Visusergebnisse wurden bei den Augen beobachtet, deren Tumorgröße ≤ 5 mm oder deren Tumorentfernung vom Discus opticus und der Fovea mehr als 3 mm betrug und deren Sehschärfe 20/40 (6/12) oder besser war. Die Wahrscheinlichkeit, einen Visus von 200 oder besser 1 Jahr nach der Behandlung bei einem Ausgangsvisus von 200 oder besser zu haben, betrug ungefähr $51\% \pm 5\%$ bei den Patienten, deren Tumorgröße mehr als 5 mm innerhalb der 3-mm-Grenze betrug.

Zusammenfassung der Protonentherapie von Aderhautmelanomen

Die Erfahrungen in Harvard überzeugen, daß Aderhautmelanome erfolgreich mit Protonen bestrahlt werden können und daß das behandelte Auge bei einer großen Vielzahl der Patienten erhalten werden kann. Dies ist ein großer ophthalmologischer und onkologischer Erfolg. Es werden sehr hohe lokale Kontrollraten erreicht, und viele behandelte Patienten behalten ihr Auge, das nach der Behandlung mindestens ebensoviel sieht wie vor der Behandlung. Die Überlebensrate scheint bei konservativ behandelten Patienten nicht beeinträchtigt zu sein im Vergleich zu den enucleierten Patienten (Sedden et al. 1985).

Andere Tumoren

Chordome und Chondrosarkome: Schädelbasis und Halswirbelsäule

Tumoren, die in oder in unmittelbarer Nähe der Schädelbasis und der Halswirbelsäule entstehen, sind besonders herausfordernd bezüglich Planung und Behandlung wegen ihrer Nähe zu kritischen, radiosensiblen, normalen Geweben wie Rükkenmark, Hirnstamm, N.opticus und Chiasma. Anfangserfolge mit Protonentherapie solcher Patienten waren ermutigend (Suit et al. 1982; Austin-Seymour 1985). Es wurden insgesamt 100 Patienten behandelt. 66 Patienten hatten Chordome: 51 in der Schädelbasis, 14 im Bereich der Halswirbelsäule und 1 Patient im Sakrum. 34 Patienten hatten Chondrosarkome: 31 in der Schädelbasis, 2 in der Halswirbelsäule und 1 Patient in der Brustwirbelsäule. Die mediane Dosis war 69 CGE (56,9–76,2 CGE) bei 1,8–2,0 CGE pro Fraktion über eine Dauer von 7–8 Wochen. Eine *lokale Kontrolle,* definiert als neurologische Stabilität mit Fehlen, Abnahme oder Stabilisierung des Tumors im CT, wurde bei 50 von 63 Patienten beobachtet, bei einer medianen Follow-up-Zeit von 34 Monaten (16–149 Monate); 4 der 13 Patienten mit lokalem Versagen hatten ein erneutes Tumorwachstum außerhalb des Zielvolumens. Die lokale Kontrolle nach 5 Jahren liegt bei 50 Patienten mit Schädelbasistumoren bei 78%. 7 von 13 Patienten mit Tumoren im Bereich der Halswirbelsäule konnten lokal kontrolliert werden; 3 Rezidive waren innerhalb des Feldes und 3 an der Feldgrenze. Die Abb.3 zeigt die Verteilung der lokalen Kontrolle bei Patienten mit Protonentherapie der Schädelbasischordome, verglichen mit den berechneten Zahlen mehrerer Autoren aus einer Gesamtzahl von 45 Patienten mit Photonentherapie. Die mediane Dosis der beiden Gruppen waren 69 CGE, bzw. 55 Gy. Der Vergleich zeigt, daß die mit Protonenstrahlen erreichte höhere Dosis tatsächlich die lokale Kontrolle bei solchen Patienten verbessert.

Die einzigartig günstigen physikalischen Eigenschaften des Protonenstrahls, besonders seine scharfe seitliche Begrenzung und der schnelle Dosisabfall am Ende der Reichweite erlaubt eine Bestrahlungsplanung so, daß die Dosis in der Nachbarschaft kritischer Organe die definierten Toleranzgrenzen nicht überschreitet. Keiner der Patienten entwickelte Hirnstamm- oder Rückenmarkkomplikationen. Bei einem Patienten, der Krämpfe und einen kompletten Visusverlust an einem Auge entwickelte, zeigte die Computertomographie eine Temporallappennekrose. Ein weiterer Patient entwickelte einen ausgeprägten beidseitigen Visusverlust mit erheblichen Erscheinungen im CT. Ein 3. Patient entwickelte ebenfalls einen Visusverlust auf einem Auge, und bei einigen Fällen wurden geringgradige Gedächtnisverluste beobachtet (Austin-Seymour et al. 1985).

Bei Patienten, die routinemäßig komplexe Inhomogenitätskorrekturen und mehrere Bestrahlungsfelder haben, ist die Bestrahlungsplanung und -einstellung kompliziert und arbeitsintensiv. Bis zu 40 h Planungszeit und verschiedene individualisierte Blenden und Kompensationskörper werden für jeden Patienten verlangt. Die durchschnittliche Dauer der Behandlungssitzung ist 1 h, einschl. der Zeit, die für die röntgenologische Kontrolle der Patientenlagerung vor der Behandlung benötigt wird, damit die Einstellungsgenauigkeit 2 mm und kleiner wird (Verhey et al. 1982; Austin-Seymour et al. 1985).

Kraniopharyngeome und Meningeome wurden mit ermutigenden Ergebnissen bestrahlt (Austin-Seymour et al. 1985); 7 der 9 Kraniopharyngeompatienten sind stabil mit einer medianen Nachbeobachtungszeit von 45 Monaten (22–50 Monate) nach Dosen zwischen 54,6 und 63 CGE. Alle 9 Meningeompatienten, die länger als 6 Monate nachbeobachtet wurden, leben zwischen 11 und 62 Monaten nach einer Dosis von 55,1–71,6 CGE (mittlerer Wert: 55,9 CGE). Eine Tumorprogression wurde bei keinem der Patienten beobachtet. Ein Patient mit einem großen unresezierbaren Tumor, der mit 60,5 CGE bestrahlt wurde, entwickelte 6 Monate nach der Behandlung eine schwere Demenz und einen erneuten Visusverlust; ein Meningeompatient ist 62 Monate nach der Bestrahlung stabil, nachdem er 9 Monate nach der Bestrahlung eine lokalisierte Nekrose im unteren lateralen Hirnstamm entwickelte.

Prostatakarzinom

Über ein perineales Protonenfeld kann das typische Prostataboostvolumen erreicht werden, wobei bei dieser Einstrahlungsrichtung keine Homogenitätsprobleme entstehen. Durch den ausgeprägten lateralen Dosisabfall des Protonenstrahls können die posterioren Rektumanteile sehr gut ausgespart werden. Da in einer Phase-II-Studie (Duttenhaver et al. 1983) keine vermehrten Komplikationen gesehen wurden, begann man im Dezember 1981 mit einer prospektiven Studie. Patienten mit T3- und T4-Prostatakarzinomen erhielten 50,4 Gy in 28 Fraktionen mit 4 oder 25 MeV ultraharten Röntgenstrahlen und wurden dann randomisiert, um entweder 12 Fraktionen je 2,1 CGE über ein perineales Protonenfeld oder

8 Fraktionen je 2,5 Gy mit opponierenden lateralen Feldern ultraharte Röntgenstrahlen von 20 MeV zu bekommen. Die Gesamtdosen betrugen 25,6 CGE (TDF
111) bzw. 67,2 Gy. Zwischen Dezember 1981 und August 1986 wurden 110 Patienten randomisiert, ungefähr 55% der benötigten Anzahl, um eine 15%ige Differenz
in der lokalen Kontrolle aufzuzeigen. Wir erwarten, daß die Aufnahme der Patienten in die Studie 1988 abgeschlossen ist.

Tumoren im Kopf- und Halsbereich

37 Patienten erhielten nach einer Großfeldphotonenbehandlung eine Protonen-
boostbestrahlung über ein submentales Feld, um die Mandibula zu schonen. Die
Daten von 31 Patienten waren auswertbar, wobei eine lokale Kontrolle bei 13 von
20 (65%) Patienten mit Plattenepithelkarzinom des Mundbodens und Zungen-
grundes und bei 7 von 11 (64%) Patienten mit Tumoren anderer Lokalisationen
beobachtet werden konnte.

Weichteilsarkome

Bei 60 Patienten wurden Weichteilsarkome wenigstens teilweise mit Protonen
bestrahlt. Bei den meisten Patienten wurde der Tumor zumindest vor der Behandlung teilreseziert; die Patienten wurden deshalb für die Protonentherapie ausgewählt, damit größere Komplikationen potentiell durch die Aussparung normaler,
kritischer Strukturen aus dem Bestrahlungsvolumen vermieden werden konnten.
Acht Patienten mit *paraspinalen Sarkomen* konnten lokal kontrolliert werden, keiner entwickelte Zeichen einer Rückenmarkschädigung. Bei 4 Patienten wurden
Weichteilsarkome im Hüftgelenkbereich bestrahlt, wobei ein Patient eine Schenkel-
halsfraktur erlitt. Rezidive wurden in dieser Gruppe nicht beobachtet. Die hintere
Achselgrube konnte bei 3 Patienten, die eine Protonenbestrahlung der *Axillar-
oder Infraklavikularregion* wegen eines Sarkoms erhielten, ausgespart werden. Die
Aussparung der hinteren Hautareale erwies sich als sehr günstig hinsichtlich einer
prompten Heilung nach einer Amputation des vorderen Viertels, die bei einem
Patienten wegen eines Lokalrezidivs notwendig wurde. Alle 8 Patienten, die wegen
Weichteilsarkomen der Kopf- und Halsregion mit Protonen bestrahlt wurden,
konnten lokal kontrolliert werden. Behandlungsbedingte krankhafte Veränderungen wurden bei diesen Patienten nicht beobachtet. So trägt die durch Protonen
erzielbare verbesserte Dosisverteilung dazu bei, Weichteilsarkome zu behandeln,
die in der Nachbarschaft normaler, kritischer Organe liegen oder diese überlagern,
und es wird bei minimalen Nebenwirkungen eine gute lokale Kontrolle erreicht.

Zusammenfassung und Schlußfolgerung

In den letzten 13 Jahren wurden über 3300 Patienten teilweise oder vollständig am
Harvard Cyclotron fraktioniert mit Protonen bestrahlt. Die klinischen Beobachtungen stimmen mit der Abschätzung der RBE für den Protonenstrahl von 1,1 für

normales und Tumorgewebe überein. Der Haupterfolg der Protonentherapie liegt in der Behandlung des Aderhautmelanoms und kartilaginärer Tumoren der Halswirbelsäule und der Schädelbasis; die Behandlung der Wahl für solche Patienten liegt eindeutig bei den geladenen Hochenergiepartikelstrahlen. Die verbesserte Dosisverteilung, die durch Protonen erreicht wird, erlaubt 10–20% höhere Dosen, wie sie konventionell Patienten mit Tumoren der Prostata, der Kopf- und Halsregion und mit Weichteilsarkomen appliziert werden können. Diese erhöhten Dosen sind mit guten lokalen Kontrollraten und minimalen Komplikationen verbunden. Es wurde eine randomisierte Studie begonnen, um zu entscheiden, ob diese höheren Dosen in verbesserten Kontrollraten und Überlebenszeiten bei Patienten mit Prostatakarzinomen resultieren. Es sind auch randomisierte Studien geplant, die 2 verschieden hohe Dosierungen untersuchen sollen bei Patienten mit Aderhautmelanomen, Chordomen und Chondrosarkomen der Halswirbelsäule und der Schädelbasis und bei Patienten mit unresezierbaren Keilbeinkanten- und parasellären Meningiomen. Weiterhin sind Phase-2-Studien geplant, um bei Patienten mit paraaortalen Lymphknotenmetastasen bei Zervixkarzinom und bei Patienten mit Pancoast-Tumor die Toxizität und Tumorkontrolle bei festgelegten Dosen abzuschätzen.

Literatur

Austin-Seymour MM. Unpublished data

Austin-Seymour M, Munzenrider JE, Goitein M (1985) Progress in low-LET heavy particle therapy: intracranial and paracranial tumors and uveal melanomas. Radiat Res [Suppl] 104 (2): S219–S226

Brovkina AF, Zarubei GD (1986) Ciliochoroidal melanomas treated with a narrow medical proton beam. Arch Ophthalmol 104: 402–404

Chang M, Zimmerman LE, McLean I (1984) The persisting pseudomelanoma problem. Arch Ophthalmol 104: 726–727

Chuvilo IV, Goldin LL, Khoroshkov VS et al. (1984) ITEP synchrotron proton beam in radiotherapy. Int J Radiat Oncol Biol Phys 10: 185–195

Constable IJ, Koehler AM (1974) Experimental ocular irradiation with accelerated protons. Invest Ophthalmol 13: 280–287

Constable IJ, Koehler AM, Schmidt RA (1975) Proton irradiation of simulated ocular tumors. Invest Ophthalmol 14: 547–555

Constable IJ, Goitein M, Koehler AM et al. (1976) Small-field irradiation of monkey eyes with protons and photons. Radiat Res 65: 304–314

Duttenhaver JR, Shipley WU, Perrone TL et al. (1983) Protons or megavoltage x-rays as boost therapy for patients irradiated for localized prostatic carcinoma: an early phase I–II comparison. Cancer 51: 1599–1604

Fabrikant JI, Lyman JT, Hosobuchi Y (1984) Stereotactic heavy-ion Bragg peak radiosurgery for intra-cranial vascular disorders: method of treatment of deep arteriovenous malformations. Br J Radiol 57: 479–490

Fabrikant JI, Lyman JT, Frankel KA (1985) Heavy charged-particle Bragg peak radiosurgery for intra-cranial vascular disorders. Radiat Res [Suppl 104] (2): S244–S258

Goitein M, Abrams M (1983) Multi-dimensional treatment planning: I. Delineation of anatomy. Int J Radiat Oncol Biol Phys 9: 777–787

Goitein M, Miller T (1983) Planning proton therapy of the eye. Med Phys 10: 275–283

Goitein M, Abrams M, Rowell D et al. (1983) II. Beam's eye-view, back projection and projection through CT sections. Int J Radiat Oncol Biol Phys 9: 789–797

Graffman S, Jung B (1970) Clinical trials in radiotherapy and the merits of high energy protons. Acta Radiol Ther Phys Biol 9: 1–23

Gragoudas ES, Goitein M, Koehler AM et al. (1978) Proton irradiation of choroidal melanomas: preliminary results. Arch Ophthalmol 96: 1583–1591

Gragoudas ES, Zakov NZ, Albert DM et al. (1979) Long-term observations of proton-irradiated monkey eyes. Arch Ophthalmol 97: 2184–2191

Gragoudas ES, Goitein M, Verhey LJ et al. (1982) Proton beam irradiation of uveal melanomas: results of a 5½ year study. Ophthalmol 100: 928–934

Gragoudas ES, Seddon J, Goitein M et al. (1984) Proton beam irradiation of uveal melanomas. Presented at the 89th Annual Meeting of American Academy of Ophthalmology, Atlanta, Georgia, November 1984

Gragoudas ES, Seddon J, Egan KM et al. (1986) Prognostic factors for metastasis following proton beam irradiation. Ophthalmology 93: 675–681

Kjellberg RN, Hanamura T, Davis KR et al. (1983) Bragg-peak proton beam therapy for arteriovenous malformations of the brain. N Engl J Med 309: 269–274

Kjellberg RN, Kliman B, Swisher et al. (1984) Proton beam therapy and Nelson's syndrome. In: Black, P McL et al. (eds) Secretory tumors of the pituitary gland. Raven Press, New York (Progress in endocrine research and therapy, vol 1)

Kliman B, Kjellberg RN, Swisher B et al. (1984) Proton beam therapy of acromegaly: a 20-year experience. In: Black P McL et al. (eds) Secretory tumors of the pituitary gland. Raven Press, New York (Progress in endocrine research and therapy, vol 1)

Munzenrider JE, Austin-Seymour M, Blitzer PJ et al. (1985) Proton therapy at Harvard. Strahlentherapie 161: 756–763

Saunders WM, Char DH, Quivey JM et al. (1985a) Precision, high dose radiotherapy: helium ion treatment of uveal melanoma. Int J Radiat Oncol Biol Phys 11: 227–233

Saunders WM, Castro JR, Chen GTY et al. (1985b) Helium ion radiation therapy at the Lawrence Berkeley Laboratory: recent results of the Northern California Oncology Group clinical trial. Radiat Res [Suppl] 104 (2): S227–S234

Saunders WM, Chen GTY, Austin-Seymour M et al. (1985c) Precision, high-dose radiation therapy. II. Helium ion treatment of tumors adjacent to critical central nervous system structures. Int J Radiat Oncol Biol Phys 11: 1339–1348

Seddon J, Gragoudas ES, Albert DM et al. (1985) Survival after treatment of uveal melanoma: a comparison between proton irradiation and enucleation. Am J Ophthalmol 92: 282–290

Seddon J, Gragoudas ES, Polivogianis L et al. (1986) Visual outcome after proton beam irradiation of uveal melanomas. Ophthalmol 93: 666–674

Suit HD, Goitein M, Tepper JE, Verhey LJ, Koehler AM, Schneider R (1977) Clinical experience and expectations with protons and heavy ions. Int J Radiat Oncol Biol Phys 3: 115–125

Suit HD, Goitein M, Munzenrider JE et al. (1982) Definitive radiation therapy for chordoma and chondrosarcoma of base of skull and cervical spine. J Neurosurg 56: 377–385

Suit HD, Goitein M, Munzenrider JE et al. (1983) Evaluation of the clinical applicability of proton beams in definitive fractionated radiation therapy. Int J Radiat Oncol Biol Phys 8: 2199–2205

Urano M, Verhey LJ, Goitein M et al. (1984) Relative biological effectiveness of modulated proton beams in various murine tissues. Int J Radiat Oncol Biol Phys 10: 509–514

Urie M, Goitein M, Wagner M (1983) Compensating for heterogeneities in protein radiation therapy. Phys Med Biol 29: 553–566

Verhey LJ, Munzenrider JE (1982) Proton beam therapy. Ann Rev Biophys Bioeng 11: 331–357

Verhey LJ, Goitein M, McNulty P et al. (1982) Precise positioning of patients for radiation therapy. Int J Radiat Oncol Biol Phys 8: 289–294

Stereotaktische Photonenkonvergenzbestrahlung

*V. Sturm, B. Kimmig, G. Hartmann, W. Schlegel, R. Boesecke, O. Pastyr, B. Wowra,
S. Schabbert, S. Kunze, K. zum Winkel und W. J. Lorenz*

Seit mehr als 2 Jahrzehnten werden an wenigen neurochirurgisch-onkologisch ausgerichteten Zentren stereotaktisch gesteuerte Einzeldosisbestrahlungen von kleinen benignen intrakraniellen Tumoren und AV-Malformationen durchgeführt. Durch die Verwendung unterschiedlicher Bestrahlungstechniken (Kobalt-60-Konvergenzbestrahlung, Nutzung des Braggpeaks von Protonen oder schweren Ionen) wird ein extrem steiler Dosisgradient erzielt. Die stereotaktischen Lokalisationstechniken ermöglichen die Bestrahlung von Zielvolumina mit höchster Präzision. Dies sind die Voraussetzungen für die Applikation von hohen Einzeldosen im Zielvolumen bei optimaler Schonung des umgebenden Hirngewebes. Wegen der außerordentlich hohen Kosten der bisher verwendeten Geräte fand diese Methode trotz sehr guter Therapieergebnisse keine weite Verbreitung. Verschiedene Arbeitsgruppen bemühten sich daher um die Entwicklung von Systemen, die die Nutzung von konventionellen Linearbeschleunigern für stereotaktisch gesteuerte perkutane Einzeldosisbestrahlungen ermöglichen. Seit 1982 beschäftigt sich unsere Arbeitsgruppe mit der Entwicklung eines Systems zur stereotaktischen Photonenkonvergenzbestrahlung mit einem 15-MeV-Linearbeschleuniger. Dieses System ist seit Ende 1983 im klinischen Einsatz. Es wurden bislang 130 Patienten behandelt. Bei der Behandlung von inoperablen strahlenresistenten Hirnmetastasen und arteriovenösen Malformationen konnten gute Ergebnisse erzielt werden.

Einleitung

Anfang der 50er Jahre entwickelte Leksell (1951) das Konzept der stereotaktisch gesteuerten Einzeldosisbestrahlung, die er zunächst mit einer Protonenbestrahlungseinheit und später mit Hilfe einer hochpräzisen, einfach handhabbaren Bestrahlungseinheit zur Kobalt-60-Konvergenzbestrahlung am Karolinska-Institut in Stockholm durchführte. Die hohe Präzision in der Applikation der Strahlendosis, die durch die Verwendung von stereotaktischen Lokalisationsmethoden erreicht wird, und der extrem steile Dosisabfall ermöglichen die Applikation von nekrotisierenden Einzeldosen bei kleinen arteriovenösen Mißbildungen, Hypophysenadenomen, Akustikusneurinomen und basalen Meningeomen. Da hierbei, ähnlich wie bei chirurgischen Maßnahmen, in einem scharf umgrenzten Bereich Gewebe destruiert und wegen des steilen Dosisabfalls das Gewebe außerhalb des Zielvolumens nur minimal belastet wird, ist dieses Verfahren auch bei strahlenresistenten Geschwülsten anwendbar. Leksell (1951) prägte für diese Therapieform den Namen „Strahlenchirurgie".

Wegen der hohen Kosten der Bestrahlungsanlagen wurden strahlenchirurgische Verfahren trotz guter Therapieergebnisse in den folgenden Jahren außer in Stockholm (Leksell 1951) nur in Bosten/Massachusetts (Protonen) (Kjellberg et al. 1983) und seit wenigen Jahren in Berkeley/Kalifornien (schwere Ionen) (Fabrikant et al. 1984) durchgeführt.

Anfang der 80er Jahre wurden zunächst in Buenos Aires (Betti u. Derechinsky 1983), später auch von wenigen anderen Arbeitsgruppen Techniken zur stereotaktisch gesteuerten Photonenkonvergenzbestrahlung mit Linearbeschleunigern entwickelt (Pendelbestrahlung über mehrere Kopfsegmente).

Seit 1982 beschäftigt sich unsere Arbeitsgruppe mit der Entwicklung eines neuen Verfahrens zur stereotaktisch gesteuerten Photonenkonvergenzbestrahlung mit einem 15-MeV-Linearbeschleuniger (Mevatron 77, Siemens AG) Methodik und erste Ergebnisse bei AV-Malformationen und strahlenresistenten inoperablen Hirnmetastasen werden im folgenden dargestellt.

Patienten und Methodik

Patienten, Therapie

Seit Oktober 1983 wurden im Rahmen einer Pilotstudie 130 Patienten behandelt. Neben den von der Stockholmer und Bostoner Arbeitsgruppe angegebenen Indikationen (inoperable kleine benigne intrakranielle Geschwülste, AV-Malformationen) (Leksell 1951; Backlund et al. 1974; Steiner et al. 1977; Kjellberg et al. 1983) wird die Methode im Rahmen unseres Forschungsprojekts auch zur Behandlung von Gliomen und solitären, strahlenresistenten Hirnmetastasen angewendet. Wegen der begrenzten Nachbeobachtungszeiten und den in den einzelnen Fallgruppen zu geringen Patientenzahlen konnten bislang nur die Behandlungsergebnisse bei Patienten mit inoperablen, strahlenresistenten Hirnmetastasen (Gesamtzahl 17, bei 14 Patienten war die Nachbeobachtungszeit > 3 Monate) und inoperablen AV-Malformationen (Gesamtzahl 28, bei 8 war die Nachbeobachtungszeit > 18 Monate) ausgewertet werden. Bei AV-Malformationen wurden Einzeldosen von 10–35 Gy, bei Hirnmetastasen von 10–40 Gy gegeben, abhängig von Größe und Lokalisation des Zielvolumens, wobei die Dosis mit zunehmender Größe des Zielvolumens verringert wurde. Bei AV-Malformationen wurde versucht, das Nekroserisiko unter 1% zu halten. Hierbei wurde das von Kjellberg et al. (1983) angegebene Dosierungsschema verwendet.

Technische Durchführung

Die von uns entwickelte Methode umfaßt 3 Schritte: Durchführung einer stereotaktischen Computertomographieuntersuchung (bei Angiomen zusätzlich stereotaktische Angiographie), Bestrahlungsplanung aufgrund der CT-Daten und Einzeldosisbestrahlung.

Nach Fixierung des Kopfes des Patienten in einem modifizierten Riechert-Mundinger-Stereotaxiergerät in Lokalanästhesie oder Vollnarkose wird unter

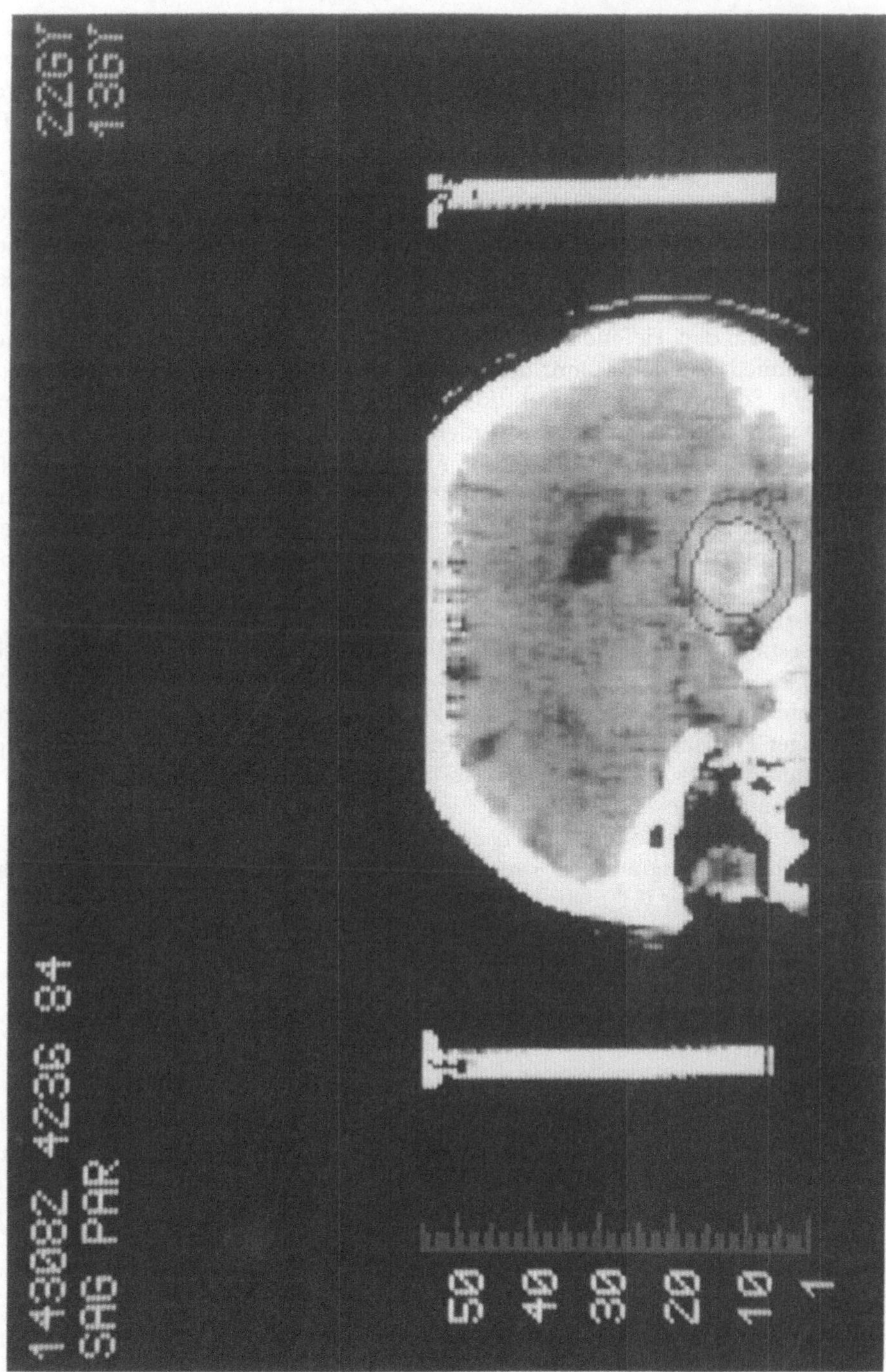

Abb. 1. Stereotaktische Bestrahlungsplanung. Sagittale Rekonstruktion eines CT-Schnittes durch ein Fibrosarkom des Kleinhirns mit der 22- *(innere Linie)* und der 13-Gy-Isodose *(äußere Linie).* Der Tumor, der einen Durchmesser von 33 mm aufweist, wird von der 22-Gy-Isodose umfaßt

Zuhilfenahme eines speziellen Meßphantoms eine CT-Untersuchung durchgeführt, mit der beliebige Zielvolumina fehlerfrei in einem stereotaktischen Koordinatensystem lokalisiert werden können (Sturm et al. 1983). Anschließend erfolgt die Bestrahlungsplanung an einem Computer (VAX 11/780) mit Hilfe von Programmen, die von unserer Arbeitsgruppe entwickelt wurden (Boesecke et al., Publikation in Vorbereitung).

Nach Festlegung der Grenzen des Zielvolumens in jeder transversalen CT-Schicht und Angabe der am Rande des Zielvolumens gewünschten Dosis ermittelt der Computer automatisch den stereotaktischen Zielpunkt und den Durchmesser der zur Erzielung der gewünschten Dosiskonfiguration erforderlichen Kollimatorbohrung sowie den Tiefendosisverlauf. Die räumliche Lage jeder interessierenden Isodosenlinie bezüglich Tumor und gesundem Hirngewebe kann anschließend in beliebigen Schnittebenen am Bildschirm des Computers dargestellt, überprüft und, falls erforderlich, korrigiert werden. Es können kugelförmige Volumina von 6–54 mm Durchmesser mit Einzeldosen bis zu 200 Gy bestrahlt werden. Mit Hilfe eines neu entwickelten Einstellgeräts (Pastyr et al., Publikation in Vorbereitung) wird der Zielpunkt mit höchster Präzision in 3 Ebenen eingestellt und durch Bewegung der Linearbeschleunigerliege, auf der der Patient mit dem stereotaktischen Lokalisationssystem fixiert ist, in das genau justierte Isozentrum des 15-MeV-Beschleunigers (Mevatron 77, Siemens AG) gebracht.

Die Bestrahlung erfolgt durch Pendelung des Bestrahlungskopfes in der vertikalen Ebene bei gleichzeitiger horizontaler Rotation des Patienten in 11 Sektoren. Durch die hierdurch erzielte Strahlenkonvergenz wird ein von der Feldgröße abhängiger Dosisabfall um 10–15%/mm vom Rande des Zielvolumens, entsprechend der 80-%-Isodose, erreicht (Hartmann et al. 1985). Die Präzision in der Applikation liegt bei ±1 mm.

Bei AV-Malformationen werden Zielpunkte und Felddurchmesser aus den stereotaktischen Angiogrammen errechnet; die Berechnung des Tiefendosisverlaufs erfolgt aufgrund der CT-Daten (Abb. 1).

Ergebnisse

AV-Malformationen
Seit Oktober 1983 wurden 28 Patienten mit inoperablen AV-Malformationen mit stereotaktischer Einzeldosisbestrahlung von 10–35 Gy behandelt; 8 Patienten konnten länger als 18 Monate nachbeobachtet werden. Bei 4 dieser Fälle wurde bei einer 18 Monate nach der Behandlung durchgeführten Angiographie keine Befundänderung beobachtet, in 2 Fällen kam es zu einem vollständigen Verschwinden des Angioms, in 2 Fällen zu einer weitgehenden Rückbildung.

Zerebrale Metastasen
Seit Februar 1984 wurden 17 Patienten mit inoperablen strahlenresistenten Hirnmetastasen mit stereotaktischer Einzeldosisbestrahlung von 10–40 Gy behandelt; 14 Patienten konnten 3 Monate oder länger nachbeobachtet werden. Diese Fälle wurden ausgewertet. Bei 12 Patienten war die Behandlung erfolgreich. Es kam zu einem Stillstand des Metastasenwachstums bzw. zu einer unterschiedlich ausge-

Tabelle 1. Ergebnisse der stereotaktischen Einzeldosisbestrahlung bei strahlenresistenten Hirnmetastasen

Histologie	Fallzahl [n]	Nachbehand-lungszeit [Monate]	Klinische Symptome			CT-Aspekt				
			Gebessert	Unverändert	Schlechter	Gebessert	Unverändert	Schlechter	Tot	Lebend
Hypernephrome	5 (10–20 mm, 20–25 Gy)	3–18	5			5			3	2
Adenokarzinome	4 (12–40 mm, 16–40 Gy)	3– 6	1	2[a]	1	3		1	1	3
Andere Histologie (Fibrosarkom, papilläres Schild-drüsenkarzinom, Karzinoid, Teratom, Melanom)	5 (30–54 mm, 10–30 Gy)	3–12	3	1[a]	1	3	1	1	3	2

[a] Vor Behandlung symptomlos oder keine relevante klinische Symptomatik.

prägten Schrumpfung der Metastase, einem wesentlichen, in einigen Fällen kompletten Rückgang des Ödems und zu deutlicher Besserung der klinischen Symptomatik wenige Tage nach der Bestrahlung. In der gesamten Nachbeobachtungszeit traten keine Rezidive auf. In 2 Fällen war die Behandlung wirkungslos. Bei einem der 17 bislang behandelten Patienten kam es zu einer therapiebedingten unteren Einklemmung mit Exitus letalis infolge Zunahme des Ödems nach Bestrahlung einer ungewöhnlich großen Kleinhirnmetastase eines Adenokarzinoms des Kolons. Ansonsten wurden keine Nebenwirkungen beobachtet.

In Tabelle 1 sind die Behandlungsergebnisse bei den einzelnen Fallgruppen aufgelistet.

Diskussion

Die von uns entwickelte Methode der stereotaktisch gesteuerten perkutanen Einzeldosiskonvergenzbestrahlung mit Photonen gewährleistet höchste Präzision in der Lokalisation des Zielvolumens und der Applikation der Strahlendosis. Nach Phantommessungen liegt die Genauigkeit bei ±1 mm. Durch die verwendete Bestrahlungstechnik wird ein Dosisabfall von 10–15%/mm erzielt, der dem mit der Stockholmer Co-60-Einheit erzielten Dosisabfall entspricht. Im Gegensatz zu der Stockholmer Technik, mit der nur kleine Volumina mit Durchmessern bis zu 20 mm bestrahlt werden können, ist mit unserer Methode die Bestrahlung kugelförmiger Volumina mit Durchmessern von 6–54 mm möglich.

Die Erfahrungen der Stockholmer Arbeitsgruppe (Leksell 1951; Steiner et al. 1977, Backlund 1986, persönliche Mitteilung) zeigen die hohe Effizienz stereotaktischer Einzeldosisbestrahlungen bei kleinen benignen Tumoren und Angiomen. Unsere ersten Ergebnisse sprechen dafür, daß diese Technik auch bei größeren gutartigen Läsionen und ausgewählten Malignomen (z. B. Hirnmetastasen) angewendet werden kann. Eine endgültige Aussage über Möglichkeiten und Grenzen des Verfahrens ist z. Z. jedoch noch nicht möglich.

Die Verwendbarkeit von Linearbeschleunigern schafft die Voraussetzung für eine breitere Anwendung dieser Methode. Von besonderem Vorteil sind nach den bislang vorliegenden Ergebnissen der obengenannten Arbeitsgruppen und unseren eigenen Erfahrungen die gute Verträglichkeit der Einzeldosisbestrahlungen und die Begrenzung des Krankenhausaufenthalts auf wenige Tage, in der Regel 2–3.

Literatur

Backlund EO, Rähn T, Sarby B (1974) Treatment of pinealomas by stereotactic radiation surgery. Acta Radiol 13 (4): 367–376

Betti OO, Derechinsky VE (1983) Irradiation stéréotaxique mulitfaiseaux. Neurochirurgie 29: 295–298

Fabrikant JZ, Lyman J, Hosobuchi Y (1984) Stereotactic heavy-ion Bragg peak radiosurgery for intracranial vascular disorders: method for treatment of deep arteriovenous malformations. Br J Radiology 57: 479–490

Hartmann G, Schlegel W, Sturm V, Kober B, Pastyr O, Lorenz WJ (1985) Cerebral radiation surgery using moving field irradiation at a linear accelerator facility. Int J Radiat Oncol Biol Phys 11: 1185–1192

Kjellberg RN, Hanamura T, Davis KR, Lyons SL, Adams RD (1983) Bragg-peak proton beam therapy for arteriovenous malformation of the brain. N Engl J Med 309: 269–273

Leksell L (1951) The stereotactic method and radiosurgery of the brain. Acta Chir Scan 102: 316–319

Steiner L, Backlund EO, Greitz T (1977) Radiosurgery in intracranial arteriovenous malformations. II. A follow-up study. Neurological surgery, International Congress Series No. 433: 168–180

Sturm V, Pastyr O, Schlegel W, Scharfenberg H, Zabel HJ, Netzeband G, Schabbert S, Berberich W (1983) Stereotactic computer tomography with a modified Riechert-Mundinger device as the basis for integrated stereotactic neuroradiological investigations. Acta Neurochir 68: 11–17

Intraoperative Strahlentherapie in der Krebsbehandlung[*]

W. F. Sindelar

Einleitung und Hintergrund

Die intraoperative Strahlentherapie ist ein Verfahren, das erlaubt, therapeutisch wirksame Strahlendosen in Tumorbereichen während eines chirurgischen Eingriffs zu applizieren. Operativ freigelegte Tumoren oder die Resektionsränder nach Exzision der Tumoren werden direkt mit hohen Einzeldosen bestrahlt. Besonders strahlenempfindliche und möglicherweise dosislimitierende Normalgewebe und Organe können aus dem Bestrahlungsfeld entfernt (bewegt) oder physikalisch abgeschirmt werden, um eine Strahlenbelastung zu vermeiden. Die Zielsetzung der intraoperativen Strahlentherapie besteht darin, die Bestrahlungsdosis in Tumorbereichen zu maximieren, während die Möglichkeit einer Strahlenschädigung von benachbarten Normalgeweben gering bleibt. Die Strahlentherapie wurde schon zu Beginn des 20. Jahrhunderts während einer Operation eingesetzt, aber technische Beschränkungen in den vorhandenen Geräten, wie niedrige Strahlenenergien und eine niedrige Dosisleistung, machten das Verfahren beschwerlich und verhinderten den Erwerb größerer klinischer Erfahrung vor den 60er Jahren. Die Entwicklung der modernen Hochvolttherapiegeräte, die sowohl hohe Strahlenenergien wie eine hohe Dosisleistung besaßen, brachte die Voraussetzung, die intraoperative Strahlentherapie als praktikable Technik während eines chirurgischen Eingriffs einzusetzen.

Die Erprobung der intraoperativen Strahlentherapie begann in Japan in den späten 60er Jahren, wobei ein Großteil der frühen Erfahrungen an der Kyoto-Universität gemacht wurde (Abe et al. 1975). Als es aufgrund von frühen Studien schien, daß der Einsatz der intraoperativen Bestrahlung eine zufriedenstellende lokale Kontrolle verschiedener Tumoren ohne schwere Komplikationen ergeben könnte, wurde der Einsatz der intraoperativen Strahlentherapie von anderen Tumorzentren in Japan aufgegriffen (Abe u. Takahashi 1981). Der Einsatz der intraoperativen Strahlentherapie begann in den Vereinigten Staaten während der späten 70er Jahre, wobei die Howard-Universität die erste Institution war, die sich dieser Technik bediente (Goldson 1978). Das Massachusetts General Hospital (Gunderson et al. 1982) und das National Institute of Health (Sindelar et al. 1983) begannen Studien über die intraoperative Strahlentherapie kurz nach den initialen Erfahrungen der Howard Universität. Zum jetzigen Zeitpunkt haben mehr als 30 Institutionen in Japan und fast 50 Krankenhäuser in den Vereinigten Staaten

---

[*] Übersetzung von Dr. med. M. Flentje, Universitätsstrahlenklinik Heidelberg

Erfahrungen mit einer intraoperativen Bestrahlung gesammelt, weltweit sind mehr als 2500 Patienten behandelt worden. Es ergaben sich einige vielversprechende, vorläufige Ergebnisse beim Einsatz der intraoperativen Bestrahlung bei verschiedenen malignen Erkrankungen.

Klinische Anwendung

Der klinische Einsatz der intraoperativen Strahlentherapie sollte zum jetzigen Zeitpunkt als experimentelle Behandlung angesehen werden, für die die Indikationen, Ergebnisse und Toxizität noch definiert werden müssen. In erster Linie ist der Stellenwert der intraoperativen Strahlentherapie bei der Behandlung des Magenkarzinoms, des Pankreaskarzinoms, retroperitonealer Tumoren, des Blasenkarzinoms und primär fortgeschrittener oder lokal rezidivierender kolorektaler Karzinome untersucht worden.

Physikalische Aspekte

Hauptsächlich wurden hochenergetische Elektronenstrahlen in den klinischen Studien über die intraoperative Bestrahlung eingesetzt aufgrund ihrer Besonderheiten einer gleichmäßigen Tiefendosisverteilung und eines schnellen Dosisabfalls ab einer bestimmten Tiefe, die durch die Strahlenenergie definiert ist. Diese Verteilung erlaubt eine homogene Bestrahlung von Geweben, die möglicherweise einen Tumor enthalten, während die Normalgewebe dorsal des Bestrahlungsvolumens geschont werden können. Die Dosisleistung beim Einsatz hochenergetischer Elektronen erlaubt die Applikation erheblicher Strahlendosen innerhalb kurzer Behandlungszeiten.

Die intraoperative Bestrahlung mit Elektronen wird mittels spezieller, steriler Applikatoren durchgeführt, die am Bestrahlerkopf des Linearbeschleunigers angebracht sind und die den behandelten Bereich einschließen. Der Applikator dient einmal dazu, den Elektronenstrahl zu kollimieren und das Behandlungsvolumen zu definieren, zum anderen dient er als Geweberetraktor, um bewegliche Normalgewebe, z. B. den Darm, daran zu hindern, in das Bestrahlungsfeld vorzufallen. Eine Vielzahl von in Größe und Form abweichenden Applikatoren ist notwendig, um unterschiedliche Tumoren oder Behandlungsvolumina zu umfassen. Periskope, Spiegel oder Fernsehkamerasysteme, die einen Blickwinkel parallel zur optischen Achse des Applikators gestatten, sind nötig, um eine korrekte Positionierung des Applikators sicherzustellen, nachdem er über die Tumorregion plaziert und mit dem Strahlerkopf verbunden wurde (Fraass et al. 1985).

Die Ankoppelung des Applikators an den Linearbeschleuniger nach Positionierung über dem Tumor erfordert normalerweise eine erhebliche Nachführung des Bestrahlungstisches sowie eine Winkeländerung der Bestrahlungsgantry und eine Drehung des Blendensystems, um Applikator und Strahlerkopf in Übereinstimmung zu bringen. Zur Erleichterung des Ankoppelungsvorgangs sind Veränderungen an den Operationstischen vorgenommen worden, die auch als Bestrahlungstisch dienen, um Bewegungen in allen Raumebenen zu ermöglichen (Fraass et al. 1985).

Chirurgische Aspekte

Der Einsatz der intraoperativen Strahlentherapie erfordert Erfahrung und sorgfältige Planung. Der Chirurg muß sowohl den operativen Erfordernissen als auch einem ausreichenden Zugang für die Bestrahlung Rechnung tragen. Die intraoperative Strahlentherapie erfordert eine großräumige Darstellung des Situs für den Bestrahlungsvorgang. Dies hat zur Folge, daß die Schnittführung und das Ausmaß der Gewebemobilisierung häufig sehr großzügig sein müssen, um die Bestrahlung angemessen durchführen zu können. Eine wichtige Verantwortlichkeit des Chirurgen besteht darin, die Freilegung der zu behandelnden Region während der intraoperativen Bestrahlung aufrechtzuerhalten. Der Patient muß während der Bestrahlung allein gelassen werden, dabei ist entscheidend, daß die benutzte Vorrichtung in sich selbst stabil ist. Der Bestrahlungsapplikator dient sowohl als Geweberetraktor wie als Strahlenkollimator. Allerdings ist es häufig schwierig, den Applikator präzise zu positionieren, ohne die Schnittränder oder die geweblichen Eingeweide vorher retrahiert zu haben. Selbsthaltende Retraktoren mit einem hohen Maß von Anpassungsfähigkeit sind nötig, um die gleichzeitige Retraktion in verschiedenen Richtungen, in verschiedenen Tiefen und bei unterschiedlicher Spannung zu erlauben.

An Institutionen, in denen eine speziell bereitgestellte Einheit für die Durchführung der intraoperativen Strahlentherapie besteht, werden der chirurgische Eingriff und die Bestrahlung im gleichen Raum vorgenommen. Damit entfällt der Transport des Patienten über lange Wege. Allerdings sind in den meisten Institutionen, die z.Z. eine intraoperative Strahlentherapie durchführen, die chirurgischen und strahlentherapeutischen Einrichtungen voneinander getrennt, so daß ein Transport des anästhesierten Patienten vom Operationssaal nach Freilegung oder Exzision des Tumors zur Bestrahlungseinheit erforderlich ist. Vor dem Patententransport wird der chirurgische Einschnitt zeitweise verschlossen und mit mehreren Lagen steriler Tücher bedeckt. Der Patient wird dann auf einer beweglichen Liege gelagert. Dabei wird darauf geachtet, plötzliche Positionsänderungen oder Verletzungen zu vermeiden. Daraufhin wird der Patient in die Bestrahlungsabteilung gebracht. Geräte zur Patientenüberwachung und Wiederbelebung sind entscheidend und müssen den Patienten begleiten. Die Narkose muß unter Benutzung eines fahrbaren Narkosegerätes, welches den Patienten begleitet, aufrechterhalten werden. Nach Ankunft im Bestrahlungsraum wird der Patient auf den Bestrahlungstisch gelagert, die Operationswunde wird wieder geöffnet, das Bestrahlungsvolumen dargestellt, die Behandlungsapplikatoren positioniert und die Bestrahlung vorgenommen. Nach Abschluß der Bestrahlung kann die Operationswunde im Bestrahlungsraum wieder verschlossen werden, oder der Patient kann wieder in den Operationssaal zurückgebracht werden, um den Eingriff zu beenden.

Ergebnisse von klinischen Studien

Der klinische Einsatz der intraoperativen Strahlentherapie sowohl in Japan als auch in den Vereinigten Staaten betraf i. allg. maligne Tumoren im Abdomen, Retroperitoneum und Becken. Erkenntnisse aus früheren Studien deuteten darauf hin, daß es technisch möglich ist, die intraoperative Strahlentherapie in Kombination mit einem chirurgischen Eingriff einzusetzen, daß die behandlungsbedingte Morbidität akzeptabel ist und daß die Tumorkontrolle bei einigen lokal fortgeschrittenen Neoplasmen verbessert werden kann. Im weiteren werden die wichtigsten klinischen Erfahrungen mit der intraoperativen Strahlentherapie bei Magenkarzinom, Pankreaskarzinom, bei retroperitonealen Tumoren, bei Blasenkarzinom und kolorektalem Karzinom zusammengefaßt.

Magenkarzinom

Die Kombination von intraoperativer Strahlentherapie mit einer Magenresektion wurde als technisch machbare Behandlung bei Magenkarzinom durch frühe Arbeiten in Japan etabliert (Abe et al. 1974). Bei 7 Patienten wurde eine Gastrektomie mit unvollständiger Entfernung des Tumor vorgenommen. Sie zeigten keine behandlungsbedingten Komplikationen und hatten eine mediane Überlebenszeit von 16 Monaten. 17 Patienten mit lokal fortgeschrittener Erkrankung, bei denen eine vollständige Exzision und eine intraoperative Bestrahlung vorgenommen wurde, zeigten ein medianes Überleben von mehr als 20 Monaten. An der Kyoto-Universität wurde eine Studie über die intraoperative Strahlentherapie bei Magenkarzinom durchgeführt (Abe u. Takahashi 1981), bei der Patienten, die eine Gastrektomie erhielten, mit einer Gruppe von Patienten verglichen wurden, die eine Magenresektion mit einer intraoperativen Bestrahlung erhielten. Die intraoperativen Bestrahlungsdosen lagen zwischen 2800–4000 cGy. Insgesamt 84 Patienten erhielten eine Gastrektomie mit intraoperativer Bestrahlung, während 110 Patienten eine alleinige Gastrektomie erhielten. Die Fünfjahresüberlebensraten waren ähnlich für Gastrektomie mit Bestrahlung (88%) und alleiniger Gastrektomie (93%) bei Tumoren, die auf die Magenschleimhaut beschränkt waren (Stadium I). Patienten, bei denen die Erkrankung auf die Muskularis übergegriffen hatte (Stadium II), zeigten eine verbesserte Fünfjahresüberlebensrate in der Gruppe, die eine intraoperative Strahlentherapie erhielt (77%) im Vergleich zu der Gruppe mit alleiniger Operation (55%). Patienten mit Befall regionaler Lymphknoten (Stadium III) zeigten eine Verbesserung der Fünfjahresüberlebensrate nach intraoperativer Strahlentherapie (45%) im Vergleich zu alleiniger Gastrektomie (37%). Bei den Patienten mit Tumoren, die über die Magenwand hinaus sich in angrenzende Organe erstreckten (Stadium IV) fanden sich keine Überlebenden unter denen, die eine alleinige Gastrektomie erhielten; aber 20% derjenigen Patienten, die eine intraoperative Bestrahlung erhielten, überlebten 5 Jahre oder länger. Dem Einsatz der intraoperativen Bestrahlung wurde keine ernstere Toxizität beigemessen.

Die japanischen Erfahrungen bei Magenkarzinom deuten darauf hin, daß intraoperative Strahlentherapie das Überleben bei lokal fortgeschrittenen Malignomen des Magens verbessern könnte. Zum jetzigen Zeitpunkt empfehlen japanische Onkologen den Einsatz der intraoperativen Strahlentherapie bei Patienten mit Magenkarzinom.

Das National Cancer Institute hat eine prospektiv randomisierte Studie über die intraoperative Strahlentherapie bei Magenkarzinom an den klinischen Einrichtungen des National Institute of Health durchgeführt (Sindelar et al. 1983). Dabei erhielten Patienten entweder eine Magenresektion kombiniert mit einer intraoperativen Bestrahlung (2000 cGy) bei allen Krankheitsstadien oder eine konventionelle Therapie, die aus einer alleinigen Gastrektomie bei frühen Krankheitsstadien (Tumoren beschränkt auf die Magenwand) oder aus Gastrektomie mit postoperativer externer Strahlentherapie (5000 cGy in 6 Wochen) bei fortgeschrittenen Stadien (Tumoren mit Penetration durch die Magenwand oder Befall von regionären Lymphknoten) bestand. Die klinische Studie ist noch nicht abgeschlossen, aber vorläufige Ergebnisse deuten darauf hin, daß Patienten, die eine intraoperative Bestrahlung erhalten, möglicherweise ein verlängertes krankheitsfreies Intervall, ein verlängertes Überleben überhaupt und eine verbesserte lokale Tumorkontrolle erreichen, wenn sie mit Patienten, die eine konventionelle Therapie erhielten, verglichen werden.

Pankreaskarzinom

Die intraoperative Strahlentherapie ist beim Pankreaskarzinom von verschiedenen Institutionen sowohl in Japan wie in den Vereinigten Staaten eingesetzt worden. Abe und Takahashi (1981) faßten die Ergebnisse von 108 Patienten mit inoperablem Pankreaskarzinom, die an unterschiedlichen japanischen Institutionen mit intraoperativer Strahlentherapie bei Dosen zwischen 1500 und 4000 cGy behandelt wurden, zusammen. Die mittlere Überlebenszeit der gesamten Patientengruppe lag unter 6 Monaten, nur 5% der Patienten überlebten 1 Jahr oder länger. Während die Erfahrungen aus Japan keinen Einfluß auf die Überlebenszeit erkennen ließen, zeigten sie doch an, daß die intraoperative Strahlentherapie einen erheblichen palliativen Effekt mit Schmerzlinderung bei 80% der Patienten besaß.

In einer Pilotstudie von Patienten mit nicht resezierbarem Pankreaskarzinom, die mit intraoperativer Strahlentherapie an der Howard-Universität behandelt wurden, lag die mediane Überlebenszeit unter 6 Monaten (Goldson et al. 1981). Das Massachusetts General Hospital hat die intraoperative Strahlentherapie (i. allg. 1500 cGy) für die Behandlung von Patienten mit lokal inoperablem Pankreaskarzinom ohne viszerale Metastasierung in Verbindung mit einer hochdosierten perkutanen Bestrahlung (präoperativ und postoperativ 5000 cGy Gesamtdosis) verwendet. Erste Erfahrungen nach der Behandlung von 60 Patienten ergaben eine mediane Überlebenszeit von 18 Monaten und eine lokale Tumorkontrolle von 55%, was darauf hindeutet, daß die intraoperative Strahlentherapie einen therapeutischen Nutzen hinsichtlich verlängertem Überleben und verbesserter lokaler Krankheitskontrolle an ausgesuchten Patienten besitzt (Wood et al. 1982). Die weiteren, gegenwärtigen Erfahrungen mit 29 Patienten mit unresezierbarem Pankreaskarzinom am Massachusetts General Hospital ergaben eine mediane Überlebenszeit von 17 Monaten, eine aktuarische Einjahreskontrollrate von 64% und eine komplette Schmerzrückbildung bei 50% der Patienten (Shipley et al. 1984). Eine im Augenblick noch laufende prospektiv randomisierte Studie, die am National Institute of Health durchgeführt wird und Patienten mit inoperablem Pankreaskarzinom vergleicht, die mit einer intraoperativen und postoperativ-perkutanen Strahlentherapie gegenüber einer perkutanen Strahlentherapie allein behandelt werden, hat bis jetzt keine statistisch signifikanten Unterschiede in der Zeit bis zur Krankheitsprogression, im Gesamtüberleben oder in der Behandlungstoxizität zwischen der experimentellen und der Kontrollpatientengruppe gezeigt.

Es gibt nur wenige Erfahrungen über den Einsatz der intraoperativen Bestrahlung in Kombination mit einer Pankreasresektion. Die technische Machbarkeit einer Kombination aus intraoperativer Bestrahlung mit einer Pankreatektomie ist bewiesen. Es fanden sich Hinweise, daß die Bestrahlung zu einer besseren Krankheitskontrolle führt (Sindelar et al. 1983). Eine gegenwärtig laufende prospektive klinische Studie am National Institute of Health randomisiert Patienten, die wegen eines Pankreaskarzinoms operiert werden, in eine Gruppe, die eine adjuvante intraoperative Strahlentherapie erhält, gegenüber einer Gruppe mit konventioneller Behandlung (alleinige Resektion, wenn die Krankheit auf das Pankreas beschränkt ist, oder postoperative perkutane Bestrahlung bei Krankheitsausbreitung außerhalb des Pankreas oder bei Befall regionärer Lymphknoten). Bisherige frühe Resultate deuten darauf hin, daß Patienten, die eine intraoperative Strahlentherapie zum Zeitpunkt der Pankreatektomie erhalten, mit einer gesteigerten lokalen Tumorkontrolle, einem verlängerten krankheitsfreien Intervall und einer erhöhten Überlebensrate gegenüber Patienten, die eine konventionelle Behandlung erhielten, profitieren.

Retroperitoneale Tumoren

Retroperitoneale Sarkome sind mit Einsatz von chirurgischer Exzision und intraoperativer Strahlentherapie angegangen worden (Sindelar et al. 1983). Die intraoperative Bestrahlung des Tumorbettes nach operativer Tumorreduktion schien die lokale Tumorkontrolle bei 8 Patienten mit retroperitonealen Sarkomen, bei denen eine konventionelle Behandlung keine Aussicht auf Heilung versprach, zu erhöhen. Es liegen nur begrenzte Erfahrungen mit der intraoperativen Strahlentherapie bei Weichteilsarkomen in Japan vor (15 Patienten wurden von Abe u. Takahashi, 1981 zusammengefaßt), aber japanische Onkologen haben über eine Tumorkontrollrate von 73% bei diesen behandelten Patienten berichtet. Das National Institute of Health hat eine prospektive klinische Studie durchgeführt. Dabei wurden Patienten mit retroperitonealen Sarkomen randomisiert. Sie erhielten entweder eine Resektion in Kombination mit einer adjuvanten experimentellen Therapie, die aus einer intraoperativen Strahlentherapie und einer postoperativen perkutanen Strahlentherapie bestand, oder eine adjuvante konventionelle Therapie, die aus einer alleinigen postoperativen perkutanen Bestrahlung bestand. Vorläufige Ergebnisse deuten auf gleichwertige lokale Kontrolle und Überlebensraten sowohl für die Gruppe mit intraoperativer Bestrahlung als auch für die Kontrollgruppe. Allerdings erlitten die Patienten, die eine intraoperative Bestrahlung erhielten, weniger bestrahlungsbedingte Komplikationen, z. B. eine Enteritis, als die Patienten, die eine konventionelle Behandlung erhielten.

Blasenkarzinom

Die intraoperative Strahlentherapie ist bei der Behandlung des Blasenkarzinoms eingesetzt worden. Ein Großteil der Erfahrung mit intraoperativer Bestrahlung ist in Japan gesammelt worden, wo fast 200 Patienten behandelt wurden (Abe u. Takahashi 1981). Die Erfahrungen aus Japan zeigen, daß intraoperative Strahlentherapie beim Blasenkarzinom wirksam ist und dieses mit nur geringer behandlungsbedingter Toxizität kontrollieren kann.

Matsumoto et al. (1981) berichten über eine Serie von 116 Patienten mit Blasenkarzinom, die am National Cancer Center Hospital of Tokyo durch intraoperative Bestrahlung behandelt wurden. Bei den Patienten wurde eine Laparotomie mit offener Zystotomie vorgenommen und eine intraoperative Strahlendosis von 2500–3000 cGy im Tumor appliziert. Es wurde chirurgisch kein Versuch einer Verschorfung oder Resektion unternommen. Die Patienten erhielten i. allg. eine postoperative perkutane Beckenbestrahlung (externe Gesamtdosis 3000–4000 cGy). Die lokale Kontrollrate für oberflächliche Läsionen betrug 95% nach einem Jahr und 81% nach 5 Jahren. Die Fünfjahresüberlebenszeiten lagen bei 96% für Patienten mit oberflächlich auf die Mukosa beschränkten Tumoren, bei 62% für Patienten mit Tumoren, die die Muskularis infiltrierten, und bei 7% für Patienten mit fortgeschrittenen Tumoren und extravesikaler Ausbreitung. Komplikationen, ausgehend von der intraoperativen Strahlentherapie, wurden nur bei einem Patienten berichtet, der eine Obstruktion der Ureterostia entwickelte, die eine Urinableitung erforderlich machte.

Kolorektales Karzinom

Intraoperative Strahlentherapie ist bei kolorektalen Karzinomen eingesetzt worden mit dem Versuch, die Strahlendosis bei Tumoren im Becken zu erhöhen und gleichzeitig die Strahlenbelastung des normalen Darmes zu vermindern.

Untersucher am Massachusetts General Hospital haben Kombinationen einer chirurgischen Resektion, perkutaner Bestrahlung und intraoperativer Strahlentherapie in einem „combined modality treatment" für fortgeschrittene Karzinome des Kolons und Rektums eingesetzt (Cohen et al. 1980). In typischer Weise wurden Patienten mit lokal fortgeschrittenem kolorektalen Karzinom mit einer präoperativen externen Bestrahlung des Beckens (5000 cGy) behandelt; es wurde eine chirurgische Exploration durchgeführt mit dem Versuch einer Resektion, und gleichzeitig wurde eine intraoperative Boostdosis als Elektronenbestrahlung (1000–1750 cGy) in Bereichen mit Tumorresten vorgenommen. Weiterhin wurde eine postoperative externe Strahlentherapie bei Patienten mit fortgeschrittenen Tumoren eingesetzt. Erste Erfahrungen bei 17 Patienten zeigten, daß nur 6 Patienten (35%) ein Rezidiv entwickelten bei einer medianen Nachbeobachtung von 19 Monaten (Gunderson et al. 1982). Die behandlungsbedingte Toxizität war akzeptabel. Die gegenwärtige spätere Erfahrung am Massachusetts General Hospital über Patienten, die wegen fortgeschrittener kolorektaler Karzinome behandelt wurden, hat eine zufriedenstellende lokale Tumorkontrolle bei Patienten, die eine intraoperative Bestrahlung erhielten, gezeigt (Tepper et al. 1986). Bei 18 von insgesamt 29 Patienten waren alle sichtbaren Tumoren entfernt worden, während bei 11 Patienten ein makroskopischer Tumor nach der Operation bestand. Bei einer medianen Nachbeobachtungszeit von 43 Monaten beträgt die gesamte aktuarische Dreijahresüberlebensrate 60%, 70% in der Patientengruppe mit kompletter Resektion und 30% bei den Patienten mit Resttumoren. Die aktuarische Dreijahresrate für lokale Tumorkontrolle liegt insgesamt bei 87%, 92% für die resezierte Gruppe und 67% für die Patientengruppe mit Resttumor. Ungefähr 28% der am Massachusetts General Hospital behandelten Patienten mit fortgeschrittenen kolorektalen Karzinomen entwickelten behandlungsbedingte Weichteilkomplikationen. Dabei handelte es sich i. allg. um Infektionsprobleme wie Abszesse oder Fistelbildung (22%) und um fibrosebedingte Beckenschmerzen (6%). Die Komplikationsrate, die bei den Patienten nach intraoperativer Strahlentherapie beobachtet wurde, lag ähnlich zu den Komplikationsraten, die in einer historischen Gruppe von Patienten, die wegen eines kolorektalen Karzinoms mit alleiniger Operation im Massachusetts General Hospital behandelt wurden, beobachtet wurde.

Die vorhandenen klinischen Daten deuten darauf hin, daß die intraoperative Strahlentherapie die lokale Kontrolle und das Überleben bei fortgeschrittenen Karzinomen des Kolons und Rektums verbessert.

Schlußfolgerungen und Perspektiven

Es konnte bewiesen werden, daß die intraoperative Strahlentherapie eine technisch ausführbare Zusatzmaßnahme bei der Behandlung von unterschiedlichen intraabdominalen, retroperitonealen und pelvinen Krebsen darstellt. Der Einsatz der intraoperativen Bestrahlung erlaubt es, höhere Bestrahlungsdosen in einem Tumorvolumen zu erreichen, während umgebende, normal strahlensensible Gewebe von einer Strahlenbelastung ausgespart bleiben. Die gegenwärtigen Erfahrungen deuten darauf hin, daß die Toxizitäts- und Komplikationsraten bei Patienten, die eine intraoperative Behandlung erhalten, ähnlich sind wie bei den Patienten, die eine konventionelle fraktionierte perkutane Bestrahlung bekommen.

Die Beobachtungen in Japan haben gezeigt, daß eine intraoperative Strahlentherapie die Überlebensrate bei lokal fortgeschrittenen Magenkarzinomen erhöht. Die Erfahrungen, die am Massachusetts General Hospital gesammelt wurden, deuten darauf hin, daß die intraoperative Strahlentherapie ausgewählten Patienten mit lokal fortgeschrittenen Pankreaskarzinomen nützen könnte. Allerdings dürfte die intraoperative Bestrahlung keinen Vorteil für Patienten mit viszeraler Metastasierung eines Pankreaskarzinoms bringen. Die intraoperative Bestrahlung könnte das Überleben von Patienten verbessern, wenn sie als eine Zusatzmaßnahme zur Pankreatektomie eingesetzt wird, wie laufende klinische Studien am National Institute of Health andeuten. Die Behandlung ausgedehnter retroperitonealer Tumoren durch eine intraoperative Bestrahlung kann zu geringerer, behandlungsbedingter Toxizität als bei konventionellem Vorgehen mit hochdosierter perkutaner Strahlentherapie führen. Dies wird durch eine laufende klinische Studie am National Institute of Health angedeutet. Die zusammengefaßten Erfahrungen aus japanischen Institutionen haben nachgewiesen, daß die intraoperative Strahlentherapie dazu eingesetzt werden kann, Blasenkarzinome lokal zu beherrschen. Patienten mit lokal fortgeschrittenen kolorektalen Karzinomen zeigten eine gute lokale Tumorkontrolle durch die Kombination von intraoperativer und externer Strahlentherapie, die am Massachusetts-Hospital entwickelt und überprüft wurde.

Zum gegenwärtigen Zeitpunkt existieren umfangreiche Daten, die darauf hindeuten, daß die intraoperative Bestrahlung einen technischen Fortschritt bei der Behandlung bestimmter Malignome darstellen könnte. Es ist jetzt jedoch notwendig, die Wirksamkeit und Toxizität der intraoperativen Strahlentherapie in prospektiv randomisierten klinischen Studien kritisch zu untersuchen und zu entscheiden, ob eine intraoperative Bestrahlung wirklich erhebliche Vorteile gegenüber einer konventionellen Bestrahlung bietet, sei es in Hinsicht auf eine verbesserte Krankheitskontrolle oder in Hinsicht auf verringerte Nebenwirkungen.

Literatur

Abe M, Takahashi M (1981) Intraoperative radiotherapy: the Japanese experience. Int J Radiat Oncol Biol Phys 7: 863–868

Abe M, Yabumoto E, Takahashi M, Tobe T, Mori K (1974) Intraoperative radiotherapy of gastric cancer. Cancer 34: 2034–2041

Cohen AM, Gunderson LL, Wood WC (1980) Intraoperative electron beam radiation therapy boost in the treatment of recurrent rectal cancer. Dis Colon Rectum 23: 453–455

Fraass BA, Miller RW, Kinsella TJ, Sindelar WF, Harrington FJ, Yaekel K, van de Geijn J, Glatstein E (1985) Intraoperative radiotherapy at the National Cancer Institute: technical innovations and dosimetry. Int J Radiat Oncol Biol Phys 11: 1299–1311

Goldson A (1978) Premliminary clinical experience with intraoperative radiotherapy. J Natl Med Assoc 70: 493–495

Goldson AL, Ashaveri E, Espinoza MC, Roux V, Cornwell E, Rayford L, McLaren M, Nibhanupudy R, Mahan A, Taylor HF, Hemphil N, Pearson O (1981) Single high dose intraoperative electrons for advanced stage pancreatic cancer: Phase I pilot study. Int J Radiat Oncol Biol Phys 7: 869–874

Gunderson LL, Shipley WU, Suit HD, Epp ER, Nardi G, Wood W, Cohen A, Nelson J, Battit G, Biggs PJ, Russell A, Rockett A, Clark D (1982) Intraoperative irradiation. A pilot study combining external beam photons with „boost" dose intraoperative electrons. Cancer 49: 2259–2266

Matsumoto K, Kakizoe T, Mikuriya S, Tanaka T, Kondo I, Umegaki Y (1981) Clinical evaluation of intraoperative radiotherapy for carcinoma of the urinary bladder. Cancer 47: 509–513

Shipley WU, Wood WC, Tepper JE, Warshaw AL, Orlow EL, Kaufman SD, Battit GE, Nardi GL (1984) Intraoperative electron beam irradiation for patients with unresectable pancreatic carcinoma. Ann Surg 200: 289–296

Sindelar WF, Kinsella T, Tepper J, Travis EL, Rosenberg SA, Glatstein E (1983) Experimental and clinical studies with intraoperative radiotherapy. Surg Gynecol Obstet 157: 205–219

Tepper JE, Cohen AM, Wood WC, Hedberg SE, Orlow E (1986) Intraoperative electron beam radiotherapy in the treatment of unresectable rectal cancer. Arch Surg 121: 421–423

Wood WC, Shipley WU, Gunderson LL, Cohen AM, Nardi GL (1982) Intraoperative irradiation for unresectable pancreatic carcinoma. Cancer 49: 1272–1275

Strahlentherapie mit unterschiedlichen Fraktionierungsrhythmen

M. Wannenmacher

Einleitung

Nachdem in der Anfangszeit der Radiotherapie vornehmlich oberflächlich liegende Tumoren mit 1–3 hohen Einzeldosen bestrahlt wurden, hat sich im Laufe der Entwicklung der Strahlentherapie eine zeitliche Unterteilung der Gesamtstrahlendosis in verschiedene Einzeldosen ergeben. Dabei sind die üblichen Fraktionierungsschemata rein empirisch unter dem Gesichtspunkt der maximalen Wirksamkeit am Tumor bei gleichzeitig minimaler Schädigung der umgebenden gesunden Gewebe entwickelt worden. Wenn wir heute erneut unterschiedliche Fraktionierungsschemata diskutieren, so steht hierbei einerseits der Wunsch nach einer Verbesserung der Therapieresultate im Vordergrund, zum anderen aber wird die Fraktionierung auch unter rein ökonomischen Aspekten diskutiert. Neben dem Erreichen der optimalen Geräteauslastung bis hin zur geringeren Belastung des Patienten wird damit die Therapiezeit verkürzt oder die Einzelbestrahlung durch größere Intervalle unterbrochen und somit eine geringere Belastung des Patienten erreicht.

Strahlenbiologische Untersuchungen haben gezeigt, daß in diesem Zusammenhang folgende Erkenntnisse bedacht werden müssen (Streffer 1977):
1) intrazelluläre Erholungsvorgänge,
2) Reoxygenisierungsvorgänge im Tumor,
3) Repopularisierungsvorgänge durch eine veränderte Proliferationskinetik,
4) Neuverteilung der proliferierenden Zellen im Zellzyklus nach jeder Dosisfraktion

Fraktionierungsrhythmen

Konventionelle Fraktionierung

Eine Dosis zwischen 1,5 und maximal 2,5 Gy bei einer Verteilung von 4- bis 5mal pro Woche stellt die übliche Fraktionierung dar. Dies ist ein Mittelwert, der sich im Laufe der Jahre etabliert hat. Inwieweit eine Pause von 2 Tagen für jeden Tumor zweckmäßig und zulässig erscheint, kann heute nicht endgültig beantwortet werden.

Hypofraktionierung

Sie beinhaltet weniger Fraktionen, zumindest kleiner als 5mal pro Woche bei erhöhten Einzeldosen und einer geringeren Gesamtdosis. Dies führt zu einer verminderten Tumorkontrolle bei erhöhten Spätreaktionen, jedoch zu vertretbaren Palliativresultaten (z. B. Skelettmetastasen).

Hyperfraktionierung

Hierbei wird eine höhere Gesamtdosis in gleicher Zeit bei kleinerer Einzeldosis und mehreren Fraktionen pro Tag angestrebt.

Strahlenbiologische Untersuchungen waren Anlaß für diese Überlegung, daß der optimale Abstand der Fraktionen nicht unbedingt 24 h betragen sollte (Schulz et al. 1982). Die Abflußtempi der Zellzyklen zeigen einen unterschiedlichen Verlauf zwischen Normal- und Tumorgewebe. Reparationsprozesse verlaufen im hypoxischen Gewebe langsamer, bei Normalgeweben sind sie bereits nach wenigen Stunden abgeschlossen (Arcangeli et al. 1979). So läge der ideale Abstand zwischen den Einzelfraktionen nach Ergebnissen an Säugerzellkulturen bei 4 h. Möglicherweise bringt die Hyperfraktionierung wegen der höheren verabreichten Tagesdosis bestimmte Vorteile bei der Behandlung des malignen Melanoms (Habermalz 1981). Die Anwendung von Radiosensitizern ist bei dieser Form der Strahlenapplikation mit ihrer kurzen Gesamtbehandlungszeit möglicherweise effektiver zu gestalten (Schulz et al. 1982).

Akzelerierte Fraktionierung

Sie erstrebt eine Gesamtdosis wie bei konventioneller Behandlung, jedoch in kürzerer Behandlungszeit. Somit entsprechen Gesamtdosis und Einzeldosis der konventionellen Fraktionierung. Es ergeben sich jedoch ca. 10 Fraktionen pro Woche bei mindestens 2maliger täglicher Bestrahlung und einer insgesamt reduzierten Behandlungszeit.

Akzelerierte Hyperfraktionierung

Sie stellt eine Kombination aus der reinen Hyperfraktionierung und der akzelerierten Bestrahlung dar. Es soll eine normale Gesamtdosis bei kürzerer Behandlungszeit, geringerer Einzeldosis und erhöhter Zahl der Einzelfraktionen erreicht werden.

Langzeitbestrahlung

Von Pierquin et al. (1978) wurde der Versuch unternommen, die Bestrahlung mit niedrigerer Dosisleistung über lange Zeit von der intrakavitären Therapie auf die perkutane Therapie zu übertragen (Protrahierungseffekt). Dabei wurden Bestrahlungszeiten von 6–9 h an 2 Tagen in der Woche mit ganz geringer Dosisleistung angewandt. Eine Studie bei Kopf-Hals-Tumoren zeigte eine relativ hohe Rate an lokaler Kontrolle bei jedoch nur durchschnittlichen Dreijahresüberlebensraten. Eine endgültige Beurteilung steht noch aus.

Gemeinsame konstante Größe der unterschiedlichen Fraktionierung

Wie läßt sich nun die unterschiedliche Fraktionierung bezüglich der biologischen Toleranzschwelle bzw. der Wirkung auf den Tumor auf eine gemeinsame konstante Größe bringen?

Grundlage der Beziehung zwischen Gesamtdosis, Behandlungszeit und Höhe der Einzeldosis beim Vergleich verschiedener Fraktionierungsschemata stellt als mathematisch-empirische Beziehung die Ellis-Formel dar (Ellis 1969). Dabei werden die Reaktionen verschiedener Plattenepithelkarzinome unter Strahlentherapie mit der Wirkung auf die normale Haut verglichen und in Beziehung gesetzt

$$\text{Dosis (Gy)} = \text{NSD} \ (\text{Gy} \cdot N^{0,24} \cdot T^{0,11})$$

Hierbei sind N für die Zahl der Fraktionen und T für die Gesamtbehandlungszeit in Tagen gesetzt. Der Faktor 0,11 ergibt sich aus der unterschiedlichen Steigung der Geraden an Meßdaten von Tumoren und normaler Haut im doppellogarithmischen Maßstab. Die Steigung der Tumorgeraden (0,24 für 5 Bestrahlungen) beeinflußt den Maßstab der Fraktionierung.

Es bleibt zu berücksichtigen, daß diese ermittelten Werte lediglich eine äquivalente Wirkung an dem normalen Bindegewebe angeben, wobei der Einfluß höherer Einzeldosen und damit die Schwere der Spätreaktion wesentlich unterschätzt werden. Grundsätzlich wäre zu bedenken, daß eine solche Formel für jedes Gewebe und die entsprechende Tumorart getrennt zu berechnen ist. So wurden auch in der Folgezeit Abwandlungen der Ellis-Formel entwickelt, die Mehrserienbestrahlungen (Orton u. Ellis 1973), Low-dose-Therapie (Kirk et al. 1975) und unterschiedliche Gewebereaktion, wie z.B. das Gehirn, berücksichtigen (Lindgren 1958; Hornsey et al. 1981). Allen Versuchen einer Standardisierung ist eine gewisse Unsicherheit gemeinsam, die am besten durch genaue prospektive klinische Studien minimiert werden kann.

Klinische Ergebnisse

Speziell die Hyperfraktionierung sowie die akzelerierte Fraktionierung wurden in Studien von Tumoren des Urogenitaltraktes, der Mamma, der Tumoren im Kopf-Hals-Bereich, der Bronchialkarzinome und der Hirntumoren eingehend untersucht. Eine Zusammenstellung der Behandlungsresultate findet sich bei Schulz et al. 1982.

Besonders eindrucksvoll sind die widersprüchlichen Ergebnisse beim Bronchialkarzinom. Eichhorn u. Hüttner (1982) untersuchten verschiedene Fraktionierungsrhythmen im Rahmen einer prospektiven Studie. Die Strahlenwirkung selbst wurde mikroskopisch im Autopsiepräparat überprüft, wobei als Parameter die graduelle Zerstörung des Primärtumors galt. Dabei fand sich die niedrigste Tumorzerstörungsquote in den Serien mit hohen Einzeldosen, während die normale Fraktionierung die günstigsten Resultate ergab. Diese sehr eindrucksvolle Studie ist die einzige, die objektiv nachvollziehbare Ergebnisse darlegt. Mayr u. Lieven (1981) fanden keinerlei Unterschied bei einer Studie mit unterschiedlichen Fraktionierungsrhythmen im Hinblick auf die Überlebensrate. Auch die umfangreiche Studie von Sealy (1982) zeigte in bezug auf die Lebenserwartung keinen Unterschied bei der hohen wöchentlichen Einzeldosis gegenüber der normalen Fraktionierung, wohl dagegen eine Erhöhung der Nebenwirkungsrate der hohen Einzeldosis bei den länger überlebenden Patienten mit Bronchialkarzinomen.

Die Tumoren im Kopf- und Halsbereich waren stets ein beliebtes Untersuchungskollektiv mit verschiedenen Fraktionierungen. In neuerer Zeit ist von entscheidender Bedeutung die Studie von Wang (1985). Hier schneidet ein Kollektiv von Kehlkopf-, Oropharynx- und Mundhöhlentumoren, welches 2mal täglich in kürzerer Zeit bestrahlt wurde, wesentlich günstiger ab als ein normal fraktioniert bestrahltes Kollektiv (Tabellen 1–4). Diese Ergebnisse konnten bisher in keiner weiteren Einrichtung nachvollzogen werden (Million et al. 1985).

Bei Hirntumoren hat sich in den letzten Jahren verstärkt neben einer ausschließlichen Hyperfraktionierung die akzelerierte Hyperfraktionierung durchgesetzt. Während die Untersuchungen von Shin et al. (1985) bei konventioneller Fraktionierung bei Astrozytomen im Grad III und IV eine Einjahresüberlebenszeit von 41% ergaben, betrug diese Zeit bei äquivalenter Herddosis als akzelerierte Hyperfraktionierung 45%. Der zusätzliche Einsatz von Misonidazol ergab keinen zusätzlichen Verbesserungseffekt. Es handelt sich jedoch bei diesen Untersuchungen um

Tabelle 1. Strahlentherapie mit unterschiedlicher Fraktionierung. (Nach Wang et al. 1985)

Anzahl der Fraktionen pro Tag	Dosierung/Tag	Zeitraum der Bestrahlung	Gesamtdosis [Gy]
2	2mal 1,6 Gy	12 Tage (2 Wochen Pause)	38,4
	2mal 1,6 Gy	8 Tage	25,6 / 64,0
1	5mal 1,8	7,2 Wochen	65,0

Tabelle 2. Dreijahresrezidivfreiheitsrate bei Mundhöhlenkarzinomen (Zunge und retromolares Trigonum). (Nach Wang et al. 1985)

	Anzahl der Fälle (davon krankheitsfrei) [n] [%]		
	T1–4	T1–2	T3–4
2mal täglich	61 (61)	28 (63)	33 (57)
Einmal täglich	90 (34)	46 (49)	44 (19)
p-Wert	<0,001	0,06	<0,004

Tabelle 3. Dreijahresrezidivfreiheitsrate beim Oropharynxkarzinom (Tonsille und Zungengrund). (Nach Wang et al. 1985)

	Anzahl der Fälle (davon krankheitsfrei) [n] [%]		
	T1–4	T1–2	T3–4
2mal täglich	74 (66)	21 (91)	53 (57)
Einmal täglich	89 (50)	45 (73)	44 (24)
p-Wert	0,11	0,081	0,009

Tabelle 4. Dreijahresrezidivfreiheitsrate beim Larynxkarzinom (Glottis und Supraglottis). (Nach Wang et al. 1985)

	Anzahl der Fälle (davon krankheitsfrei) [n] [%]		
	T1–4	T1–2	T3–4
2mal täglich	186 (72)	113 (78)	73 (63)
Einmal täglich	124 (52)	74 (65)	50 (34)
p-Wert	0,0016	0,14	<0,001

ein gemischtes Kollektiv von Astrozytomen Grad III und IV. Die eigenen Untersuchungen (Hinkelbein et al. 1984) beim reinen Glioblastom Grad IV mit einer postoperativen Strahlentherapie mit hohen Einzeldosen (3,5 Gy in 4–6 Fraktionen pro Woche) und einer Gesamtdosis zwischen 31,5 und 38,5 Gy zeigen, daß die klinischen Ergebnisse gleich gut sind wie nach konventioneller Fraktionierung. Ein effektiver Gewinn ergab sich lediglich im Bereich des therapiefreien Überlebensintervalls mit einer ausgezeichneten Lebensqualität. In einer folgenden Studie konnte gezeigt werden, daß eine akzelerierte Hyperfraktionierung gegenüber der alleinigen Bestrahlung mit hohen Einzeldosen gleiche Behandlungsergebnisse aufweist. Dabei ist jedoch die äquivalente Dosis bei konventioneller Behandlung mit 60 Gy bei dem hypofraktionierten geringer. Soweit ist es möglich, mit einer akzelerierten Hyperfraktionierung eine höhere Effektivdosis einzubringen.

Nebenwirkungen nach unterschiedlichen Fraktionierungsrhythmen

Neben der lokalen Tumorkontrollrate als Kriterium der Überprüfung verschiedener Fraktionierungsrhythmen finden sich zahllose Beschreibungen über die Nebenwirkungen, die jedoch weitgehend subjektiver Natur sind. Objektivierbare Überprüfungen am Menschen sind nur in geringer Zahl vorhanden. Beispielhaft sei hier auf die Untersuchungen von Turesson u. Notter (1984) hingewiesen, die mit konventionellen Röntgenstrahlen bei der Mammabestrahlung das Parasternalfeld in 2 Gruppen einteilten und mit einer unterschiedlichen Fraktionierung belasteten. Dabei zeigten sich starke Teleangiektasien für die einzeitige Bestrahlung gegenüber der fraktionierten Bestrahlung, die in gewissem Umfang als Gradmesser der Nebenwirkungen anzusehen sind (Tabelle 5).

Tabelle 5. Untersuchung der Reaktionen der Patienten bei fraktionierter
Bestrahlung, n = 27 (21) (200 kV Röntgenstrahlen, Feldgröße 5·12 cm;
Fraktionierung rechts: 5mal 2,16 Gy/Woche, 16 Fraktionen;
Fraktionierung links: einmal 6,12 Gy/Woche, 4 Fraktionen. (Turesson u.
Notter 1984)

Folgen	Rechts [%]	Links [%]
Akutreaktionen	kein Unterschied	
Spätreaktionen		
– Keine Teleangiektasien	45	12
– Starke Teleangiektasien	0	46

Präoperative Strahlentherapie

Die Vorbestrahlung wird in der Regel als Sonderform der Hyperfraktionierung
durchgeführt, wobei hohe Einzeldosen in relativ kurzer Zeit appliziert werden.
Gegenüber der Langzeitvorbestrahlung mit hoher Tumordosis und präoperativem
Intervall erfolgt bei den meisten Kurzzeitvorbestrahlungsschemata die Applikation von ca. 20–25 Gy innerhalb einer Woche. Gegen die Langzeitvorbestrahlung
mit voller Tumordosis werden aus chirurgischer Sicht berechtigte Bedenken erho-
ben, da der Gewinn an Tumorheilung mit deutlicher Erhöhung der postoperativen
Komplikationen einhergeht. Die Kurzzeitvorbestrahlung mit relativ hohen Einzeldosen in einer Zeit von einer Woche mit sofort anschließender Operation führt
dagegen zu keiner nennenswerten Beeinträchtigung des operativen Vorgehens,
ohne daß es in einer Zwischenpause zu einer erneuten Zellvermehrung kommen
kann.

Folgende Überlegungen sprechen für eine Kurzzeitvorbestrahlung:

Bei jedem operativen Eingriff können Tumorzellen abgelöst und ausge-
schwemmt werden, so daß hierdurch in einem gewissen Prozentsatz Metastasen
entstehen können. Die üblicherweise postoperative Strahlentherapie kann als
lokoregionale Maßnahme diese Absiedlungen jedoch nicht erfassen (Wannenmacher 1980). Dagegen stößt eine Vorbestrahlung auf optimale Bedingungen, weil
der unberührte Tumor günstiger reagiert, da das Gefäßbindegewebe und damit die
Sauerstoffversorgung nicht verändert ist.

Durch die Vorbestrahlung läßt sich folgendes erreichen:

1) Wichtigster Faktor ist die Devitalisierung von Tumorzellen, um damit einer
   Propagation während der Operation und somit Fernmetastasen vorzubeugen.
2) Es ist möglich, eine Abgrenzung und eventuelle Verkleinerung der Geschwulst
   zu erreichen, da die Zellen der Tumorperipherie sauerstoffreicher und damit
   strahlensensibler sind als diejenigen im Tumorkerngebiet.
3) Bereits in die Lymphbahnen eingebrochene Tumorzellen können vernichtet
   und somit möglicherweise das Lokalrezidiv verhindert werden.

Bei der Bestimmung der Strahlendosis sollen nach Hug folgende Erkenntnisse
berücksichtigt werden (Hug 1972; Trott u. Hug 1979):

1) Die Einzeldosis soll so bemessen sein, daß sie einen möglichst großen Anteil
   der z. Z. proliferierenden Zellen abtötet, vom gesunden Gewebe aber noch toleriert wird.

2) Die Bestrahlungsintervalle müssen so gewählt werden, daß durch die Reoxygenierung und durch die Transformation ruhender Zellen in proliferierende Zellen die Strahlensensibilität des Tumors erhöht wird. Dabei dürfen die Intervalle nicht zu groß sein, da sonst der tumorvernichtende Effekt durch die Nachlieferung von Zellen ausgeglichen wird.

3) Bei schnell wachsenden Tumoren mit hohem Wachstumsquotienten empfehlen sich hohe Einzeldosen in kurzen Abständen, während langsam wachsende Geschwülste längere Intervalle benötigen.

Teilweise erfolgversprechende Untersuchungen zur Vorbestrahlung liegen vor bei Kehlkopfkarzinomen, bei Tumoren des Magen-Darm-Traktes und der Blase sowie beim Rektumkarzinom. Bei Hypernephromen haben sich unterschiedliche Resultate gezeigt. Lissner (1975) führte in Deutschland als erster konsequent die Kurzzeitvorbestrahlung mit 15 Gy in 5 Tagen bei Hypernephromen durch. Seine ermittelten Dreijahresüberlebensraten ergaben eine signifikante Verbesserung gegenüber den Ergebnissen bei einem nicht vorbestrahlten Vergleichskollektiv. Auch ergab die Langzeitbeobachtung eine entscheidende Verbesserung für die Gruppe der vorbestrahlten Patienten. Van der Werf-Messing (1973) zeigte in einer randomisierten Studie bei einer Vorbestrahlung mit 30 Gy in 2 Wochen eine verminderte Zahl an Lokalrezidiven und Metastasen. Die prozentuale Überlebensrate der Patienten im Stadium T_3 nach 3 Jahren war bei Vorbestrahlten günstiger als bei Nephrektomierten. Insgesamt ergab jedoch die Fünfjahresüberlebensrate keine entscheidende Verbesserung.

Einen interessanten Nebenbefund ergaben eigene Untersuchungen zur Vorbestrahlung des Hypernephroms:

Bei einem Kollektiv von 18 Patienten, das mit einer Dosis von 15 Gy in einer Woche vorbestrahlt wurde, konnten Tumorteile auf die thymusaplastische Nacktmaus übertragen werden. Keins der vorbestrahlten Hypernephromgewebeteile zeigte eine Angehrate auf der Nacktmaus. Ein Vergleichskollektiv von 18 Patienten, die nicht vorbestrahlt wurden, zeigte jedoch zu 90% eine normale Angehrate auf der thymusaplastischen Nacktmaus.

Damit kann über die Devitalisierung der Tumorzellen kein Zweifel bestehen, wenn auch die klinische Effizienz – zumindest zum gegenwärtigen Zeitpunkt – die Erwartungen noch nicht erfüllen kann (Schuchardt et al. 1984).

Ganzkörperbestrahlung

Eine weitere Sonderform der unkonventionellen Fraktionierung stellt die Ganzkörperbestrahlung als einzeitige Behandlung im Sinne der Hyperfraktionierung als Konditionierung zur Knochenmarktransplantation dar. Während das Original-Seattle-Programm als einzige Behandlung 10 Gy auf die Mittellinie bezogen in 2–3 h vorsah, ist die fraktionierte Bestrahlung in letzter Zeit zu einer detaillierteren Aufteilung gekommen. So werden bei niedriger Dosisleistung $3 \cdot 400$ rd in 3 Tagen bzw. bei hoher Dosisleistung $6 \cdot 200$ cGy in 3 Tagen appliziert. Ein individuelles Schema in Heidelberg geht von einer Gesamtdosis von 1320 rd mit $3 \cdot 360$ und $1 \cdot 240$ rd, jeweils unterteilt in Einzeldosen zu 120 rd, aus (Fehrentz et al. 1985) (s. Übersicht).

1) Seattle-Programm:
   1000 cGy in 2–3 h;
2) Fraktionierte Bestrahlung
   3 · 400 cGy in 3 Tagen (niedrige Dosisleistung),
   6 · 200 cGy in 3 Tagen (hohe Dosisleistung);
3) Schema in Heidelberg:
   1320 cGy in 4 Tagen (3 · 120 cGy täglich). (Fehrentz et al. 1985)

Bei den wesentlich gebesserten Überlebensaussichten bei verschiedenen Formen der Leukosen und Lymphomen kommt dieser Form der Therapie eine ganz entscheidende Bedeutung zu. Sicher ist, daß die fraktionierte Bestrahlung einen geringeren Grad an Nebenwirkungen im Hinblick auf die Vermeidung der Pneumonitis erbringt. Ihre Effizienz muß sie in manchen Bereichen gegenüber der Einzeitbestrahlung noch beweisen.

Schlußbetrachtung

Die wissenschaftliche Begründung klinischer Fraktionierungsmodelle hat erhebliche Schwierigkeiten, da sie häufig durch äußere Sachzwänge und ökonomische Gesichtspunkte beeinflußt wird.

Nicht wenige Fraktionierungsschemata orientieren sich mehr an dem Grad der Nebenwirkungen als unbedingt an dem Grad ihrer Tumorvernichtungsrate.

Hoffnungsvolle Ansätze für eine Verbesserung lassen sich nur an einem klar definierten Krankengut herausfinden, welches nicht nur unter palliativer Zielsetzung therapiert wurde.

Es sind große Anstrengungen auch im Hinblick auf die klinisch-strahlenbiologische Forschung erforderlich, um weitere Verbesserungen zu erreichen.

Inwieweit bei der Kombinationsbehandlung durch den Einsatz von Radiosensitizern mit unterschiedlichen Fraktionierungsrhythmen die Therapie noch verbessert werden kann, muß – zumindest zum gegenwärtigen Zeitpunkt – noch mit Vorbehalt betrachtet werden.

Literatur

Arcangeli G, Mauro F, Morelli D, Nervi C (1979) Multiple daily fractionation in radiotherapy: biological rationale and preliminary clinical experiences. Eur J Cancer 15: 1077–1983
Eichhorn HJ, Hüttner J (1982) Der Einfluß unterschiedlicher Einzeldosen und Fraktionszahlen auf die Strahlenwirkung. Strahlentherapie 158: 151–155
Ellis F (1969) Dose time and fractionation: a clinical hypothesis. Clin Radiol 20: 1–7
Fehrentz D, Körbling M, Zakaria GA, Baldauf G, Weischeidel U (1985) Die Ganzkörperbestrahlung als hochdosierte Konditionierungstherapie bei autologer Knochenmark Transplantation. Krankenhausarzt 58: 592–599
Habermalz HJ (1981) Irradiation of malignant melanoma: experience in the past and present. Int J Radiat Oncol Biol Phys 7: 131–133
Hinkelbein W, Bruggmoser G, Schmidt M, Wannenmacher M (1984) Die Kurzzeitbestrahlung des Glioblastoms mit hohen Einzelfraktionen. Strahlentherapie 160: 301–308
Hornsey S, Morris C, Myers R (1981) The relationship between fractionation and total dose or X-ray, induced brain damage. Int J Radiat Oncol Biol Phys 7: 393–396

Hug O (1971) Strahlenbiologische Begründung, Methoden und Aussichten einer praeoperativen Tumorbestrahlung. In: Hug O (Hrsg) Praeoperative Tumorbestrahlung. Urban u. Schwarzenberg, München

Kirk J, Gray WM, Watson ER (1975) Cumulative radiation effect. Part V: Time gaps in treatment regimes. Clin Radiol 26: 159–176

Lindgren M (1958) On tolerance of brain tissue and sensitivity of brain tumors to irradiation. Acta Radiol 170 [Suppl]: 1–73

Lissner J (1975) Strahlentherapie bei Nierentumoren. In: Nagel R (Hrsg) Verhandlungsbericht der Deutschen Gesellschaft für Urologie. Springer, Berlin Heidelberg New York

Mayr B, v. Lieven H (1981) Der Einfluß der Fraktionierung auf die Überlebenszeit des primär bestrahlten Bronchialkarzinoms. Strahlentherapie 157: 214–216

Million RR, Parsons JT, Cassisi NJ (1985) Twice-a-day irradiation technique for squamous cell carcinomas of the head and neck. Cancer 55: 2096–2099

Orton C, Ellis F (1973) A simplification in the use of the NSD concept in practical radiotherapy. Br J Radiol 46: 529–537

Pierquin BM, Mueller WK, Baillet F (1978) Low dose-rate irradiation of advanced head and neck cancers; present status. Int J Radiat Oncol Biol Phys 4: 565–572

Schuchhardt C, Fiebig HH, Hinkelbein W, Wannenmacher M, Baumüller A, Löhr GW (1984) Einfluß der präoperativen Strahlentherapie auf die Angehrate menschlicher Nierencarcinome in der thymusaplastischen Nacktmaus. Strahlentherapie 160: 180–183

Schulz U, Bamberg M, Notter G, Scherer E (1982) Die klinische Bedeutung der zeitlichen Dosisverteilung in der Radiotherapie. Strahlentherapie 158: 639–645

Sealy R, Lagakos S, Barkley T, Ryall R, Tucker R, Lee RE, Ehlers G (1982) Radiotherapy of regional epidermoid carcinoma of the lung: a study in fractionation. Cancer 49: 1338–1345

Shin KH, Urtasun C, Fulton D, Geggie PHS, Tanasichuk H, Thomas H, Muller PJ, Curry B, Mielke B, Johnson E, Feldstein M (1985) Multiple daily fractionated radiation therapy and Misonidazole in the management of malignant astrocytoma. A preliminary report. Cancer 56: 758–760

Streffer C (1977) Zeitliche Dosisverteilung in der Strahlenbiologie und -therapie. Strahlentherapie 153: 361

Trott KR, Hug O (1979) Strahlenbiologische Gesichtspunkte zur pareoperativen Tumorbestrahlung. Radiologe 19: 267

Turesson I, Notter G (1984) The influence of fraction size in radiotherapy on the late normal tissue reaction-I: comparison of the effects of daily and once-a-week fractionation on human skin. Int J Radiat Oncol Biol Phys 10: 593–598

van der Werf-Messing B (1973) Carcinoma of the kidney. Cancer 32: 1056

Wang CC, Blitzer PH, Suit HD (1985) Twice-a-day radiation therapy for cancer of the head and neck. Cancer 55: 2100–2104

Wannenmacher M (1980) Präoperative Strahlentherapie des Hypernephroms. Radiologe 20: 592–595

Interstitielle Brachytherapie[*]

B. Pierquin

Erste Versuche neue Strahlenträger für die moderne Brachytherapie zu entwik-
keln, gehen auf William Myers zurück, welcher 1948 Kobaltnadeln einführte
(Myers 1948) und auf Ulrich Henschke, der 1953 ein standardisiertes Afterloa-
dingsystem unter Verwendung von Plastiksonden und ^{198}Au-Seeds entwickelte
(Dutreix et al. 1982). Ein bedeutsamer methodischer Fortschritt gelang 1957 dem
Autor und Daniel Chassagne am Gustave-Roussy Institute mit der Einführung
des ^{192}Iridiums. Iridium, welches üblicherweise in Form von Drähten mit einem
Durchmesser von 0,1–0,3 mm mit einer Platinumhüllung verwendet wird, erfüllt
bis heute die Forderung nach Miniaturisierung der Afterloadingtechnik und nie-
derergetischer Strahlung hinsichtlich des Strahlenschutzes am besten. In den frühen 60er Jahren wurden Indikationen und Methoden der Brachytherapie mit
Afterloadingtechnik und Iridiumquellen entwickelt und standardisiert. Der 1964
publizierte Band „Précis de Curiethérapie" (Pierquin et al. 1964), faßt diese
Erkenntnisse zusammen. Die „European Group of Curietherapy" tagte erstmalig
im Mai 1965 am Saclay Nuclear Centre und trug entscheidend zur Verbreitung der
neuen Technik bei. 1965 und 1966 wiesen der Autor und Andrée Dutreix nach
ausführlichen dosimetrischen Messungen von interstitiellen Implantaten das konstante Verhältnis zwischen den Abmessungen des Bestrahlungsvolumens um das
Implantat und den Quellen im Implantat nach. Das Prinzip der Quellenanordnung basiert auf äquidistanten parallelen Linien mit konstanter linearer Aktivität
(Isodosen). Der Referenzisodose wurde der 85%-Wert der Basaldosis zugeordnet,
welche an den Punkten der minimalsten Dosisleistung im interstitiellen Raumgit-
ter auftritt. Damit war das Grundprinzip des sog. „Pariser Systems" zur interstitiellen Bestrahlungsplanung gegeben (Pierquin et al. 1978).

Während der späten 60er Jahre erfuhren die neuen Brachytherapietechniken in
Europa eine weite Verbreitung und Diversifizierung, insbesondere auf der Basis
des Iridium-Drahtes, dessen beständiger Gebrauch auch für die Aufrechterhaltung
einer garantiert regelmäßigen Produktion solcher Quellen durch das Saclay
Nuclear Centre und durch Amersham in England von Bedeutung war. Die Bra-
chytherapie setzte sich voll durch, als auch größere klinische Studien den Wert der
Methode bestätigten. 1982 stellten Dutreix, Marinello und Wambersie in ihrem
Standardwerk die theoretischen Grundlagen und Anwendungen des „Pariser
Systems" umfassend dar (Dutreix et al. 1982). Ein neues Handbuch der „Moder-
nen Brachytherapie" wird 1987 von Bernard Pierquin, Frank Wilson und Daniel
Chassagne publiziert (Pierquin et al. 1987).

---

[*] Übersetzung von Dr. med. P. Fritz, Universitäts-Strahlenklinik, Heidelberg

Indikationen

Hals-Nasen-Ohren-Heilkunde

Die Brachytherapie ist indiziert für die Behandlung von Plattenepithelkarzinomen im Mund-Pharynx-Bereich und deren Rezidiven. Die Bedeutung der Methode hängt vom Stadium, der Größe und der anatomischen Lokalisation des Tumors ab. Im allgemeinen wird die Brachytherapie am häufigsten bei Tumoren im Mund-Pharynx-Bereich durchgeführt, welche leicht mittels direkter Instrumentation erreichbar sind. Dementsprechend hat die Endocurietherapie ihre Hauptindikation in der Behandlung von Karzinomen der Mundhöhle einschließlich der Lippen, der Wangen, der Zunge und des Mundbodens. Für die interstitielle Brachytherapie kommt in erster Linie ein ausgewähltes Patientengut mit Karzinomen des Oropharynx in Frage. Die Methode ist für schlecht zugängliche Karzinome des Hypopharynx oder Larynx kaum geeignet. Die interstitielle Brachytherapie ist sehr effektiv zur Behandlung persistierender oder rezidivierender Karzinome bei Therapieversagern. Weitere Indikationen sind die Behandlung von Lymphknotenmetastasen bei Hals-Nasen-Ohren-Tumoren, entweder in Kombination mit Operation und/oder vorausgegangener perkutaner Radiatio oder als alleinige Therapieform bei Rezidiven. Lippenkarzinome stellen eine der Hauptindikationen dar. Unabhängig vom Ausmaß der Läsion ist die Brachytherapie die primäre und alleinige Behandlungsmethode zur Bestrahlung mit Dosen zwischen 65 bis 70 Gy. Ausgenommen hiervon sind Fälle mit Beteiligung des Unterkieferknochens. Bei kleinen oberflächlichen Läsionen ist die subkutane Implantationstechnik zu empfehlen. Bei großen infiltrativen Prozessen sollte eine Implantation mittels Führungsnadeln oder Plastiksonden in dreieckiger oder multiplanarer Anordnung der Nadeln in horizontalen Parallelen durch die ganze Länge der Lippe durchgeführt werden. Die lokale Tumorkontrolle beträgt für das Stadium T1 98%, T2 96% und T3 90% (Ergebnisse bei 1870 Fällen nach der European Group of Curietherapie) (Mazeron u. Richaud 1984).

Plattenepithelkarzinome der Zunge treten am häufigsten im mittleren und im hinteren Drittel des lateralen Zungenrandes und am zweithäufigsten in der Zungengrundregion auf. Im Bereich des Zungenrandes wird die interstitielle Therapie mit haarnadelförmig gebogenen Iridiumdrähten durchgeführt. Die Implantation erfolgt mit entsprechend gebogenen Nadeln, die den Iridiumdraht in einer eingearbeiteten Rinne mitführen. Die Referenzdosis beträgt 65 Gy. Bei großen Prozessen werden Plastiksonden zur Aufnahme der Iridiumdrähte implantiert. Die Behandlung erfolgt kombiniert. Nach perkutaner Bestrahlung bis 50 Gy wird ein interstitieller „Boost" von 30 Gy appliziert. Am Henri-Mondor-Hospital wurden 112 Patienten behandelt. Das tumorfreie Fünfjahresüberleben betrug pauschal 45% (T1 52%, T2 41% und T3 25%). 18% entwickelten ein Lokalrezidiv. An Komplikationen traten bei 13% Weichteil- oder Osteoradionekrosen auf (Abb. 2) (Mazeron et al. 1982).

Für kleine Tumoren des weichen Gaumens wird die „Haarnadeltechnik" angewendet. Für fortgeschrittene Tumoren oder auf die Tonsillen übergreifende Läsionen ist die Implantationstechnik mittels Plastiksonden empfehlenswert (Pernot-Technik). Die Applikation wird in halbsitzender Position und unter Neurolept-

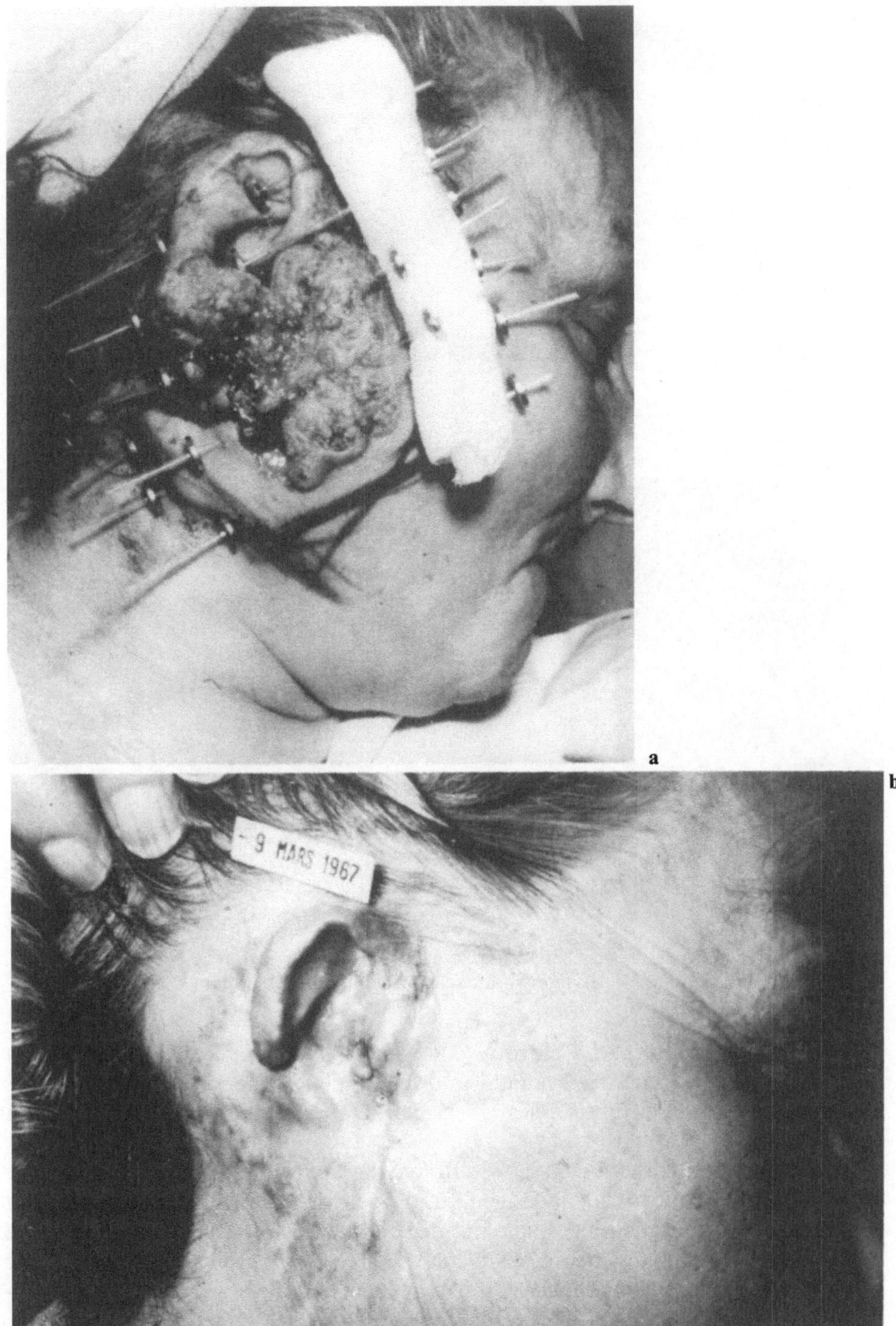

Abb. 1a, b. Plattenepithelkarzinom der Haut. **a** Technik mit Plastikröhrchen,
b nach Behandlungsschluß

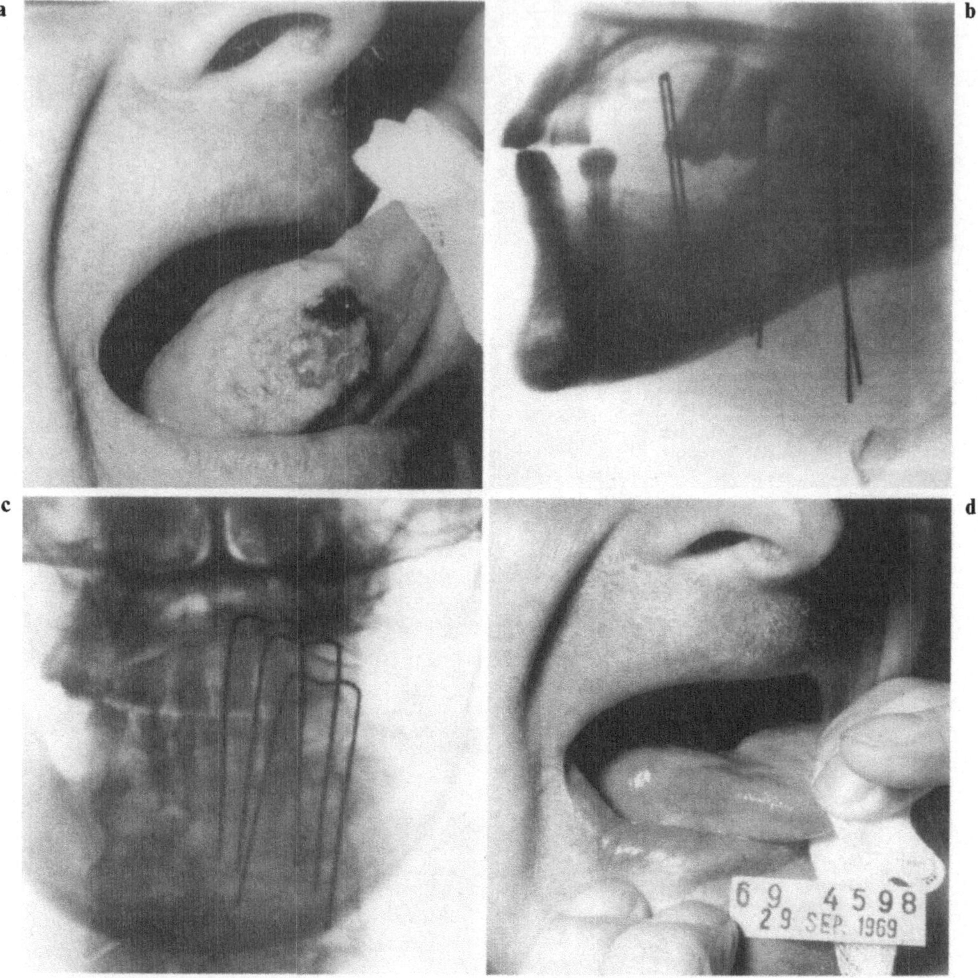

Abb. 2a–d. Karzinom der beweglichen Zunge. **a** Vor Behandlungsbeginn, **b** Lokalisation von lateral, **c** Lokalisation anterior-posterior, **d** nach Abschluß der Behandlung

analgesie durchgeführt. Am Centre Alexis-Vautrin (Nancy) wurden 125 Patienten mit kombinierter perkutaner Radiatio und interstitieller Therapie behandelt. 51% erreichten ein 3jähriges tumorfreies Überleben. Die Rate der Lokalrezidive betrug 16%.

Bei Zungengrundkarzinomen ist die Brachytherapie selten indiziert. Bei relativ kleinen Läsionen, die auf den Zungengrund oder die Vallecularegion beschränkt waren, wurde die Endocurietherapie mit der perkutanen Radiatio kombiniert. Die Brachytherapie erfolgte über 2 bis 3 parallel liegende und sagittal orientierte schlingenartig durch den Zungengrund von Haut zu Haut gezogene Plastiksonden. Baillet berichtete von 24 im Stadium T1 und T2 behandelten Patienten, wovon 54% 5 Jahre überlebten. In 71% der Fälle konnte eine lokale Tumorkontrolle erreicht werden (Baillet 1980).

Gynäkologie – Urologie

Die alleinige interstitielle Therapie wird nur bei kleinen oberflächlichen Vaginalkarzinomen (periurethrale Region, unteres Drittel der Vagina) durchgeführt. Die Endocurietherapie und/oder Plesiocurietherapie werden bei allen ausgedehnteren oder infiltrierenden vaginalen Tumoren mit der perkutanen Bestrahlung kombiniert. Eine neuere Überprüfung der Ergebnisse des Gustave Roussy Institut bei Patienten mit Vaginalkarzinomen, welche zwischen 1970 und 1976 behandelt wurden, zeigten ein tumorfreies Fünfjahresüberleben bei 40% (Gerbaulet et al. 1978).

Bei Blasenkarzinomen können zufriedenstellende Resultate nur in sorgfältig ausgewählten Fällen erwartet werden. Hierfür kommen weniger als ein Drittel aller Patienten mit Blasenkarzinomen in Frage. Kriterien für die Auswahl zur interstitiellen Implantation sind das Tumorstadium T1, T2 oder T3a, Tumordurchmesser weniger als 5 cm, Tumorlokalisation in den beweglichen Blasenanteilen bzw. nur geringe Ausdehnung in das Trigonom. Weitere Voraussetzungen sind ein monolokulärer Tumorbefall oder bei multifokalem Befall nahe beieinanderliegende Läsionen, keine oder nur kleine Lymphknotenmetastasen. Dem chirurgischen Eingriff geht eine präoperative perkutane Bestrahlung des Beckens mit 2 Fraktionen à 6,5 Gy im Abstand von 48 h voraus. Nach Elektrodissektion oder partieller Zystektomie wird die interstitielle Implantation mittels gekrümmten Führungsnadeln, über die Plastiksonden in die Blasenwand eingebracht werden, durchgeführt. Die Plastiksonden werden suprapubisch durch den operativen Zugang ausgeführt, wobei die Haut um die Sonden dicht vernäht wird. Bezogen auf die Referenzisodose werden 45 Gy appliziert. Am Henri Mondor Hospital wurden mehr als 80 Patienten behandelt, wovon 44 (66%) mehr als 5 Jahre tumorfrei überlebten (Mazeron et al. 1985).

Für T1- und T2-Tumoren der Glans penis und für T3-Tumoren mit einem geringeren Durchmesser als 4 cm empfehlen wir eine konservative Behandlung mit subkutaner interstitieller Therapie. Die Nadeln werden hierbei mittels Plomben fixiert, die über beide Nadelenden aufgesetzt sind. Von 45 Patienten des Gustave Roussy Instituts und des Henri Mondor Hospitals überlebten 60% 5 Jahre, wovon bei 74% die Morphologie und Funktion erhalten werden konnte (Mazeron et al. 1984).

Anal- und Rektalregion

Die Behandlung der meisten Analkarzinome verläuft in 2 Phasen: Zuerst wird eine Telekobaltbestrahlung durchgeführt. Es werden in 19 Tagen 30 Gy im Bereich des Analkanals und im dorsalen Beckenabschnitt über direkte perineale und sakrale Felder appliziert. In der 2. Phase erfolgt nach 2 Monaten eine perineale interstitielle Implantation. Am Ende verschlossene Stahlnadeln von 15 cm Länge werden über eine am Perineum vernähte gelochte Schablone implaniert. Die interstitielle Boost-Dosis beträgt in den meisten Fällen 20 Gy. 85 am Centre Léon-Bérard (Lyon) behandelte Patienten wurden nachuntersucht. Die Nachuntersuchungszeit betrug mindestens 3 Jahre. Hiervon lebten 77% im Stadium T1 und T2 und 68% im Stadium T3 mindestens 3 Jahre tumorfrei (Papillon 1982).

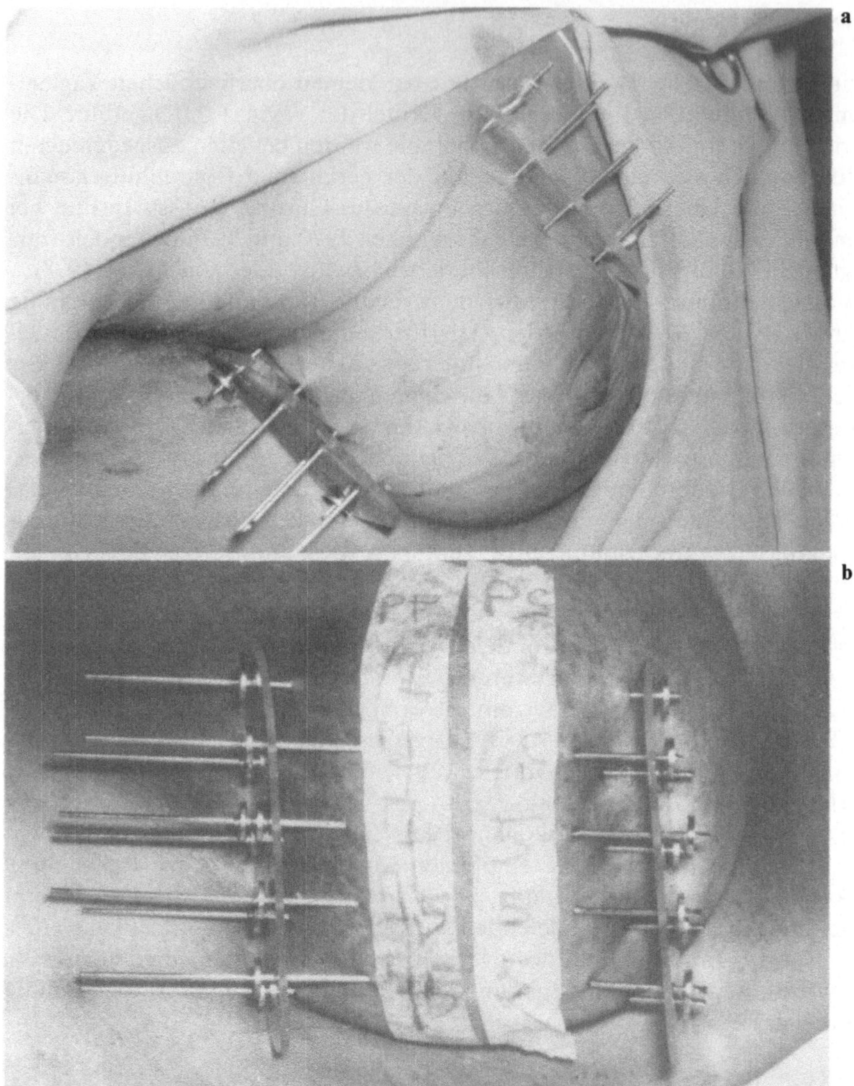

Abb. 3a, b.   Mammakarzinom.   **a** Technik mit Plastikröhrchen (mit Tenplate),
b regionale Berechnung der benötigten Länge der Iridium [192] Drähte

Die Rolle der Endocurietherapie in der Behandlung von Rektumkarzinomen ist
ausschließlich als adjuvante Methode zur intrakavitären Kontaktbestrahlung oder
zur perkutanen Beckenbestrahlung anzusehen. Die Technik ist empfehlenswert für
gut differenzierte Adenokarzinome mit einem Durchmesser kleiner als 3 cm und
in der Höhe von 3–10 cm ab ano ohne palpatorische Lymphknoten im pararekta-
len Bindegewebe (Rektumscheide). Die Implantation wird unter rektoskopischer
Kontrolle durchgeführt. Mittels einer Zange wird das Implantat in die Rektum-
wand parallel zur Schleimhautoberfläche eingebracht. In diesem speziellen Fall

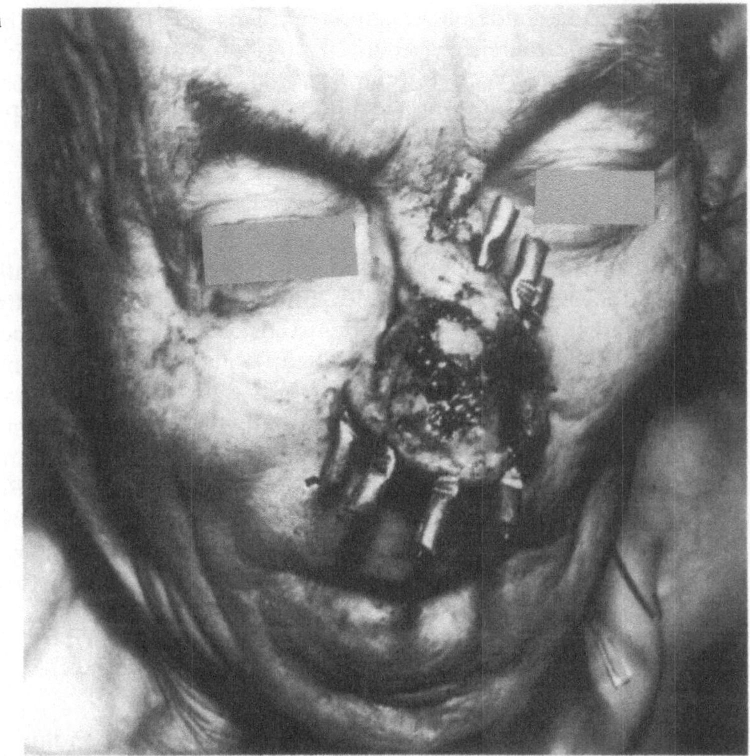

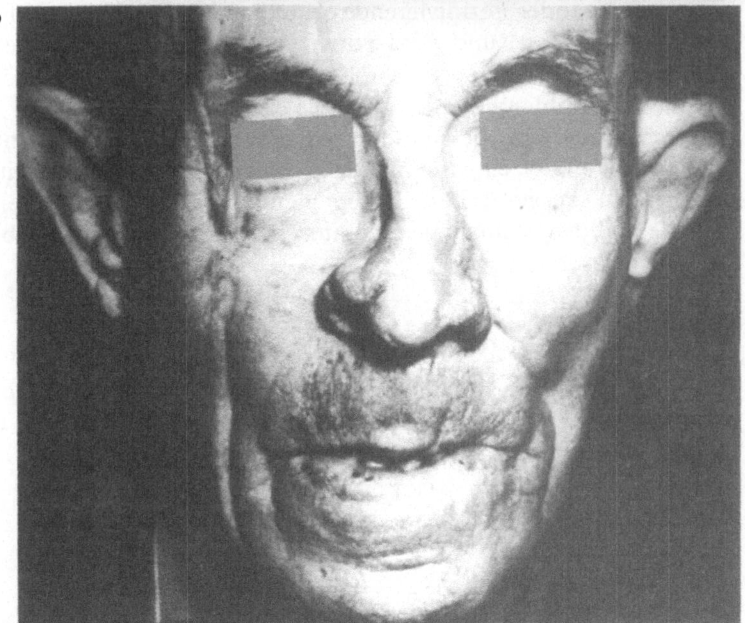

Abb. 4a, b. Plattenepithelkarzinom der Haut. **a** T3-Tumor der Nase (subkutane Nadeltechnik), **b** Behandlungsergebnis

sind die Führungssonden bereits mit 4 cm langen [192]Iridium-Drähten geladen. Die Referenzdosen variieren zwischen 20–40 Gy in Abhängigkeit von der Größe des Resttumors und der Vorbelastung. Bei 200 am Centre Léon-Bérard behandelten Patienten betrug die tumorfreie Fünfjahresüberlebensrate 75% (Papillon 1982).

Mamma

Die Endocurietherapie dient hier nach der perkutanen Strahlentherapie zur Aufsättigung des Zielvolumens, d.h. des Tumors oder des Tumorbettes nach chirurgischer Tumorektomie. Hierzu werden 1 bis 2 Implatationsebenen benötigt. Der Abstand zwischen den einzelnen Nadeln kann 15, 18 oder 20 mm betragen. Bei dreiecksförmiger Anordnung der Nadeln beträgt der Abstand zwischen den Ebenen 13, 16 oder 18 mm. Die Nadeln werden von beiden Seiten mittels perforierter Plexiglasplatten in streng paralleler Position fixiert. Die Brust kann bei einem sehr hohen Anteil der überlebenden Patientinnen erhalten werden. Bei einer Nachbeobachtungszeit von mindestens 10 Jahren behielten mehr als 90% der Frauen ihre Brust (T1 95%, T2 91%, T3 88%). Die kosmetischen Resultate waren im allgemeinen sehr gut (Abb. 3) (Pierquin et al. 1986; Pierquin u. Marin 1986).

Haut

Die interstitielle Strahlentherapie ist eine wertvolle Behandlungsmöglichkeit für viele primäre oder rezidivierende Hautkarzinome (Nase, äußerer Gehörgang, periorbitale Region) und wird vorwiegend in Ländern mit mehr zentralisierten Radiotherapieeinrichtungen durchgeführt. Diese Alternative zur fraktionierten perkutanen Strahlentherapie oder zu komplexen chirurgischen Eingriffen eignet sich insbesondere zur Behandlung reduzierter oder älterer Patienten mit erhöhtem Narkoserisiko oder eingeschränkter Kooperationsfähigkeit. Weitere Indikationen bestehen in ausgewählten Fällen benigner Hautläsionen einschließlich der Keloide und den prämalignen Keratosen der Erwachsenen (Abb. 4).

Weitere Indikationen

An weniger häufigen Indikationen seien noch erwähnt die Tumoren des ZNS, wo stereotaktische Implantationstechniken durchgeführt werden, die Aderhautmelanome und die Tumoren des Kindesalters.

Literatur

Baillet F (1980) Tumeurs de la base de langue (Compte rendus des Societés – Societé de Radiologie). J Eur Radiother I: 140–141
Dutreix A, Marinello G, Wambersie A (1982) Dosimétrie en Curiethérapie. Masson, Paris
Gerbaulet A, Chassagne D, Cosset JM, Colin M (1978) Radiothérapie du cancer du vagin. Tech-

niques et résultats à long terme. In: Le neoplasie dell'apparato genitale femminile. Ambrosiana, Milan

Henschke UK, James AG, Myers WG (1953) Radiogold seeds in cancer therapy. Nucleonics II: 46–49

Mazeron JJ, Richaud P (1984) Compte rendu de la XVIII° Réunion du groupe Européen de Curiethérapie. Session consacrée aux cancers de la lèvre. J Eur Radiother 5: 50–56

Mazeron JJ, Calitchi E, Martin M, Maylin C, Le Bourgeois JP, Lobo P, Baillet F, Pierquin B (1982) Analysis of local failures after treatment with curietherapy using Iridium 192 for squamous cell carcinomas of the mobile tongue. J Eur Radiother 3: 131–138

Mazeron JJ, Langlois D, Lobo PA, Huart JA, Calitchi E, Lusinchi A, Raynal M, Le Bourgeois JP, Abbou CC, Pierquin B (1984) Interstitial radiation therapy for carcinoma of the penis using Iridium 192 wires: the Henri-Mondor experience (1970–1979). Int J Radiol Oncol Biol Phys 10: 1891–1895

Mazeron JJ, Marinello G, Leung S, Le Bourgeois JP, Abbou CC, Auvert J, Pierquin B (1985) Treatment of bladder tumors by Iridium 192 implantation. The Créteil technique. Radiother Oncol 4: 111–119

Myers WG (1984) Application of artificial radioactive isotopes in therapy. AJR 60: 816–819

Papillon J (1982) Rectal and anal cancers. Springer, Berlin Heidelberg New York

Pierquin B, Marin L (1986) The past and future of conservative treatment of breast cancer. Am J Clin Oncol American Journal of Clinical Oncology. Vol 9, 1986 S. 476–480

Pierquin B, Chassagne D, Perez R (1964) Précis de Curiethérapie. Masson, Paris

Pierquin B, Dutreix A, Paine CH, Chassagne D, Marinello G, Ash D (1978) The Paris System in interstitial radiation therapy. Acta Radiologica Oncology 17: 33–48

Pierquin B, Mazeron JJ, Glaubiger D (1986) Conservative treatment of breast cancer in Europe: Report of the Groupe Européen de Curiethérapie. Radiother Oncol 6: 187–198

Pierquin B, Chassagne D, Wilson F (1987) Modern brachytherapy. Masson, Paris

Endokavitäre Kontakttherapie

D. v. Fournier, M. Bauer, H. Anton, G. Wolf und P. Ehresmann

Die intrakavitäre Kontakttherapie mit ^{226}Ra ist eine der ersten Anwendungen der ionisierenden Strahlen zur Behandlung von Krebs überhaupt gewesen. Inzwischen ist weltweit die Kontakttherapie mit Radium bei Genitalkarzinomen zu einer Standardtherapie geworden, welche beim Zervixkarzinom in wohl allen Stadien (FIGO 1–4) zu gleich guten Langzeitergebnissen wie die Operationstechnik führt. Bei fortgeschrittenen Stadien (FIGO 2b–4) ist die intrakavitäre Kontakttherapie in Kombination mit der Hochvolttherapie für die regionalen Lymphabflüsse die Therapie der Wahl bis heute.

Beim Korpuskarzinom wird die operative Behandlung im Stadium I und II der intrakavitären Kontaktbestrahlung häufig vorgezogen. Allerdings ist im Stadium III und IV auch hier die intrakavitäre Kontakttherapie in Kombination mit externer Hochvoltbestrahlung die alleinige mögliche Therapie. Beim Vaginalkarzinom ist nur bei sehr frühen Stadien (FIGO 1) mit rasenförmig oberflächlichem Tumorwachstum eine operative Behandlung (Tumorexstirpation) meist in Kombination mit Kontakttherapie möglich. In den meisten Fällen ist die intrakavitäre Bestrahlung die Methode der Wahl.

Die ^{226}Ra-Kontakttherapie für intrakavitäre Bestrahlung im gynäkologischen Bereich wird weltweit nach 3 wesentlichen Methoden durchgeführt: nach der „Pariser Methode", der „Manchester-Methode" und der „Stockholmer Methode".

Im deutschsprachigen Bereich haben sich Varianten der „Stockholmer Methode" in der Vergangenheit weitgehend durchgesetzt.

Anwendung in Deutschland

Zervixkarzinom

Bei der „Heidelberger Methode", einer Variante der „Stockholmer Methode", wurde für das Zervixkarzinom eine Kombination verschraubter Rundfilter mit Röhrenfiltern (Abb. 1a) angewendet. Bei einem breiten Energiespektrum kann eine mittlere Energie von 1 MeV für ^{226}Ra angenommen werden. Bei 3 Fraktionen mit einer Liegezeit von je 12–20 h wird konventionell zwischen 6600 und 7200 mgelh (alte Nomenklatur) bei intrakavitärer Bestrahlung appliziert. Die Auffüllung der parametranen Lymphabflußgebiete durch Gegenfelder unter Aussparung (6–8 cm) des Beckenzentrums wird mit Hochvolttherapie in Dosen zwischen 40–60 Gy (Feldbreite 6–8 cm, Feldlänge 14–18 cm) durchgeführt.

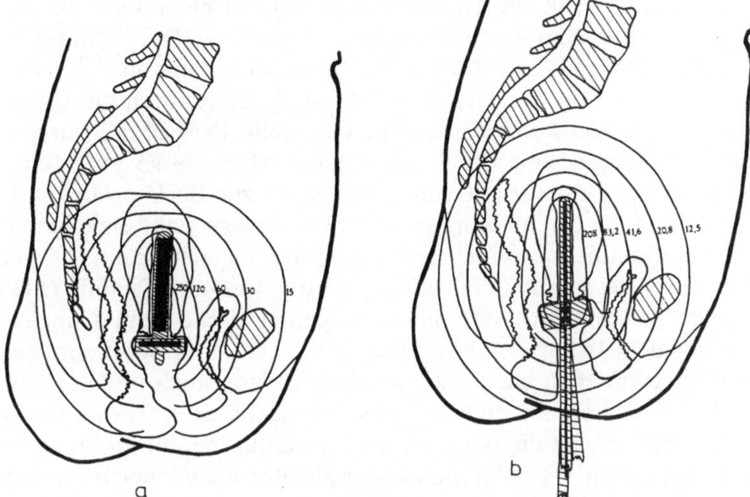

Abb. 1a, b. Vergleich der konventionellen ^{226}Ra-Kontakttherapie (manuelle „Heidelberger Methode") (**a**) mit Low-dose-rate (LDR-)-Nachladetechnik mit dem Isotop ^{137}Cs (**b**) zur Kontakttherapie des Zervixkarzinoms. Sagittalschnitt durch Uterusmitte: Bei gleicher geometrischer Anordnung und äquivalenter Beladung der Quellenträger sind die Dosisleistungen in cGy/h äquivalent. Dosisleistungswerte durch Ionisationsdosimetrie bestimmt

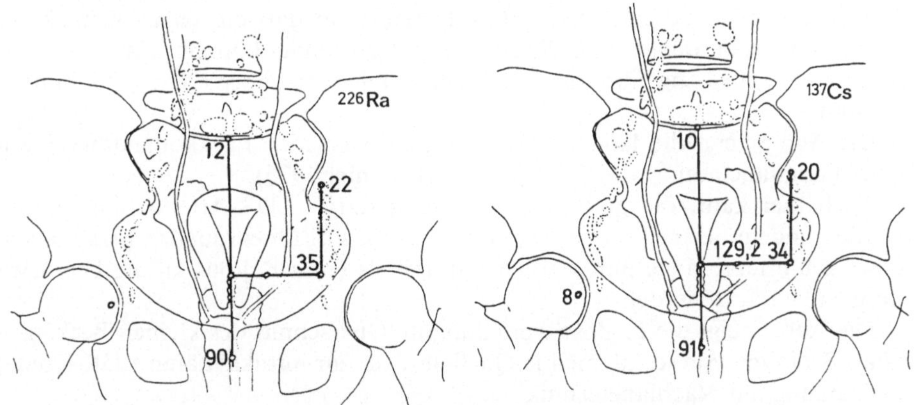

Abb. 2. Beckenaufsicht links bei manueller ^{226}Ra-Kontakttherapie und rechts bei ^{137}Cs-LDR-Nachladetechnik. An für die Bestrahlungsplanung interessierenden Körperpunkten (A, B, C Promotorium, Femokopf, Vaginalmitte) sind die Dosisleistungswerte in cGy/h sehr ähnlich, wenn für die Nachladetechnik eine geometrisch äquivalente Anordnung und Beladung der Strahlenträger erfolgt

Die Abb. 2 zeigt die Dosisleistungswerte in einer Beckenaufsicht durch diese Kontakttherapie an interessierenden Ortspunkten. Dabei sind die klinisch relevanten Werte sowohl für ^{226}Ra wie für Nachladetechnik mit ^{137}Cs dargestellt.

In Abb. 3 ist der Dosisverlauf in Frontalschnitt durch die Uterusmitte vom Zentrum zur Beckenwand dargestellt. Der steile Dosisabfall durch die intrakavitäre Radiumtherapie wird durch die externe Therapie so aufgefüllt, daß ein relativ horizontaler Dosisverlauf von Punkt A bis zur Beckenwand resultiert. Rechts in der Abbildung ist ein völlig gleichartiger Dosisverlauf erzielbar, wenn statt manueller Radiumtherapie eine Langzeitafterloadingtechnik mit ^{137}Cs angewendet wird. Mit dieser bei uns 1975 eingeführten Low-dose-rate-Technik (LDR) wurden äquivalente Beladungen und äquivalente geometrische Abmessungen der Strahlenträger mit dem Isotop ^{137}Cs gewählt. Ab 0,5 cm vom Strahlenträger entfernt ist der Isodosenverlauf in allen 3 Körperebenen dann auch praktisch gleichartig wie bei ^{226}Ra im Bereich des Zielvolumens „kleines Becken" (Fournier 1976).

Die Abb. 4 zeigt die Isodosen im Körperquerschnitt im Bereich des kleinen Beckens bei einem ^{137}Cs-Afterloadingapplikator im Vergleich mit einem ^{226}Ra-Applikator. Die Isodosen stimmen bei äquivalenter Beladung und gleicher geometrischer Anordnung der Strahlenquellen weitgehend überein.

Endometriumkarzinom

Die intrakavitäre Bestrahlung beim Endometriumkarzinom besteht bei konventioneller Radiumtherapie in der Packmethode mit Radiumfiltern. Dabei wird das Cavum mit Radiumkurzfiltern vollgepackt, so daß ein enger Kontakt zwischen Tumoroberfläche und Strahlenträger zustande kommt. Zusätzlich wird intrazervikal ein Längsfilter mit z. B. 6 cm strahlender Länge (90 mg Radium) eingeführt.

Die Abb. 5 zeigt die Isodosenverteilung einer solchen Packkontakttherapie mit einer Gesamtbeladung von 190 mg ^{226}Ra (Fournier 1975).

Auch hier kann die gute Dosisverteilung durch LDR-Afterloading simuliert werden, indem beispielsweise 4 Sonden mit ^{137}Cs in Linearquellen geschlossen in das Cavum uteri eingeführt werden und mittels eines Ballons an die Uteruswandung angedrückt werden.

Die Abb. 6 zeigt die Isodosenverteilung im Querschnitt des kleinen Beckens mit einer Beladung von je 130 mCi je Quellenträger zur intrakavitären LDR-Kontaktbestrahlung mit Nachladetechnik.

Beim Endometriumkarzinom wird zusätzlich einmal ein Vaginalapplikator eingeführt, wobei die Dosis sich auf 50 Gy in 1 cm Gewebetiefe berechnet. Dazu wird ein Plexiglasdistanzierungsfilter als Zylinder in die Scheide eingeführt und mit 2 Strahlenträgern, 5 cm strahlende Länge, beladen. Statt ^{126}Ra-Strahlenquellen können relativ leichte ^{137}Cs-Linearquellen für Afterloadingtechnik verwendet werden.

Beim Endometriumkarzinom wird in ebenfalls 3 Sitzungen bei LDR-Langzeitafterloading im jeweiligen Abstand von 10 Tagen eine Gesamtdosis appliziert, welche die maximale Blasenbelastung und die maximale Rektumbelastung von 50 Gy nicht überschreitet.

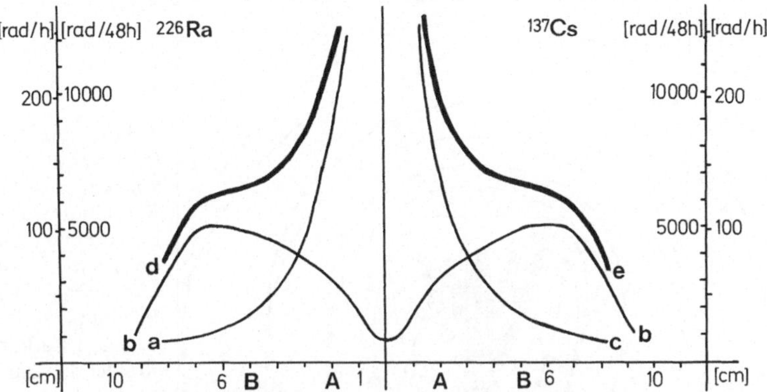

Abb. 3. Tiefendosiskurve in der Frontalebene durch die Mitte (Uterusmitte) im Beckenbereich. *Links* konventionelle Kontakttherapie mit ^{226}Ra, *rechts* LDR-Nachladetechnik mit ^{137}Cs. *Kurve a* und *c:* steiler Dosisabfall vom Zentrum (Quellenträger) zur Beckenwand, der für beide Isotope bei gleicher geometrischer Anordnung und äquivalenter Beladung gleichwertig ist. *Kurve b:* externe Hochvoltbestrahlung der parametranen Lymphabflüsse mit 50 Gy. Hierbei wird mit Auslenkung oder Keilfiltern die erforderliche Dosisauffüllung angepaßt. *Kurve d* und *e:* Summationskurve der Kontaktbestrahlung mit der externen Hochvolttherapie: Für konventionelle ^{226}Ra- und LDR-^{137}Cs-Nachladetechnik läßt sich ein gleichartiger Dosisverlauf von Beckenzentrum zur Beckenwand (B) erreichen

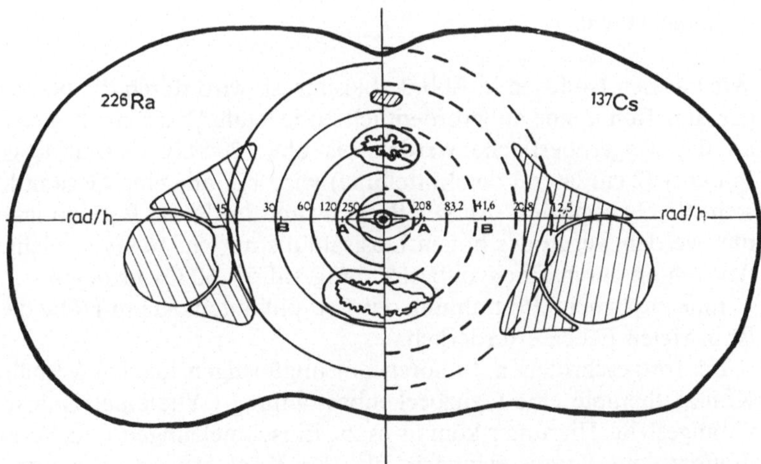

Abb. 4. Körperquerschnitt im Bereich des kleinen Beckens: vgl. konventionelle ^{226}Ra-Kontakttherapie mit LDR-^{137}Cs-Nachladetechnik. Bei äquivalenter Beladung und Geometrie der Strahlenträger ist der steile Dosisabfall von Beckenzentrum zu Beckenwand gleichartig. Eine äquivalent zunehmende Auffüllung der Dosis zur Beckenwand hin (parametraner Lymphabfluß) ist durch Hochvolttherapie (Gegenfelder, Keilfilter) erforderlich

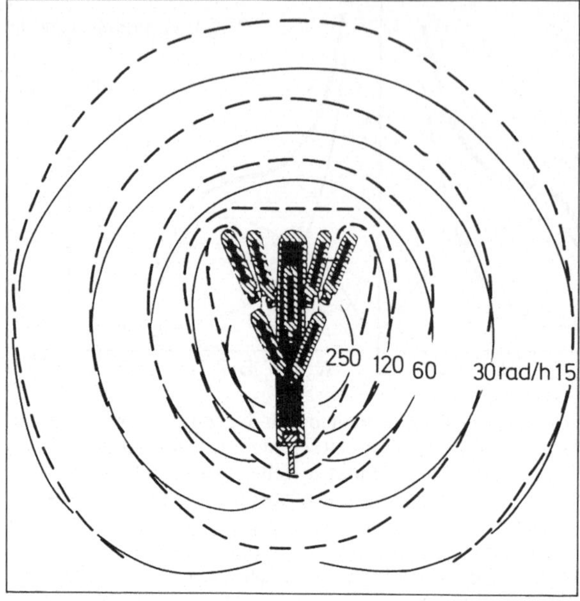

Abb. 5. Dosisverteilung (Dosisleistung in rd/h = cGy/h) bei konventioneller Radiumquellenanordnung zur intrauterinen Kontaktbestrahlung des Endometriumkarzinoms *(durchgezogene Isodosen).* Beladung: 10 Radiumkurzfilter, je 10 mg; 1 Radiumlangfilter, strahlende Länge 6 cm, 90 mg ^{226}Ra. Im Vergleich dazu sind *gestrichelt* die entsprechenden Isodosisleistungskurven einer Nachladetechnik mit ^{137}Cs dargestellt. Hierzu wurde eine 4-Sonden-Kombination entsprechend der Abb. 6 mit ähnlicher geometrischer Anordnung und äquivalenter Beladung gewählt

Aus der Dosisleistung an den interessierenden Meßpunkten A, B und C (nach Todd u. Meredith) und der Liegezeit errechnet sich dann die Gesamtdosis an interessierenden Ortspunkten.

Zusammenfassung

Wie aus den Isodosen in Abb. 3 ablesbar ist, wird durch die Nähe der Strahlenträger zum Tumor eine außerordentlich hohe letale Dosis am Tumor direkt appliziert, an der Trägeroberfläche werden bis über 200 Gy Gesamtdosis gemessen. Im Punkt A (2 cm lateral der Mittellinie) wird bei uns eine Gesamtdosis von mindestens 95 Gy appliziert. An der Beckenwand im Punkt B (5 cm lateral der Mittellinie) werden wegen des hohen Dosisabfalls nur ca. 16 Gy erreicht. Hier muß eine Auffüllung durch Hochvoltbestrahlung auf 50–60 Gy erfolgen.

Eine zusätzliche Bestrahlung der Lymphknotenkette in Höhe des Promotoriums ist in vielen Fällen erforderlich.

Bei fortgeschrittenen Tumoren mit ungünstigen lokalen Verhältnissen wird der Kontakttherapie eine Ganzbeckenbestrahlung (Whole-pelvis-dose) mit ca. 50 Gy vorangestellt. Hierunter kommt es zu Einschmelzungen und Verkleinerungen des Tumors, die Voraussetzungen für die Kontakttherapie werden günstiger. Im Abstand von 4 Wochen nach dieser Bestrahlung wird mit reduzierter Dosis in 2 Fraktionen eine LDR-Kontakttherapie nachgezogen.

Insgesamt sind die Überlebensraten der intrakavitären Kontakttherapie bei Genitalkarzinomen günstig und die operativen Methoden in der Regel ebenbürtig. Der steile Dosisabfall ist für die Dosisverteilung günstig, da bei den nahen lebens-

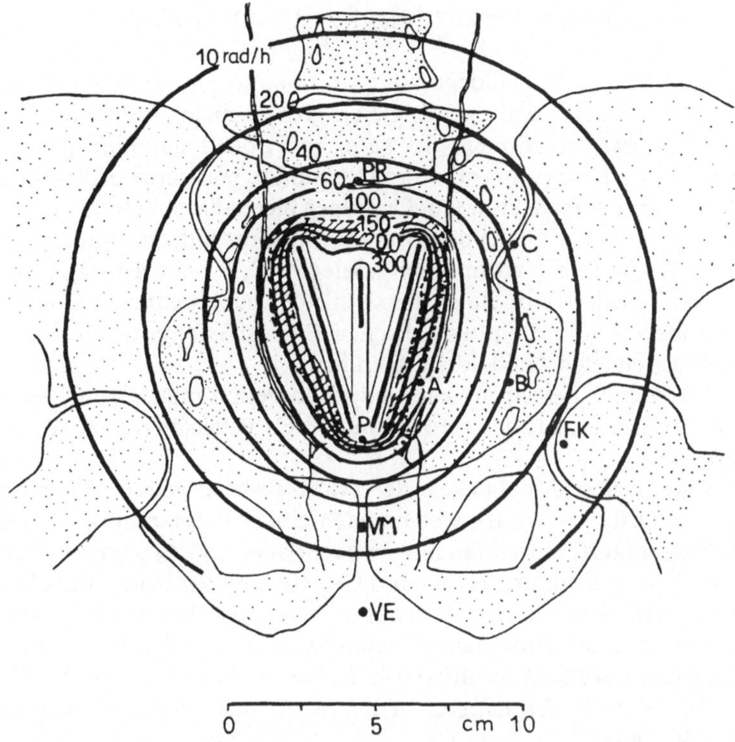

Abb. 6. Frontalschnitt durch die Mitte des kleinen Beckens.
[137]Cs-LDR-Nachladetechnik: Mittels intrauterin gespreizter Afterloadingsonden mit Linienquellen wird eine akzeptable Isodosenverteilung mit steilem Dosisabfall im kleinen Becken erreicht. *FK* Phämikopf, *PR* Promontorium, *VM* Vaginalmitte, *P* Portio

wichtigen Nachbarorganen (Urethra, Blase, Rektum, Beckengefäße) die Dosen im Toleranzbereich dieser Organe liegen.

Für die intrakavitäre Kontaktbestrahlung kann heute die Radiumtherapie vollständig durch LDR-Afterloadingtechnik mit den gleichen Therapieergebnissen ersetzt werden.

Das LDR-Afterloading ermöglicht durch genauere Bestrahlungsplanung eine weitere Optimierung der Gesamtdosisverteilung gegenüber der konventionellen Radiumtherapie und damit auch die Überwindung der Strahlenresistenz hypoxischer Tumorabschnitte durch eine höhere Gesamtdosis am Tumor. Gleichzeitig ließ sich bei uns der Anteil schwerer strahlenbedingter Nebenwirkungen (Ulcus, Fistel, Striktur) inzwischen auf unter 3% reduzieren (Bauer 1987).

Afterloadinggeräte zur intrakavitären Therapie

Ferngesteuerte Nachladegeräte (Afterloadinggeräte) benutzen z. B. frei wählbare Quellen (Pellets), welche mit gleich großen nicht strahlenden Pellets im Wechsel gewählt werden können. So kann individuell auf eine gewünschte strahlende Länge eine Dosis an bestimmte Ortspunkte massiert werden. Die Quellen können entweder fest gepackt in Quellenträger mechanisch bewegt werden (realisiert beim „Curietron", Fa. CGR) oder durch Transport mittels Luftdruck in die Quellenträger erfolgen (realisiert in Gerät „Selectron", Fa. Nucletron).

Die Tabelle 1 gibt eine Übersicht über gebräuchliche Afterloadinggerätetypen, in Tabelle 2 sind die physikalischen Eigenschaften der für intrakavikuläre Therapie verwendeten Nukleide aufgeführt.

Das Gerät „Selectron" kann mit ^{60}Co-Pellets mit z. B. 5 Ci auch für „High-doserate" (HDR) benutzt werden, mit ^{137}Cs-Pellets wird es für den LDR-Bereich genutzt.

Eine weitere Möglichkeit der HDR-Technik gelingt durch eine punktförmige Quelle (z. B. 10 Ci ^{192}Ir), welche nach einem Programm oszillierend die strahlende Länge abfährt. Durch längere Verweildauer an gewählten Ortspunkten kann hier eine Dosismassierung erfolgen. Diese Technik ist beim „Buchler"-Gerät realisiert. Die Quelle kann auch schrittweise bewegt werden, wobei durch unterschiedliche Liegezeiten an einzelnen Abschnitten der strahlenden Länge unterschiedliche Dosismassierungen resultieren (z. B. Gerät „Gammamed", Fa. Sauerwein).

Die Vorteile der ferngesteuerten Nachladetechnik (unabhängig von LDR oder HDR) sind:
- Die Strahlenbelastung für das Personal entfällt.
- Die Applikation kann ohne Zeitdruck erfolgen, geringe Perforationsgefahr.

Tabelle 1. Klinisch gebräuchliche ferngesteuerte Nachladegeräte (remote controlled afterloading) mit Angabe der verwendeten Isotope

Nuklid	HWZ	Spez. A. Ci/cm^3	Quellen-durch-messer	Dosis-leistung korrigiert $\dfrac{R \cdot m^2}{h \cdot Ci}$	Energie α	β	γ	Pb	Baryt-beton g=2,8 · 3,8 g/cm^2
^{226}Ra	1600 a	2,1	Groß	Mit Folgeprod. 0,825	6% 4,60 MeV 4,78 MeV 95%	3,17 MeV (ohne pt-Filter)	50 KeV–2,1 MeV mittlere Energie 1,1 MeV	53 g/cm^2	57 g/cm^2
^{137}Cs	30,17 a	21,4	Mittel-groß	0,323	–	95% 0,5 MeV 1,2 MeV 5%	662 KeV	23 g/cm^2	36 g/cm^2
^{60}Co	5,27 a	600	Klein	1,3	–	0,3 MeV 1,5 MeV	1332 KeV 1173 KeV	44 g/cm^2	50 g/cm^2
^{192}Ir	74 d	6,25	Sehr klein	0,51	–	0,7 MeV	300 KeV 310 KeV 320 KeV 470 KeV	15 g/cm^2	27 g/cm^2

Tabelle 2. Die bevorzugt verwendeten Nuklide für die intrakavitäre Kontakttherapie mit Angaben wichtiger physikalischer Eigenschaften (Bauer 1986)

Einführungs-zeitpunkt	Gerät	Aktivität, Anzahl und Form der Quellen	Behandlungs-kanäle	Quellen-transport	Variabilität der Quellen-beladung	Isotop	Maximale Quellen-länge
1963	Cathetron	Linienquellen	Maximal 9	Mechanisch	+	^{60}Co	–
1963	Brachytron	Einmal oszillierende Punktquelle	3	Mechanisch	+ +	^{60}Co	15 cm
1965	Curietron	4–8 Linien-quellen, bis maximal 5 Ci	4–8	Mechanisch	+	^{137}Cs	–
1968/1977	Gamma-med I + II	1 punktförmige, in Schrittstufen bewegte Quelle 10 Ci	1	Mechanisch	+ +	^{192}Ir	10/20 cm
1970	Ralstron	Linienquellen maximal 10 Ci	Maximal 9		+	^{60}Co	–
1968	Cervitron	36 Pellets maximal 10 Ci	6	Pneumatisch	+ + +	^{192}Ir, ^{137}Cs, ^{60}Co	12 cm
1971	Buchler	3mal 192-10 Ci, 2mal Linienquelle, einmal oszillierende Punktquelle, ^{192}Ir maximal 20 Ci, ^{137}Cs maximal 4 Ci	3	Mechanisch	+ +	^{192}Ir, ^{137}Cs	10 cm
1972	Decatron	1 punktförmige in Schrittstufen bewegte Quelle 20 Ci	1	Mechanisch	+ +	^{192}Ir	
1978	Selectron LDR	36mal 10/20/30/40 mCi pro Pellet	Maximal 6	Pneumatisch	+ + +	^{137}Cs	12 cm
1982	Selectron HDR	20mal 0,2/0,3/0,4/0,5 Ci ^{60}Co, ^{192}Ir Pellet maximal 12 Ci/Pellet	3	Pneumatisch	+ + +	^{60}Co, ^{192}Ir	12 cm

– Die Bestrahlungsplanung erfolgt genauer, das bedeutet die Überwindung strahlenresistenter Tumorabschnitte durch höhere Gesamtdosen.
– Die Korrektur der Sonden und Ausbildung von Ärzten erfolgt ohne Zeitdruck.
– Die Zahl von unerwünschten Strahlenbegleitwirkungen wird vermindert.
– Patienten mit internistischem Risiko können pflegerisch besser betreut werden, es besteht die Möglichkeit von Besuch.
– Die Pflegemöglichkeit unter der Kontakttherapie ist besser.
– Erst durch Nachladetechnik wurde die Kontaktbestrahlung im HDR-Bereich ermöglicht (Strahlenschutz!).

Diese Vorteile gelten zunächst für die Low-dose-rate-Bestrahlung (LDR), wobei die „Heidelberger Methode" an die „Stockholmer Methode" angepaßt ist: Es wird in 3 Sitzungen im zeitlichen Abstand von 14 Tagen Kontakttherapie mit Liegezeiten von 12–20 h durchgeführt.

Die Vorteile und ausgezeichneten Ergebnisse der Langzeitbestrahlung (LDR) sind von der Verwendung des ^{226}Ra her bekannt. Mit LDR-Afterloading mit verschiedenen Isotopen sind von verschiedenen Autoren (Pierquien 1981; Chassagne 1973; Delouche 1979; v.Fournier 1976) ebenso gute Ergebnisse erzielt worden wie mit der Radiumtherapie. Nach diesen Ergebnissen kann die Radiumtherapie heute vollständig durch LDR-Afterloading ersetzt werden, wobei zumindest die Isotope ^{226}Ra, ^{60}Co, ^{192}Ir oder ^{137}CS zu gleichen Ergebnissen führen.

Vergleich der Nachladetechnik im LDR- und HDR-Bereich

Die Langzeitbestrahlung beruht auf jahrzehntelanger Erfahrung mit ^{226}Ra, sie bietet strahlenbiologisch günstige Voraussetzungen und eine große therapeutische Breite. Dagegen ist für die Kurzzeitbestrahlung (HDR-Afterloading) noch einiges ungeklärt.

Es ist unklar, welche absolute Gesamtdosis äquivalent zur LDR-Technik ist. Weiter ist die Anzahl der optimalen Fraktionen unklar, hier schwanken die Angaben zwischen 6 und 14 Einzelfraktionen. Es ist noch unklar, welche Gesamtdosis pro Einzelfraktion bei HDR optimal ist und nicht überschritten werden sollte.

Die wichtigsten Vorteile der Kurzzeitbestrahlung (HDR) sind:
- Die Bestrahlung wird ambulant möglich.
- Die Strahlenträger lassen sich unter der kurzzeitigen Therapie (Minutenbereiche) gut überwachen.
- Durch die kurzen Liegezeiten sind Thromboserisiken nicht zu befürchten.
- Die psychische Belastung durch die kurze Liegezeit ist für die Patientin geringer.
- Es können mehr Patienten pro Zeiteinheit bestrahlt werden.

Aufgrund strahlenbiologischer Überlegungen gilt: Bei HDR führt eine geringere Dosis (ausgedrückt in Gy) zu äquivalenten Wirkungen und Nebenwirkungen im Vergleich zu LDR, da der biologische Effekt pro Dosiseinheit von der Dosisleistung der Strahlenträger abhängt.

Die Abb.7a zeigt nach Bauer (1987) schematisch die Änderungen im therapeutisch interessierenden Bereich zwischen 10 cGy/h und 6000 cGy/h (für ^{137}Cs):

In diesem Bereich spielen sich die größten Änderungen in der Wirksamkeit ionisierender Strahlen ab. Es nimmt mit der Dosisleistung auch der biologische Effekt zu, da die Strahlenwirkung zunehmend letal wird und Reparationsvorgänge während der Bestrahlung immer seltener stattfinden.

Ebenfalls mit der Dosisleistung nimmt auch der Sauerstoffverstärkungsfaktor zu, d.h.: je höher die Dosisleistung, desto geringer ist die Strahlenresistenz hypoxischer Zellen. Hieraus folgt, daß mit Zunahme der Dosisleistung auch die therapeutische Breite abnimmt.

In der Abb.7b sind schematisch die Dosisleistungen, welche bei gynäkologischer Kontakttherapie für Lang- und Kurzzeitbestrahlung (LDR und HDR) angewendet werden, dargestellt. Auf der Abszisse ist der räumliche Abstand vom Strahlenträger in Zentimetern aufgetragen; schraffiert dargestellt ist derjenige Dosisleistungsbereich, in dem sich abhängig von der Dosisleistung biologische Veränderungen bezüglich des Strahleneffekts ergeben.

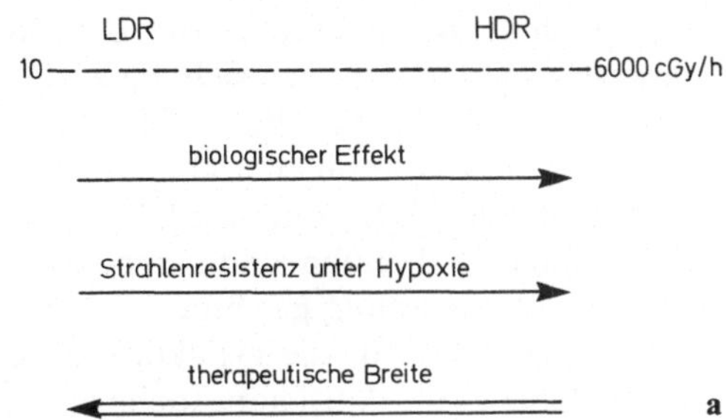

Abb. 7. a Schematische Änderungen von biologischen Effekten, Strahlenresistenz unter Hypoxie und therapeutischer Breite bei Übergang von LDR zu HDR im Dosisleistungsbereich zwischen 10 cGy/h–6000 cGy/h (Schema nach Bauer 1986).
b Darstellung des Dosisleistungsabfalls mit dem Abstand von der Quelle für eine typische Quellenanordnung (eine intrauterine Sonde, 2 vaginale Sonden) in der Transversalebene durch die Punkte A und B. Dargestellt ist der Dosisleistungsabfall für unterschiedliche Quellenaktivitäten ^{137}Cs. Der *schraffierte Bereich* entspricht dem Dosisleistungsbereich, in dem sich bezüglich der biologischen Effektivität die größten Änderungen abspielen. Die Abbildung macht deutlich, daß die Dosisleistung bei der protrahierten Kontaktbestrahlung (Gesamtquellenaktivität < 305 mCi ^{137}Cs) quellenfern (mehr als 2 cm Abstand von der intrauterinen Quelle) so niedrig ist, daß mit einer großen therapeutischen Breite gerechnet werden kann (Reparationsvorgänge an suletal geschädigten Zellen bereits unter der Bestrahlung, hohe Effektivität in hypoxischen Tumoranteilen). Mit Zunahme der Quellenaktivitäten wird die therapeutische Breite geringer. Nach Liversage (1969) kann dies durch Fraktionierung ausgeglichen werden. Die Zahl der Fraktionen muß jedoch entsprechend hoch sein

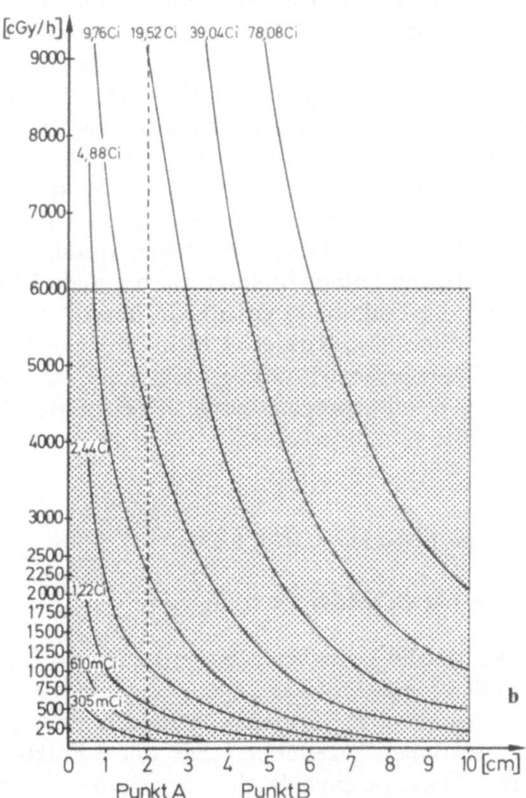

Im Gegensatz zur Teletherapie haben wir es bei Kontakttherapie mit großen Dosisleistungsunterschieden an verschiedenen Ortspunkten im Abstand zum Strahlenträger zu tun. In der Nähe des Strahlenträgers, wo die Dosisleistung maximal ist, spielt die relative Höhe der Dosisleistung eine geringe Rolle, da die hier in jedem Falle sehr hohe Dosis sowohl bei HDR wie bei LDR überwiegend zu letalem Zellschaden führt. Mit Entfernung vom Strahlenträger kommt der Dosisleistung zunehmend Bedeutung zu: Bei protrahierter Bestrahlung mit niedriger Dosisleistung (LDR) können sich die Zellen bereits während der Bestrahlung, z. B. von subletalen Schäden, erholen. Hypoxische Tumoranteile sind bei protrahierter Bestrahlung (LDR) weniger strahlenresistent. Diese günstigen Effekte können bei Anwendung von HDR durch erhöhte Fraktionierung ausgeglichen werden. Im Fraktionsintervall können dann hypoxische Zellabschnitte wieder Anschluß an die Sauerstoffversorgung gewinnen.

Eine Problematik für die gynäkologische Kontakttherapie bei Anwendung von HDR besteht darin, daß kaum mehr als 6 Fraktionen wegen des Aufwandes für Patient (Anästhesie) und Personal zugemutet werden können. Strahlenbiologisch wären bei der bei uns bei HDR angestrebten Gesamtdosis in Punkt A von 50–60 Gy über 10 Einzelfraktionen optimaler. Hier wird zugrunde gelegt, daß die Einzelfraktion bei HDR 9 Gy nicht wesentlich überschreiten soll.

Um die höhere Effektivität bei HDR auszugleichen, d. h. v. a., um Strahlennebenwirkungen an gesundem Gewebe zu verhindern, muß die effektive Gesamtdosis bei HDR je nach Fraktionierung um 25–40% reduziert werden. Zusammenfassend kann für die Umrechnung von LDR- auf HDR-Dosen eine äquivalente Dosis und damit ein äquivalenter Therapieeffekt ausschließlich für jeweils definierte Ortspunkte gegeben werden, nicht jedoch für das gesamte Zielvolumen.

Aufgrund der unterschiedlichen strahlenbiologischen Effekte, die quellenfern zum Tragen kommen, kann die optimale Einzeldosis und Anzahl sowie Zeitabstand der Fraktionen auch nicht über die bekannten Formeln umgerechnet werden (Ellis 1971; Kirk et al. 1975; Kellerer 1977). Empirisch konnte Bauer (1987) im Großtierversuch zeigen, daß Strahlennebenwirkungen auf gesundes Gewebe bei HDR ausgeprägter waren als bei LDR, selbst wenn die Gesamtdosis bei HDR um 20% vermindert war.

Vergleich HDR mit LDR

Klinische Behandlungsergebnisse

Die Tabelle 3 gibt eine Übersicht über 4 klinische Studien, bei denen HDR mit LDR verglichen wurde.

Inque (1978) vergleicht beim Zervixkarzinom Stadium 2b und 3 LDR mit 2 Fraktionen gegenüber HDR mit 3 Fraktionen: Die Nebenwirkungen bei der HDR-Gruppe sind deutlich ausgeprägt (s. Tabelle 4). Bezüglich Überlebensziffer schneidet LDR im Stadium 2b günstiger ab, im Stadium 3 sind keine Unterschiede erkennbar. Die günstige Überlebensziffer durch LDR bei Stadium 2b wird vom Autor dadurch erklärt, daß wegen der hohen Nebenwirkungen die Gesamtdosis um fast 50% bei HDR vermindert wurde. Beim Stadium 3 spielt die Dosisminderung eine geringere Rolle, da hier eine höhere externe Bestrahlung des Gesamtzielvolumens bei beiden Methoden das Überleben im wesentlichen beeinflußt hat (Abb. 8). Taina (1981) hat 2 Fraktionen LDR mit 4–5 Fraktionen HDR verglichen. Die Fünfjahresüberlebensraten sind identisch, jedoch hat Taina vermehrt Früh- und Spätreaktionen bei HDR beobachtet, wobei die Spätreaktionen signifikant verstärkt waren (vgl. Tabelle 5).

Tabelle 3. Übersicht über den Vergleich von LDR mit HDR bei intrakavitärer Kontakttherapie in klinischen Studien beim Zervixkarzinom (Inque 1987; Taina 1981; Rotte 1981, 1983)

Autor	Tumor-stadium	Kontakttherapie						Teletherapie
		Hohe Quellenaktivität			Niedrige Quellenaktivität			Dosis im Referenz-punkt der Parametrien
		Isotope	Dosis im Punkt A	Fraktio-nierung	Isotop	Dosis im Punkt A	Fraktio-nierung	
Taina	1-2	^{60}Co	30-50 Gy[a]	3-5	^{226}Ra	55 Gy	2	-
			30-37,5 Gy[b]	4-5				
Rotte	1-3	^{192}Ir	60 Gy	4[c]/6[d]	^{226}Ra	120 Gy	3	40 Gy
Inque	1a	^{60}Co	40-50 Gy	4-5	^{137}Cs	60 Gy	7	-
	1b/2a	^{60}Co	50 Gy	5	^{137}Cs	70 Gy	7	30 Gy
	2b/3	^{60}Co	30 Gy	3	^{137}Cs	60 Gy	7	40 Gy
Janik	1-4	^{226}Ra	32 Gy[e]	1	^{226}Ra	60 Gy[e]	3	30 Gy
			20-25 Gy[f]	3		20-25 Gy[f]	3	

[a] 1970 bis 1971, [b] ab 1971, [c] 1971 bis 1978, [d] ab 1978, [e] Intrauterinstift, [f] Portioplatte

Tabelle 4. Zervixkarzinom Stadium IIb-III. Es resultieren höhere Nebenwirkungen bei gleicher therapeutischer Wirksamkeit, wenn bei HDR nur 3 Fraktionen gewählt wurden (Nach Inque 1987)

	n	Anzahl der Fraktionen	Blutung		
			Rektum [n]	Blase [n]	Ileus [n]
LDR	106	2	27 (25%)	7 (7%)	0
HDR	143	3	51 (36%)	3 (2%)	3

Tabelle 5. Vergleich der Nebenwirkungen von LDR und HDR beim Zervixkarzinom Stadium Ia-IIb (Figo) nach Taina (1981)

	Anzahl der Fraktionen	n	Fünfjahres-überlebenszeit	Nebenwirkungen	
				Früh	Spät
LDR	2	84	78,6%	3,6%	13,1%
HDR	4-5	101	81,6%	10,9%	27,7%
				n.s.	p<0,01

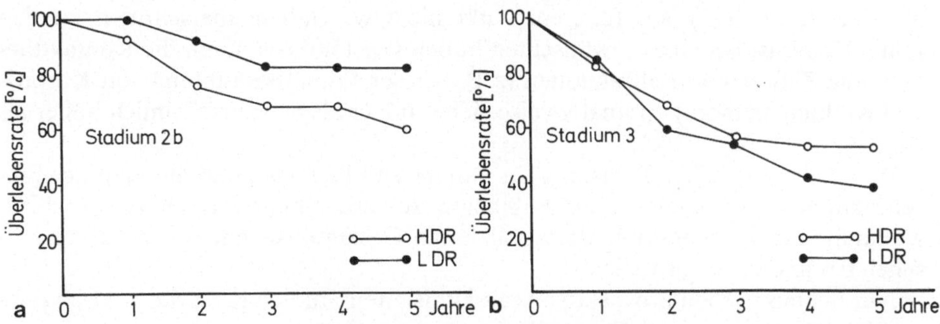

Abb. 8a, b. Klinischer Vergleich von LDR mit HDR beim Zervixkarzinom, Überlebenskurven nach Stadien: **a** Stadium 2b, **b** Stadium 3. (Nach Taina 1981)

Nach Erhöhung der Fraktionen bei HDR von 3–4 auf 4–5 waren die Nebenwirkungen rückläufig.

Rotte (1981) führte das HDR-Afterloading im Vergleich zur Kontakttherapie im deutschsprachigen Bereich erstmalig ein. Während im Stadium 1 und 2 bei ihm dieselben Überlebensraten durch HDR wie durch LDR erreicht wurden, war im Stadium 3 zunächst LDR (Radiumtherapie) überlegen. Als Konsequenz erhöhte Rotte bei HDR die zunächst 3 Fraktionen auf 6 mit einer Dosierung von 10 Gy bezogen auf den Punkt A.

Dadurch erreichte er auch im Stadium 3 gleich gute Ergebnisse wie mit LDR (Rotte 1983). Bei der jetzigen Methode sieht er keine signifikanten Unterschiede bezüglich unerwünschter Nebenwirkungen an Blase und Rektum. Über ähnlich gute Erfahrungen beim Vergleich HDR mit LDR berichtet Vahrson (Persönliche Mitteilung 1986). Aufgrund der klinischen Erfahrungen v.a. von Rotte und Vahrson wurde die laufende Multicenterstudie zum Vergleich von LDR mit HDR beim Zervixkarzinom konzipiert.

Zusammenfassung

Der Strahlenschutz zwingt in Zukunft zum Verlassen der konventionellen manuellen Radiumkontakttherapie bei gynäkologischen Tumoren.

Die sehr guten Langzeitergebnisse der Radiumära sind durch LDR-Nachladeverfahren mit verschiedenen Isotopen (v.a. ^{137}Cs und ^{60}Co) gleichwertig ersetzt worden.

Vorteile des HDR-Nachladeverfahrens sind klinisch sehr attraktiv: Die Liegezeiten sind kurz, es können pro Tag mehrere Patienten mit dem gleichen Gerät behandelt werden. Die Anwendung bei anderen Organtumoren (z.B. Bronchuskarzinom, Ösophaguskarzinom, Blasenkarzinom, Rektumkarzinom, Gallenblasenkarzinom, Hirntumoren u.a.) wird durch HDR-Kurzzeitafterloading z.T. verbessert und z.T. erst möglich. Hier bahnt sich eine Renaissance der Kontakttherapie an.

Ein Äquivalenzfaktor zum Umrechnen von LDR auf HDR ist nur für jeweils definierte Ortspunkte anzugeben, jedoch in keinem Fall für das gesamte Zielvolumen.

Strahlenbiologische Überlegungen fordern, daß bei HDR-Kurzzeitafterloading die Einzeldosis 9 Gy am Referenzpunkt nicht wesentlich überschritten werden sollte. Damit ist bei einer gewünschten hohen Gesamtdosis durch die Kontakttherapie die Zahl der Einzelfraktionen (z.B. bei der Primärbestrahlung von Korpus- und Kollumkarzinom) optimalerweise sicher höher als 6, wahrscheinlich höher als 10.

Wegen der klinischen Belastung für Patient und Personal muß die Zahl der Einzelfraktionen wahrscheinlich auf 6–8 begrenzt werden bei Anwendung von HDR, wodurch eine Verminderung der applizierten Gesamtdosis mit einem Faktor zwischen 0,6 und 0,8 erforderlich wird.

Nur in empirischen prospektiven randomisierten Studien kann die klinisch optimale Fraktionierung und Gesamtdosierung bei HDR-Kurzzeitbestrahlung gegenüber LDR-Langzeitbestrahlung ermittelt werden.

Zusammenfassung

Die konventionelle Radiumtherapie kann durch Afterloadingtechnik mit protrahierter Bestrahlung (Low dose rate = LDR) ersetzt werden. Die klinischen Ergebnisse mit den Nukliden ^{137}Cs, ^{60}Co und ^{192}Ir sind der Radiumtherapie gleichwertig. Durch Afterloadingtechnik kann die Bestrahlungsplanung optimiert und eine höhere und homogene Dosis im Zielvolumen gegeben werden.

Die Einführung von High-dose-rate-Bestrahlung erfordert eine höhere Fraktionierung. Strahlenbiologisch sollten per Fraktion 9 Gy nicht überschritten werden.

Mit Zunahme der Dosisleistung (HDR) nimmt die biologische Wirkung auf den Tumor, aber auch die Nebenwirkung auf das gesamte Gewebe zu. Die Strahlenresistenz hypoxischer Zellen nimmt ebenfalls zu, die therapeutische Breite nimmt insgesamt ab.

Bei 6–8 Fraktionen bei HDR ist die Gesamtdosis gegenüber LDR um den Faktor 0,8–0,6 zu vermindern.

Literatur

Bauer M (1987) Strahlentherapie. Im Druck

Becker J, Scheer KE (1952) Strahlentherapeutische Anwendung von radioaktivem Kobalt in Form von Perlen. Strahlentherapie 86: 540

Chassagne D (1973) Low-dose-rate technique of endocavitary brachytherapy. Proc R Soc Med Rec 64: 601

Delouche G, Harvey P, Laval C, Rambert P, Gest J (1979) Resultats de la radiotherapie de 406 cancers du col de l'uterus (T2 distaux et T3). Bull Cancer (Paris) 66: 549

Ellis F (1971) Nominal standard dose and the ret. Br J Radiol 44: 101

Field SD, Hornsey SH (1952) Repair in normal tissues and the possivle relevance to radiotherapy. Strahlentherapie 153: 371

Fletcher GH, Rutledge FN (1967) Overall results in radiotherapy for carcinoma of the cervix. Clin Obstet Gynecol 10: 958

Fournier v D, Kuttig H, Kubli F, Braun K (1975) Die Anwendung von Kobalt-60-Perlen beim Corpus-Carcinom, Technik, Komplikation und Ergebnisse. Strahlentherapie 150: 273

Fournier v D, Senf W, Kuttig H, Kubli F (1976) Verbesserung der gynäkologischen Radiumtherapie durch Afterloadingtechnik mit Cäsium-137. Strahlentherapie 151: 195

Inque T, Hori S, Miyata L, Ozekio, Shigematsu D (1978) High versus low dose rate intracavitory irradiation of carcinoma of the uterine cervix. Acta Radiol Oncol 17: 277

Kellerer AM (1977) Grundlagen der Ellis-Formel. Strahlentherapie 153: 384

Kirk J, Gray W, Watson ER (1975) Cumulative radiation effect. Part V: time gaps in treatment regimes. Clin Radiol 26: 159

Pierquin B, Marinello G (1981) Plesiocurietherapie des cancers du col de l'uterus. J Ent Radiother 4: 231

Rotte K (1981) Ferngesteuerte Afterloadingverfahren. Kombinierte chirurgische und radiologische Therapie maligner Tumoren. Wannenmacher M (Hrsg) Kombinierte chirurgische und radiologische Therapie maligner Tumoren. Urban und Schwarzenberg 76: 313

Rotte K (1983) Das ferngesteuerte Nachladeverfahren (Remote-Controlled Afterloading) für die intrakavitäre Kontakttherapie (Brachytherapie) gynäkologischer Karzinome. Radiologe 23: 20

Taina E (1981) High versus low dose rate intracavitary radiotherapy in the treatment of carcinoma of the uterus. Acta Obstet Gynecol Scand [Suppl] 103: 214

Selektive nuklearmedizinische Therapie mit meta-Jod-Benzylguanidin

B. Kimmig, J. Adolph und M. Eisenhut

Grundlage jeder nuklearmedizinischen Therapie ist die Applikation eines Radio-
nuklides mit Strahlung von kurzer Reichweite direkt in den Krankheitsherd oder
in seine unmittelbare Umgebung. Die eleganteste Form einer solchen Therapie
nutzt spezifische Zellstrukturen und Metabolismen neoplastischer Gewebe und
schleust auf diese Weise ein geeignetes Radiopharmakon in das Tumorgewebe ein
– ein Verfahren, das als „selektive Radionuklidtherapie durch metabolische Anreicherung" bezeichnet wird (zum Winkel 1975).

Erstmalig durchgeführt wurde eine selektive Radionuklidtherapie 1936 von
Lawrence in der Behandlung hämatologischer Systemerkrankungen mit ^{32}P. Das
klassische Anwendungsgebiet ist heute die Strahlentherapie von Schilddrüsener-
krankungen mit ^{131}J.

Generell ist zu erwarten, daß auch andere endokrine Organe und endokrin
aktive Tumoren günstige Voraussetzungen für eine selektive Strahlentherapie bieten, wobei natürlich die grundlegende Schwierigkeit in der Auffindung einer
geeigneten radioaktiv markierbaren Substanz liegt. Ein wichtiger Fortschritt in
dieser Richtung gelang mit der Entwicklung des meta-Jod-Benzylguanidin – einer
relativ einfach mit ^{131}J markierbaren Substanz mit hoher Affinität zu katechol-
aminproduzierenden Geweben (Wieland et al. 1979).

Meta-Jod-Benzylguanidin (MIBG)

Strukturchemisch ist MIBG ein Analogon zu der antisympathotonen Substanz
Guanethidin (Abb. 1). Es wird von chromaffinen Geweben angereichert und hat
sich in der szintigraphischen Diagnostik von benignen und malignen Phäochromozytomen bewährt. Umfangreiche Studien ergaben, daß zwischen 80 und 90%
der Phäochromozytome eine diagnostisch verwertbare MIBG-Anreicherung aufweisen (Shapiro et al. 1985). Wegen der engen entwicklungsgeschichtlichen Verwandtschaft zum Nebennierenmark und aufgrund histochemischer Ähnlichkeiten
war zu vermuten, daß auch Neuroblastome MIBG speichern, was von uns erstmals nachgewiesen werden konnte (Kimmig et al. 1983). Eine europäische Multicenterstudie mit 47 untersuchten Patienten zeigte, daß 90% aller Neuroblastome
MIBG speichern (Kimmig et al. 1985).

Aus der Ähnlichkeit des MIBG-Aufnahmemechanismus mit dem von Serotonin
wurde geschlossen, daß auch Karzinoide MIBG aufnehmen (Feldmann et al.
1984). Klinische Studien ergaben, daß ca. 60% der Karzinoide szintigraphisch mit

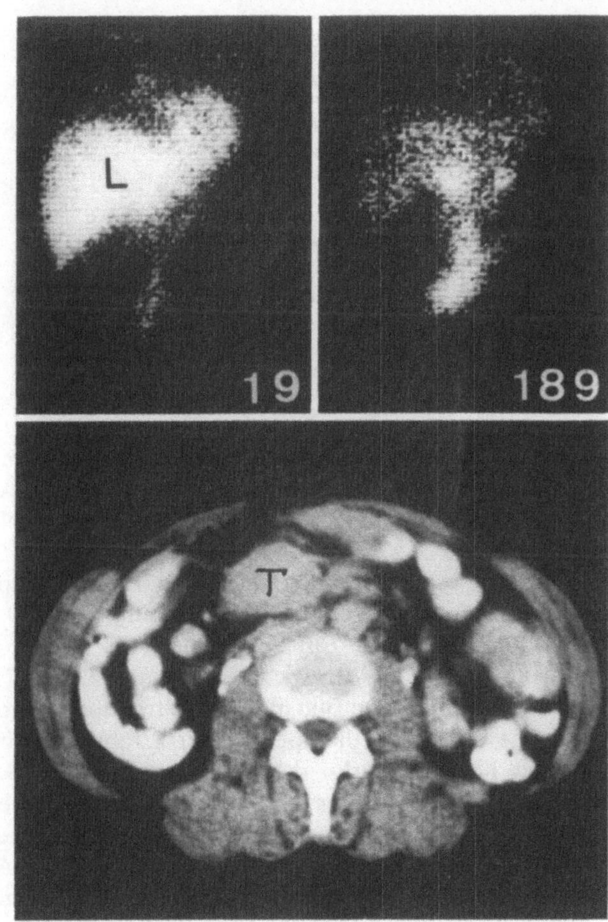

Noradrenalin   Guanethidin   MIBG

Abb. 1. Strukturformeln von Noradrenalin, Guanethidin und meta-Jod-Benzylguanidin *(MIBG)*

Abb. 2. Intestinales Karzinoid. *Oben:* [131]J-MIBG-Szintigramm von ventral 19 und 189 h p. i. Physiologische Aktivitätsanreicherung in der Leber *(L)* nach 19 h und in den Nebennieren nach 189 h. Pathologische Anreicherung in dem Tumor unterhalb der Leber rechts paramedian. *Unten:* CT-Schnitt durch den Tumor *(T)* unmittelbar oberhalb des Beckenkamms

MIBG nachgewiesen werden können (Fischer et al. 1985; Kimmig et al. 1986). Ein Beispiel zeigt Abb. 2.

Die Anreicherungsraten und effektiven Halbwertszeiten von [131]J-MIBG in Phäochromozytomen, Neuroblastomen und Karzinoiden sind so hoch, daß MIBG bei diesen Tumoren nicht nur über ein diagnostisches, sondern auch über ein therapeutisches Potential verfügt (Tabelle 1).

Tabelle 1. Tumorkinetik von ^{131}J-MIBG bei insgesamt 12 Patienten. Angegeben sind jeweils die effektive Halbwertszeit (HWZ) der Speicherung, der relative maximale Uptake der Aktivität pro Gramm Tumorgewebe und die Tumordosis bezogen auf die applizierte Aktivität (Zusammenstellung nach Kimmig 1985)

Tumor	Patientenzahl [n]	effektive HWZ [h]	maximaler Uptake/ Masse [%/g]	Tumordosis [rad/mCi]
Phäochromozytom	5	78,0 ± 6	0,065 ± 0,017	30 ± 9
Neuroblastom	4	60,2 ± 10	0,072 ± 0,009	26 ± 7
Karzinoid	3	61,3 ± 10	0,023 ± 0,001	12 ± 2

Tabelle 2. Strahlenbelastung bei Applikation von ^{131}J-MIBG (Aus Kimmig 1985)

Organ	Strahlendosis [rad/mCi]
Ganzkörper	0,41
Knochenmark	0,41
Leber	1,80
Ovarien	0,40
Testes	0,36
Blase	1,90
Nebennierenmark	ca. 50

Schwerwiegende Nebenwirkungen von MIBG sind nicht bekannt, und nach den bisherigen Erfahrungen besteht das einzige Risiko der Anwendung von ^{131}J-MIBG in den somatischen und genetischen Folgen der Strahlenbelastung (Tabelle 2).

Für die Radiojodtherapie von Schilddrüsenkarzinomen gilt die Regel, daß bei einer Einzeldosis eine Ganzkörperbelastung von 200 rad nicht überschritten werden sollte (Trott 1984). Ein Vergleich dieser Angabe mit der von uns ermittelten Strahlenbelastung läßt den Schluß zu, daß bei einer Therapie mit ^{131}J-MIBG ohne Risiko Aktivitäten von 300 mCi als Einzeldosis gegeben werden können, – was durch die bisherigen therapeutischen Erfahrungen bestätigt wurde. Nach Erholung des Knochenmarks, d.h. im Abstand von 2–4 Monaten, kann eine solche hochdosierte Therapie gegebenenfalls mehrfach wiederholt werden. Die Werte zeigen außerdem, daß bei einer hochdosierten Therapie mit einer reversiblen Funktionsstörung der Gonaden zu rechnen ist. Zur Abschätzung des genetischen Risikos kann man sich auf entsprechende Erfahrungen bei der Radiojodtherapie der Struma maligna beziehen (Trott 1984).

Therapie von Phäochromozytomen

Die erste Therapie eines Phäochromozytoms mit ^{131}J-MIBG wurde in Ann Arbor/ Michigan durchgeführt. Von dieser Gruppe wurden bis jetzt 18 Patienten mit insgesamt 44 Einzeldosen jeweils zwischen 100 und 200 mCi behandelt. Bei 12 dieser

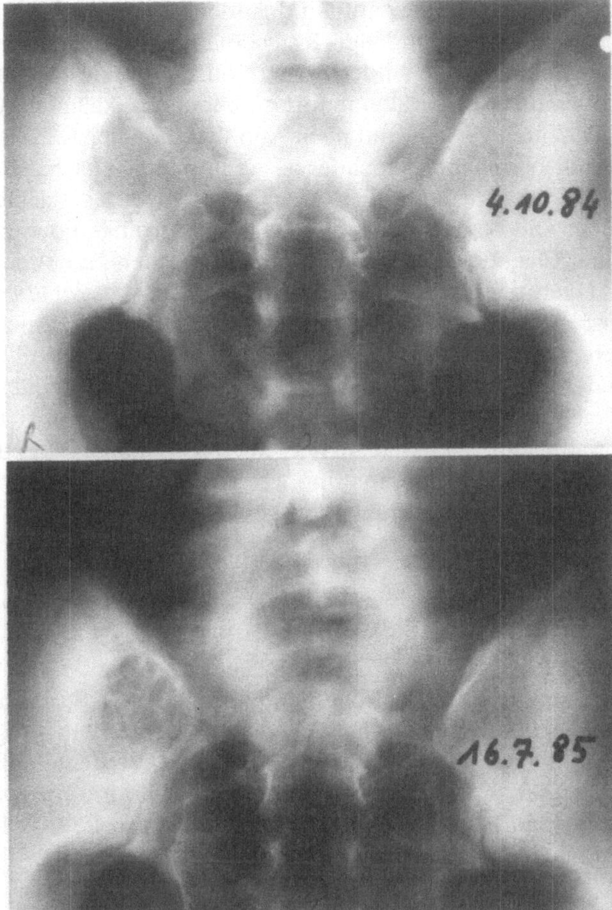

Abb. 3. Rekalzifizierung einer ossären Phäochromozytommetastase nach [131]J-MIBG-Therapie mit insgesamt 710 mCi, unter Therapie gemessene Tumordosis: 24500 rad

Patienten reicht die Nachsorgezeit aus, um den Therapieeffekt beurteilen zu können. In 5 Fällen konnte eine Reduktion der Tumorgröße und/oder ein Rückgang der Katecholaminwerte um mehr als 50% erreicht werden. Die Tumordosis pro Einzeltherapie wurde aus Traceruntersuchungen abgeschätzt; es ergaben sich Werte zwischen 1200 und 8000 rad. Auffällig war eine deutliche Linderung der Schmerzsymptomatik bei allen behandelten Patienten. Abgesehen von leichten reversiblen Thrombozytopenien wurden keine Nebenwirkungen der Therapie beobachtet (Shapiro u. Fischer 1985).

In Münster wurden 6 Phäochromozytompatienten mit [131]J-MIBG behandelt: In 2 Fällen konnte ein Tumorrückgang erzielt werden. Bei allen Patienten kam es zu einer deutlichen Besserung des Allgemeinbefindens und zur Linderung der Schmerzsymptomatik (Shapiro u. Fischer 1985).

Wir haben bisher 4 Patienten mit malignem Phäochromozytom nuklearmedizinisch behandelt: In einem Fall waren nicht-speichernde Metastasen vorhanden, die das Schicksal des Patienten bestimmten; in einem weiteren Fall trat ein nichtspeicherndes Rezidiv auf, an dem der Patient starb. Bei einem 3. Patienten konnte eine Normalisierung der Katecholaminausscheidung erreicht werden, multiple Lungenmetastasen bildeten sich vollständig zurück, und bei einer ausgedehnten Beckenmetastase trat eine fortschreitende Rekalzifizierung auf (Abb. 3). Bei einem 4. Patienten verschwand nach Applikation einer Einzeldosis von 276 mCi eine jahrelang bestehende Hochdrucksymptomatik. Die Katecholaminausscheidung normalisierte sich, und eine Wirbelkörpermetastase zeigte Zeichen der Rekalzifizierung. Die Nachbeobachtungszeit ist allerdings noch zu kurz, um Aussagen über eine Rückbildung des Primärtumors machen zu können.

Nach diesen Ergebnissen scheinen die Aussichten auf einen kurativen Effekt des ^{131}J-MIBG bei Phäochromozytomen insgesamt nicht sehr günstig zu sein. Weitere Therapieversuche sind aber nicht nur durch palliative Effekte, sondern auch durch spektakuläre Einzelerfolge gerechtfertigt. Bei der Beurteilung der bisherigen Ergebnisse ist außerdem zu berücksichtigen, daß bis 1983 die pro Einzeltherapie verabreichte Aktivitätsmenge mit 65–130 mCi wegen des Fehlens verläßlicher dosimetrischer Daten gering war und die therapeutische Breite einer ^{131}J-MIBG-Therapie bei weitem nicht ausgeschöpft wurde.

Therapie von Neuroblastomen

Die selektive Radionuklidtherapie mit ^{131}J-MIBG von Neuroblastomen in höheren Stadien ist angesichts der extrem schlechten Prognose dieser Patienten von besonderem Interesse. Bedeutsam ist außerdem, daß das Neuroblastom – im Gegensatz etwa zum differenzierten Schilddrüsenkarzinom oder zum Phäochromozytom – der erste bekannte strahlensensible Tumor mit hoher spezifischer Anreicherung eines Radiopharmakons ist.

Die MIBG-Therapie eines Neuroblastoms wurde von uns bisher bei einem Patienten durchgeführt. Es handelte sich um ein 3jähriges Kind mit abdominellem Primärtumor im Stadium III. Vorausgegangen waren eine operative Tumorreduktion und mehrere Zyklen Chemotherapie, die erfolglos blieben. Wir applizierten 150 mCi ^{131}J-MIBG und konnten eine Tumordosis von 4800 rad erzielen. Knochenmark- und Ganzkörperdosis betrugen nach unseren Abschätzungen etwa 350 rad, wurden aber – abgesehen von einem kurzen „Strahlenkater" und einer leichten passageren Blutbilddepression – gut toleriert. Die Nachbeobachtungszeit ist noch zu kurz, um den Therapieeffekt beurteilen zu können.

Über Therapieversuche bei größeren Patientenkollektiven wurde im Rahmen einer Multicenterstudie berichtet (Klingebiel et al. 1986): Behandelt wurden insgesamt 16 Kinder. Indikationen waren Rezidive in Stadium III/IV oder schlechtes Ansprechen auf eine vorausgegangene Chemotherapie. Beobachtet wurden sehr gute palliative Effekte und bei 10 Kindern eine Größenabnahme des soliden Tumoranteils, Rückgang der Katecholaminausscheidung und Rückbildung der Knochenmarkinfiltration. Bei einem Patienten wurde eine komplette Remission mit Nachbeobachtungszeit von über 180 Tagen erreicht.

Einschränkend muß allerdings konstatiert werden, daß die bisher beobachteten Erfolge überwiegend palliativ sind; auch bei Kindern mit drastischem Tumorrückgang kam es nach wenigen Wochen zu Rezidiven, entweder ausgehend vom Resttumor oder von einer Knochenmarkinfiltration. Wahrscheinlich liegt die Ursache hierfür in der für Neuroblastome typischen, infolge von Einblutungen, Nekrosen und Verkalkungen inhomogenen Struktur. Die inhomogene Gewebestruktur führt zu einem unregelmäßigen Speichermuster und damit zu einer ungünstigen Dosisverteilung mit unterdosierten Tumorarealen, aus denen sich dann Rezidive bilden können. Ein ähnliches Problem stellt die diffuse Knochenmarkinfiltration durch Neuroblastomzellen dar, hier sind wegen der insgesamt ungenügenden Aktivitätsaufnahme und der inhomogenen Verteilung durch alleinige MIBG-Therapie keine kurativen Erfolge zu erwarten. Es wird die Aufgabe weiterer Studien sein, die MIBG-Therapie mit einer Polychemotherapie zu kombinieren und im Rahmen eines solchen Schemas Dosierung und Fraktionierung der Aktivitätsgaben zu optimieren. Ein interessantes und vielversprechendes Anwendungsgebiet ist der Einsatz von ^{131}J-MIBG im Rahmen einer Knochenmarktransplantation.

Therapie von Karzinoiden

Karzinoide sind ausgereifte, langsam wachsende Tumoren mit ungünstiger Prognose beim Vorliegen von Metastasen. Die Möglichkeiten der Chemotherapie und der perkutanen Strahlentherapie sind gering.

Wir haben nach Abschätzung der erreichbaren Tumordosis 3 Karzinoidpatienten mit ^{131}J-MIBG behandelt: Bei 2 dieser Patienten lag ein intestinales Tumorrezidiv vor, in einem Fall mit inoperabler Infiltration der Mesenterialwurzel (Patient I. H., Abb. 2), im anderen Fall mit einer ausgedehnten zentral nekrotisch zerfallenden Lebermetastase (Patient F. K.). Ein 3. Patient (Patient O. H.) hatte einen rezidivierenden bronchialen Primärtumor mit Befall des Mediastinums und multiplen ossären Metastasen im Bereich des knöchernen Thorax und der Wirbelsäule sowie einer Lebermetastase. Vorausgegangen waren bei diesen 3 Patienten erfolglose Versuche einer operativen Revision. Bei der Patientin I. H. wurde 1983 eine Chemotherapie durchgeführt, die ebenfalls keinen Erfolg brachte. Die Abschätzung der erreichbaren Tumordosen erfolgte im Rahmen der szintigraphischen Diagnostik: Aus den gemessenen Daten wurde für 2 Patienten eine Dosis von rund 1200 rad pro 100 mCi applizierte Aktivität extrapoliert. Bei dem Patienten F. K. konnte aufgrund von ausgedehnten narbig fibrotischen Veränderungen sowie zentralen Tumornekrosen die Masse des speichernden Gewebes weder bei dem Lokalrezidiv noch bei der Lebermetastase bestimmt werden, eine Dosisabschätzung war daher unmöglich.

Da die 3 Patienten inoperabel waren und ausgeprägte Beschwerden hatten, entschlossen wir uns zur Therapie mit MIBG. Bei der Patientin I. H. konnten dadurch die abdominellen Schmerzen deutlich gebessert werden, bei dem Patienten O. H. kam es zum Verschwinden der Flushsymptomatik (Adolph et al. 1986). Die Frage, ob ein Wachstumsstillstand oder eine Rückbildung der Tumoren eintritt, ist wegen der Kürze der Nachbeobachtungszeit noch offen.

Diskussion

Die selektive Radionuklidtherapie weist gegenüber der perkutanen Strahlentherapie mehrere Besonderheiten auf. Die 3 wichtigsten sind: eine enge Begrenzung der therapeutisch wirksamen Dosis auf das Tumorvolumen, eine über einen weiten Bereich variierende Dosisleistung und eine mit Inkorporation des Radiopharmakons unvermeidlich verbundene Ganzkörper- und Knochenmarkbelastung. Die beiden ersten Faktoren führen dazu, daß bei der Radionuklidtherapie ohne Gefahr für das umliegende gesunde Gewebe und ohne schwerwiegende Nekrosen im Gefäßbindegewebeapparat befürchten zu müssen höhere Tumordosen appliziert werden können als bei der perkutanen Radiatio (Kimmig 1985). Der 3. Faktor, die Ganzkörper- und Knochenmarkbelastung, determiniert zusammen mit der Tumordosis die therapeutische Breite und stellt den limitierenden Faktor einer solchen Behandlung dar.

Gegenüber einer zytostatischen Therapie weist die Applikation von ^{131}J-MIBG als ebenfalls systemische Behandlungsform 2 wesentliche Vorteile auf: Die Indikation zur Behandlung kann an der erreichbaren Tumordosis orientiert werden, und der Therapieeffekt ist damit zumindest bei einem Teil der Patienten prognostizierbar. Der 2. Vorteil betrifft die Nebenwirkungen: Die zytostatische Therapie ist mit schwerwiegender Einschränkung des Befindens, merklicher Reduzierung des Allgemeinzustands und massiven Blutbildveränderungen sowie kardialen und renalen Risiken behaftet. Bei der MIBG-Therapie wie auch bei anderen Formen der selektiven Radionuklidtherapie steht im Vordergrund das Risiko der Blutbilddepression, während Befinden und Allgemeinzustand nahezu unbeeinträchtigt bleiben. Schwerwiegende Auswirkungen auf Herz, Nieren und andere lebenswichtige Organe wurden bisher nicht beobachtet.

Abschließend eine Zusammenstellung der Indikation zur MIBG-Therapie bei Phäochromozytomen und Karzinoiden: 1) chirurgische Inkurabilität, 2) klinische Symptomatik, 3) ausreichende Tumordosis.

Ad 1: Die operativen Möglichkeiten müssen ausgeschöpft sein, etwa bei Inoperabilität durch multiple Metastasen oder bei erhöhtem Operationsrisiko (z. B. durch eine serotonin- oder katecholamininduzierte Kardiopathie).

Ad 2: Es muß eine Symptomatik vorliegen – Schmerzen, endokrine Störungen wie Hypertonus oder Flushsymptomatik.

Ad 3: Es sollte – falls technisch überhaupt möglich – durch prätherapeutische Diagnostik mit einer Traceraktivität eine Dosisabschätzung angestrebt werden, um zu gewährleisten, daß eine zumindest palliativ wirksame Tumordosis appliziert werden kann. Nach den bisherigen Erfahrungen ist das der Fall, wenn mehr als ca. 1000 rad pro 100 mCi applizierter Aktivität erreicht werden. Für eine kurative Wirkung müssen sicher mehr als 10000–15000 rad im Tumor akkumuliert werden.

Bei den Neuroblastompatienten gibt es bisher keine klaren Richtlinien für die MIBG-Therapie: optimaler Behandlungsmodus und genaue Indikation im Rahmen einer zytostatischen Therapie sind noch zu erarbeiten.

Literatur

Adolph J, Kimmig B, Eisenhut M, Georgi P (1986) Therapie von Karzinoiden mit [131]J-Meta-Jod-Benzylguanidin. In: Höfer R, Bergmann H (Hrsg) Radioaktive Isotope in Klinik und Forschung, Bd 17/1. Egermann, Wien, S 615

Feldman JM, Frankel N, Coleman RE (1984) Platelet uptake of the pheochromocytoma – scanning agent ^{131}I-meta-iodobenzylguanidine. Metabolism 33: 397

Fischer M, Kamanabroo D (1985) Scintigraphic imaging of carcinoid tumors. J Nucl Med 26: 17

Kimmig B (1985) Selektive Strahlentherapie endokrin aktiver Tumoren: Biophysikalische Grundlagen, Pharmakokinetik und Dosimetrie. Habilitationsschrift, Heidelberg

Kimmig B, Brandeis WE, Eisenhut M, Bubeck B, Hermann HJ, zum Winkel K (1983) Szintigraphische Darstellung eines Neuroblastoms. NucCompact 14: 347

Kimmig B, Brandeis WE, Eisenhut M, Bubeck B, Georgi P (1985) Szintigraphische Darstellung benigner und maligner Tumoren des sympathischen Nervensystems mit meta-Jod-Benzylguanidin. Röntgenblätter 38: 154

Kimmig B, Adolph J, Bihl H, Georgi P (1986) Szintigraphie von Karzinoiden mit meta-Jod-Benzylguanidin. NucCompact 17: 270

Klingebiel Th, Feine U, Niethammer D, Müller-Schauenburg W, Schwabe D, Maul FD, Gerein V, Fischer M, Gahr M, Kraz K, Wehinger H, Weinel P, Berthold F, Hunnemann D, Treuner J (1986) Erste Erfahrungen in der Behandlung von Kindern mit metastasiertem und rezidiviertem Neuroblastom mit Metajodbenzylguanidin. Klin Pädiatr 198: 230

Shapiro B, Fischer M (1985) Summary of the Proceedings of a Workshop on ^{131}I-metaiodobenzylguanidine held at Schloss Wilinghege, Münster, 27. September 1984. Nucl Med Comm 6: 179

Shapiro B, Copp JE, Sisson JC, Eyre PL, Wallis J, Beierwaltes WH (1985) Iodine-131 metaiodobenzylguanidine for the locating of suspected pheochromocytoma: Experience in 400 cases. J Nucl Med 26: 576

Trott KR (1984) Nebenwirkungen bei der Strahlentherapie von Schilddrüsenkarzinomen. In: Bekker HD, Heinze HG (Hrsg) Maligne Schilddrüsentumoren. Springer, Berlin Heidelberg New York, S 260

Wieland DM, Swanson DP, Brown LE, Beierwaltes WH (1979) Imaging the adrenal medulla with an I-131-labeled antiadrenergic agent. J Nucl Med 20: 155

Zum Winkel K (1975) Nuklearmedizin. Springer, Heidelberg Berlin New York

Therapie mit Hoch-LET-Strahlung

Biologische Effekte schwerer Ionen

G. Kraft

Einleitung

Jede Strahlentherapie setzt voraus, daß die Tumorzellen durch die angewendete Strahlung stärker geschädigt werden als die Zellen des gesunden Gewebes. Eine Wirkungssteigerung kann dann erreicht werden, wenn die Tumordosis oder deren biologische Wirksamkeit erhöht werden kann, ohne die Toleranz des gesunden Gewebes zu überschreiten. Schwerionenstrahlen erfüllen beide Kriterien in optimaler Weise (Tobias et al. 1979):

- Die Energiedeposition von Schwerionenstrahlen steigt mit zunehmender Eindringtiefe im Gewebe an und erreicht kurz vor dem Ende der Teilchenreichweite ein Maximum.
- Für die leichteren Ionen bis zum Argon ist die Zunahme in der Energiedeposition mit einer Zunahme der relativen biologischen Effektivität (RBE) gekoppelt, d.h. am Ende der Reichweite des Teilchenstrahls steht nicht nur eine hohe Dosis zur Inaktivierung unerwünschter Zellen zur Verfügung, sondern diese Dosis ist biologisch überproportional wirksam.
- Beim Durchgang durch Gewebe werden Schwerionenstrahlen kaum aufgestreut und haben außerdem eine genau definierte Reichweite.

Aufgrund dieser Eigenschaften der Schwerionenstrahlen ist eine wesentlich präzisere Dosisverteilung möglich, die es erlaubt, Tumoren mit einer hohen Dosis zu belegen und strahlenempfindliche oder nichterneuernde Gewebe weitgehend auszusparen (Tobias et al. 1952).

Der wesentliche Nachteil der Schwerionentherapie sind die derzeit noch hohen Kosten der notwendigen Teilchenbeschleuniger.

Der Einsatz von Ionenstrahlen wurde 1946 erstmals von Wilson vorgeschlagen. Voraussetzung dafür sind hochenergetische Ionen mit Reichweiten von 20–30 cm in Gewebe. Das entspricht einer Teilchenenergie von ca. 200 MeV/u für Helium und 800 MeV/u für Argon. Aufgrund der technischen Entwicklung konnten zunächst nur Protonen und Heliumionen verwendet werden (Tobias et al. 1952), später wurde auch der Gebrauch schwerer Ionen vorgeschlagen (Tobias u. Todd 1967) und seit 1971 in Berkeley verwirklicht.

Während in der Zwischenzeit in Harvard, Leningrad, Moskau, Villingen (Schweiz) und Uppsala Protonentherapieprojekte begonnen wurden, ist der BEVALAC z.Z. einzige Strahlungsquelle für eine Therapie mit Teilchen schwerer als Helium, bis das medizinische Schwerionensynchrotron in Chiba (Japan) in Betrieb geht. Am Schwerionensynchrotron (SIS) der GSI, Darmstadt, das bis 1990 fertiggestellt werden soll, wären von der Teilchenenergie und Intensität optimale Bedingungen für die Strahlentherapie gegeben. Allerdings bestehen derzeit keine Pläne zu deren Verwirklichung, während strahlenbiologische Experimente regelmäßig bei der GSI durchgeführt werden.

Physikalische Grundlagen

Geladene Teilchen (Ionen) haben eine grundsätzlich andere Art der Energieabgabe als elektromagnetische Strahlung, wie z. B. γ-Quanten oder Photonen. Die Wechselwirkungsprozesse elektromagnetischer Strahlung wie Photoeffekt, Comptoneffekt und Paarbildung sind rein stochastische Prozesse und unkorreliert. Die Energiedeposition durch diese Prozesse gehorcht deshalb einem Exponentialgesetz, und die Dosis fällt im wesentlichen exponentiell als Funktion der Eindringtiefe ab.

Der Energieabgabeprozeß geladener Teilchen ist hauptsächlich durch die Wechselwirkung mit den Elektronen der Targetsubstanz bestimmt und hängt von der Geschwindigkeit der Ionen und ihrem Ladungszustand ab. Bei hoher Geschwindigkeit ist das Projektilatom vollständig ionisiert, und die Ionenladung ist gleich der Kernladung. Bei konstanter Ionenladung ist die Wechselwirkung mit den Elektronen und damit die Energieabgabe umgekehrt proportional zur Ionengeschwindigkeit, d. h. mit zunehmender Verlangsamung steigt der Energieverlust an. Gleichzeitig nehmen jedoch elektronische Einfangprozesse zu, die die Ladung des Kerns abschirmen und die effektive Ladung verkleinern. Dies führt zunächst zu einem langsameren Anstieg der Energieabgabe und unterhalb von Energien von einigen MeV/u zu einem steilen Abfall in der Energieabgabe. Die Balance dieser beiden Prozese, anwachsende Wechselwirkungszeit und abnehmende effektive Ladung, führen zu den charakteristischen Energieverlustkurven geladener Teilchen. Der Energieverlust steigt mit zunehmender Abbremsung bis zu einem Maximum an und fällt danach schnell ab.

In Abb. 1 wird die Energiedeposition (Dosis) als Funktion der Eindringtiefe für verschiedene Strahlenarten verglichen. Für Photonen fällt die Dosis nach einem Maximum bei kleinen Eindringtiefen nahezu exponentiell ab (Ähnliches gilt für Neutronen). Dadurch ist bei einer Bestrahlung eines tief liegenden Tumors die integrale Dosis, die auf das gesunde Gewebe abgegeben wird, immer größer als die Tumordosis.

Für geladene Teilchen gilt das umgekehrte Verhalten: Durch den steilen Anstieg zum „Bragg-Maximum" ist die Tumordosis höher als die Dosis im Eingangskanal.

Um einen ausgedehnten Tumorbereich mit einer hohen Bragg-Dosis zu belegen, ist es nötig, die Energie und damit die Reichweite der Teilchen zu variieren (Abb. 2). Durch die Überlagerung der einzelnen Bragg-Kurven wird zwar das Verhältnis zwischen der Dosis im Eingangskanal und im Tumorbereich verschlechtert, i. allg. sind aber bis zu 3mal höhere Tumordosen auch für ausgedehnte Tumoren erreichbar (s. Abb. 7) (Kraft 1983).

Ähnlich wichtig wie die Reichweitenvariation ist die seitliche Aufstreuung des Ionenstrahls. In Abb. 3 ist für einige typische Ionen, wie Protonen, Helium, Koh-

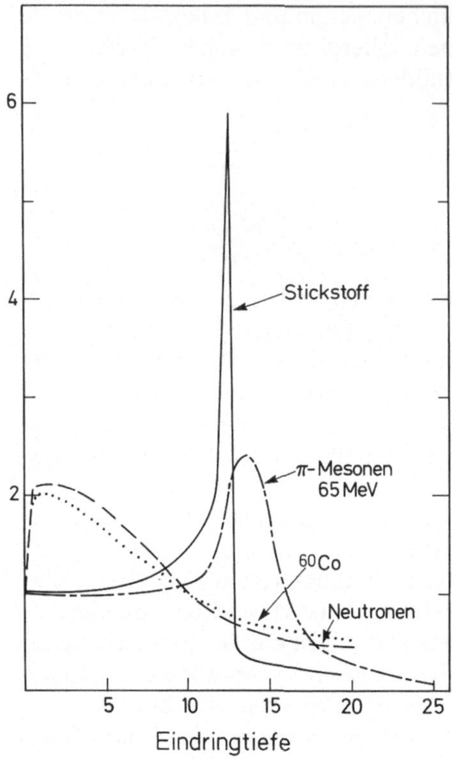

Abb. 1. Dosis als Funktion der Eindringtiefe in Wasser für verschiedene Strahlenarten wie γ-Strahlen, Neutronen, negative Pionen und Stickstoffionen (Tobias et al. 1971; Jung u. Zimmer 1974)

lenstoff und Neonionen, die seitliche Aufstreuung als Funktion der Eindringtiefe in Wasser dargestellt. Die Seitenstreuung nimmt von Protonen über Helium zu Kohlenstoff deutlich ab. Für die schweren Ionen erreicht man zwar eine weitere Verbesserung, doch entstehen durch Kernreaktionen immer mehr Kernfragmente, die seitlich herausstreuen und auch eine größere (Schimmerling et al. 1985) Reichweite besitzen. Die Kernfragmentierung nimmt für schwere Elemente zu und ist einer der Gründe, die gegen eine therapeutische Verwendung von Ionenstrahlen mit Ordnungszahlen > 20 (Argon) sprechen. Ein weiterer Grund liegt in der geringen relativen biologischen Wirksamkeit der sehr schweren Ionen.

Strahlenbiologische Grundlagen

Die meisten Daten über die biologische Wirkung schwerer Ionen stammen aus Experimenten mit Zellkulturen. Obwohl zwischen den Zellkulturen und einem realen Tumor in seiner biologischen Struktur ein großer Unterschied besteht, sind Kulturen von Säugetierzellen ein einfaches und relativ billiges Testobjekt, mit dem man die Vielfalt der verschiedenen Ionen in zeitlich und finanziell begrenztem Rahmen untersuchen kann. Außerdem lassen sich relative Änderungen der Strah-

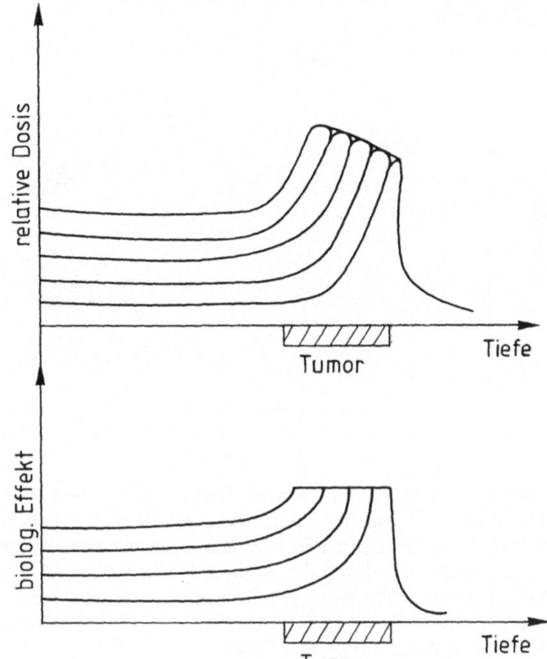

Abb. 2. Durch die Überlagerung mehrerer Bragg-Kurven mit verschiedener Reichweite kann man ein ausgedehntes Tumorvolumen ausleuchten. Die Intensität der einzelnen Bragg-Kurven sind so gewählt, daß aufgrund der unterschiedlichen biologischen Wirksamkeit im Tumorbereich ein gleichmäßiger Inaktivierungseffekt entsteht

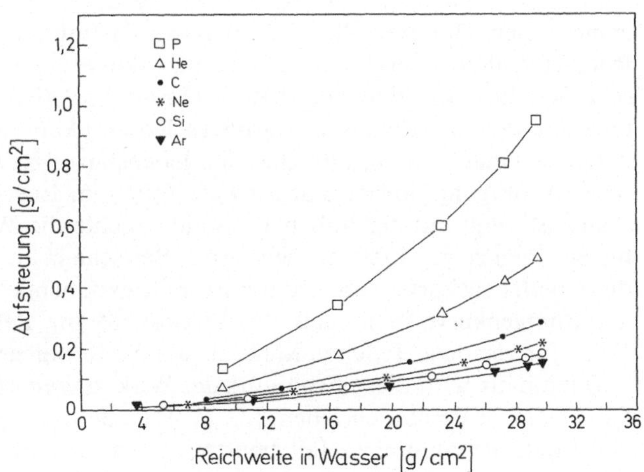

Abb. 3. Seitliche Aufstreuung von verschiedenen Schwerionenstrahlen als Funktion der Eindringtiefe. (Die Daten wurden freundlicherweise von Dr. M. Phillips, LBL Berkeley zur Verfügung gestellt)

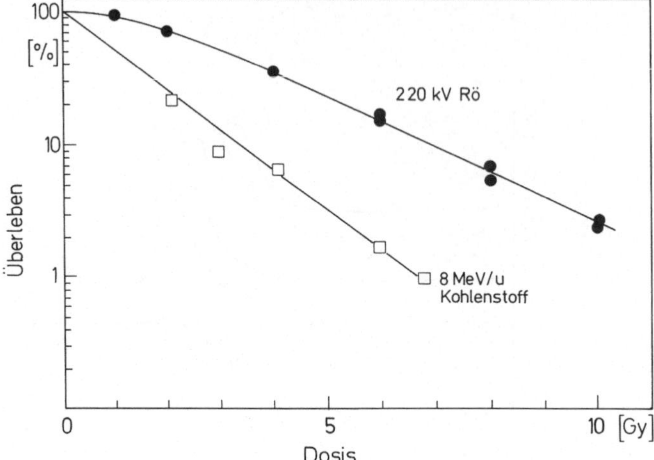

Abb. 4. Überleben von chinesischen Hamsterzellen (V 79) als
Funktion der Dosis bei Bestrahlung mit Röntgenstrahlen und
8 MeV/u Kohlenstoff. Die Röntgenkurve zeigt bei kleinen Dosen
eine Schulter, die durch die Reparatur von potentiell letalen
Schäden verursacht wird. Bei Bestrahlung mit Kohlenstoffionen ist
die Überlebenskurve steiler entsprechend der höheren biologischen
Wirksamkeit der Kohlenstoffionen

lenempfindlichkeit zwischen verschiedenen Ionen auf die In-vivo-Situation übertragen.

In Abb. 4 wird das Überleben, d. h. die unverminderte Teilungsfähigkeit, von
chinesischen Hamsterzellen (V 79) nach Bestrahlung mit schweren Ionen und
Röntgenstrahlung verglichen. Die Röntgenkurve zeigt bei kleinen Dosen eine typische Schulter, d. h. daß bei kleinen Dosen potentiell letale Schäden weitgehend
repariert werden können. Für größere Dosen akkumulieren die Schäden zu irre-
parablen Letalschäden, und die Überlebenskurve ist exponentiell (in logarithmi-
scher Auftragung linear). Für schwere Ionen im Energiebereich des Bragg-Maxi-
mums ist aufgrund der hohen Ionisationsdichte die Wahrscheinlichkeit, irrepara-
ble Schäden zu produzieren, sehr groß (Bertsche et al. 1983). Dementsprechend ist
die Überlebenskurve von Anfang an rein exponentiell und wesentlich steiler als
die Röntgenkurve, d. h. daß die Effektivität zur Zellinaktivierung bei gleicher
Dosis für geladene Teilchen höher ist als für Röntgenstrahlen.

Quantitativ wird diese Erhöhung der Wirksamkeit durch die relative biologische
Effektivität (RBE) beschrieben. Die RBE ist definiert als das Verhältnis der Dosen
von Röntgenstrahlung zu Teilchenstrahlen, die zur Erzielung des gleichen biologischen Effekts, z. B. einer Inaktivierung auf 10% nötig sind. Die RBE hängt bei
Vergleich einer Schulterkurve und einer rein exponentiellen Kurve vom Überlebensniveau ab und nimmt für höhere Überlebensraten zu. Zum Vergleich verschiedener Strahlung wird deshalb ein einheitliches Überlebensniveau angenommen
(üblich sind 50, 37 oder 10%) und am RBE-Wert als Index angegeben. In Abb. 5

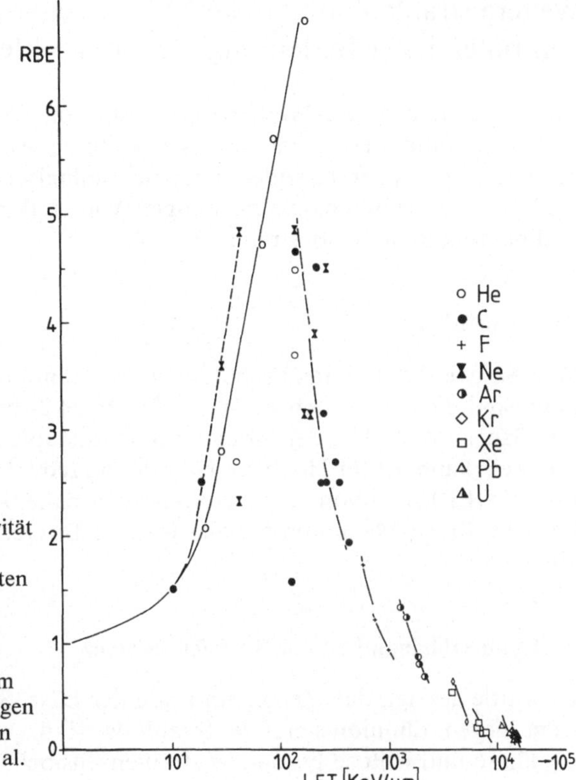

Abb. 5. Relative biologische Effektivität *(RBE)* als Funktion des linearen Energietransfers *(LET)*. Für die leichten Ionen hat die RBE$_{37}$ ein scharfes Maximum bei 100 keV/μm; für die schweren Ionen wurden bis jetzt nur Teilstücke der RBE-Abhängigkeit vom LET gemessen. Diese Messungen zeigen jedoch, daß für die schweren Teilchen getrennte Kurven existieren (Wulf et al. 1985)

ist die relative biologische Effektivität für verschiedene leichte und schwere Ionen als Funktion der Strahlenqualität in Form des linearen Energietransfers (LET), also der an die Zelle abgegebenen Energie, aufgetragen. Für kleine LET-Werte steigt die RBE bis zu einem Maximum bei 100 keV/μm und fällt dann für höhere Werte wieder ab. Dieser Abfall erfolgt getrennt für jedes Teilchen und ist v. a. durch die lokale Energieverteilung in der Teilchenspur und Rekombinationseffekte, die bei zu hohen Energiedichten einsetzen, bestimmt (Kraft et al. 1984).

Für die strahlentherapeutische Anwendung scheiden die sehr schweren Ionen mit Ordnungszahlen > 20 auch wegen ihrer geringen biologischen Effektivität aus, während die leichten Ionen bis zu 4mal biologisch effektiver sind. Diese Effektivität ist an die lokale Energiedichte gekoppelt, die von einem Teilchen produziert wird, d. h. daß Erhöhungen der biologischen Wirksamkeit nur im Bragg-Maximum, also am Ende der Teilchenspur, stattfinden, während für die leichten Ionen im Eingangskanal der LET niedrig bleibt und dadurch nur eine niedrige biologische Wirksamkeit hat.

Weitere strahlenbiologische Effekte schwerer Teilchen von potentieller Bedeutung für die Strahlentherapie

Im Bereich hoher LET-Werte wird die Struktur des biologischen Schadens verändert. Dies führt neben der bereits erwähnten Änderung im Reparaturverhalten auch zu Änderungen in anderen strahlenbiologischen Parametern, wie z. B. Sauerstoffeffekt, Sensibilitätsverschiebungen von Zellen in verschiedenen Zellstadien und bei fraktionierter Bestrahlung.

Sauerstoffeffekt

Werden oxische und anoxische Zellen mit dünnionisierender Strahlung bestrahlt, dann sind die anoxischen Zellen in der Regel 2- bis 3mal strahlenresistenter. Dieser „Sauerstoffeffekt", der für die Strahlentherapie anoxischer Tumore von Bedeutung sein kann, ist für Hoch-LET-Strahlung reduziert. Der Sauerstoffverstärkungsfaktor (OER) sinkt von einem Anfangswert nahe bei 3 im Plateau zu Werten nahe bei 1 im Bragg-Maximum für alle Ionen schwerer als Kohlenstoff (Blakely et al. 1980a).

Zellzyklusabhängigkeit der Strahlenresistenz

Es wurde gezeigt, daß Zellen am Ende der DNS-Synthesephase sehr strahlenresistent gegen dünnionisierende Strahlung sind, während Zellen am Ende der G_2-Phase und Mitose besonders strahlensensibel sind. Diese Unterschiede in der Strahlensensibilität werden durch schwere Ionen beseitigt, und der Inaktivierungseffekt ist weitgehend unabhängig von den einzelnen Zellzyklusphasen (Blakely et al. 1980b).

Fraktionierte Bestrahlung

Aufgrund des Reparaturpotentials von Zellen, die dünnionisierender Strahlung exponiert werden, wird bei therapeutischen, also relativ niedrigen Dosen ein großer Teil der gesetzten Schäden in der Zeit zwischen 2 Fraktionen repariert. Bei Schwerionenbestrahlung sind diese Reparaturprozesse durch die unterschiedliche Struktur der Schäden weitgehend unterdrückt. In Zellexperimenten wurde darüber hinaus eine Potenzierung des Strahlenschadens nach fraktionierter Bestrahlung für den Hoch-LET-Teil gefunden (Ngo et al. 1980; Wulf 1983). Die Natur dieses Effekts ist nicht geklärt. Trotzdem sollten die Fraktionierungsschemata für Schwerionenbestrahlung diesen Effekt ausnutzen.

Zusammenfassung

In Abb. 6 sind die strahlenbiologischen Eigenschaften eines Schwerionenstrahls exemplarisch für einen Kohlenstoffstrahl dargestellt. Für den unmodifizierten

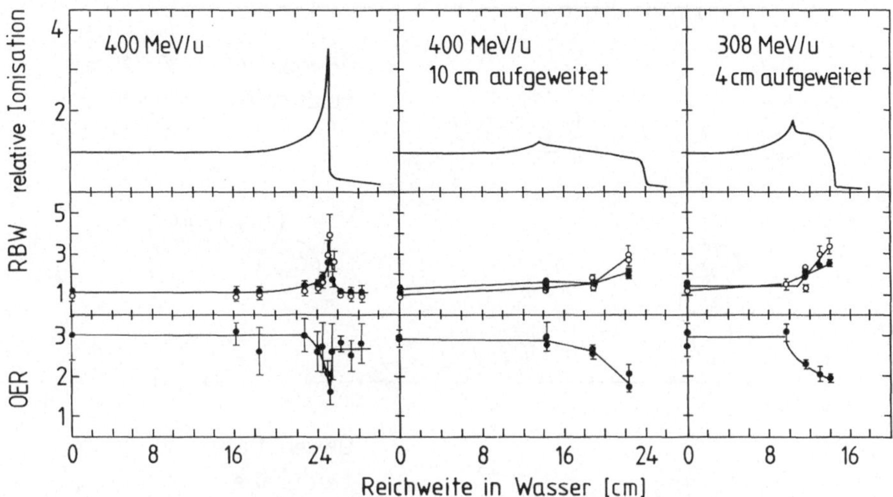

Abb. 6. Relative Ionisation, biologische Wirksamkeit und Sauerstoffeffekt eines Kohlenstoffstrahls. *Links:* unmodifizierter Strahl; *Mitte:* Aufweitung des Strahls um 10 cm in einer Tiefe von 15 cm; *rechts:* Aufweitung um 4 cm in einer Eindringtiefe von 8 cm. Die geschlossenen Punkte der RBE-Kurve entsprechen oxischen, die offenen hypoxischen Bedingungen (Zeichnung nach Blakely et al. 1980)

Strahl steigt die Dosis vom Eingangskanal an bis zum Bragg-Maximum und fällt dann steil ab. Gleichzeitig steigt im Bragg-Maximum die biologische Effektivität an, und der Sauerstoffeffekt fällt auf Werte nahe bei 1. Wird der Kohlenstoffstrahl durch Energievariation über einen größeren Tumorbereich verschmiert, dann hängen die erreichbaren Werte für den Anstieg der biologischen Wirksamkeit und den OER-Abfall von der benötigten Eindringtiefe und Tumorbreite ab. Allgemein gilt: je größer und tiefer der Tumor, desto kleiner die Vorteile der Schwerionenstrahlung. Trotzdem bleibt selbst für sehr große Tumorvolumina ein Vorteil der Teilchentherapie – verglichen mit konventioneller Therapie – bestehen: In Abb. 7 sind zum Vergleich der verschiedenen Strahlenarten die Verhältnisse der biologisch wirksamen Dosen im Tumor und im Eingangsbereich als Abszisse aufgetragen. Als Ordinate wurde der OER als typischer Hoch-LET-Effekt benutzt. Für einen Tumor, der in einer Tiefe von 10–14 cm liegt, bietet Kohlenstoff die weitaus beste Dosisverteilung bei einem deutlichen Hoch-LET-Effekt. Bei größeren Tumortiefen sind die Dosisvorteile aller Teilchen (H→Ne) fast gleich; der Hoch-LET-Effekt ist dabei bei Neon und Silizium am ausgeprägtesten.

Diese Zusammenstellung zeigt, daß eine Wirkungssteigerung in der Strahlentherapie durch die Anwendung schwerer Ionen möglich ist. Es ist klinisch abgesichert, daß eine bessere Dosisverteilung zu besseren Resultaten führt. Wie weit es spezifische Hoch-LET-Vorteile im klinischen Bereich gibt, muß die weitere Forschung zeigen.

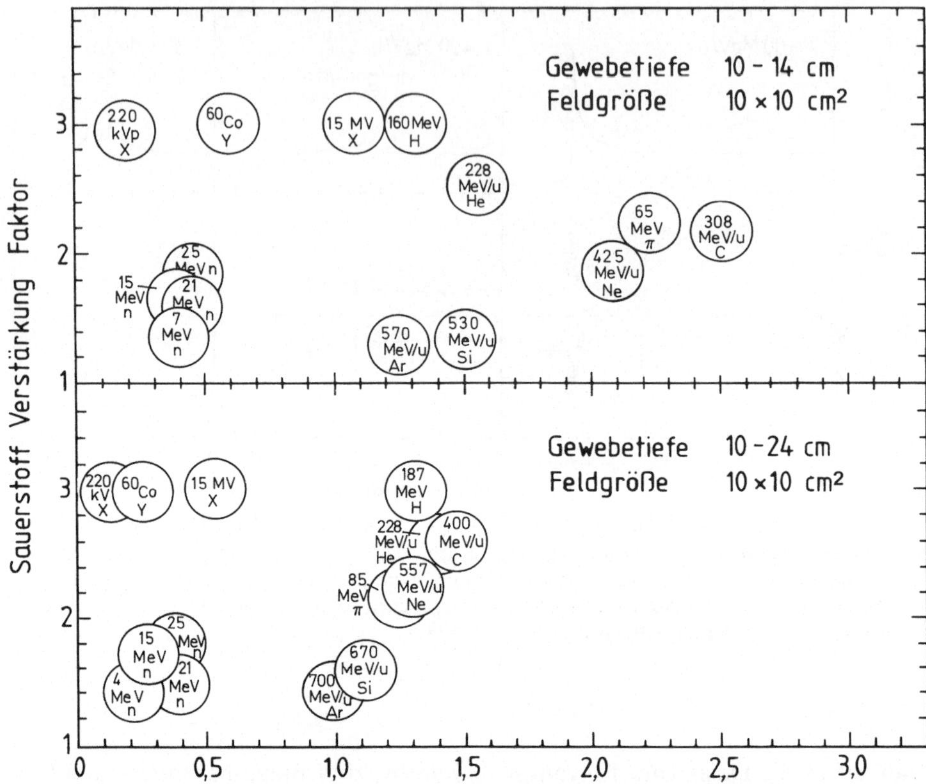

Abb. 7. Verhältnis der effektiven Dosen im Tumor und im Eingangsbereich für ein 10·10 cm
großes Bestrahlungsfeld in verschiedenen Tiefen; *oben:* 10-14 cm Gewebetiefe, *unten:* 10-24 cm
Gewebetiefe. Je weiter nach rechts die Punkte liegen, desto besser ist die Dosisverteilung. Je näher
die Punkte an der Abszisse liegen, desto kleiner ist der Sauerstoffeffekt. Verhältnis effektiver

$$\text{Dosen} = \frac{\text{Dosis} \cdot \text{RBW (Tumor)}}{\text{Dosis} \cdot \text{RBW (Eingang)}}$$ (Zeichnung nach Blakely et al. 1980)

Danksagung

Der Biomedizinischen Division des Lawrence Berkeley Laboratoriums möchte ich
für die großzügige Gastfreundschaft während mehrerer Aufenthalte in den letzten
5 Jahren danken. Besonderer Dank gebührt Dr. E. A. Blakely, Dr. M. Phillips, Dr.
C. A. Tobias und Dr. E. Alpen für viele ausführliche Diskussionen und eine gute
kollegiale Zusammenarbeit.

Literatur

Bertsche U, Illiakis G, Kraft G (1983) Inactivation of Ehrlich ascites tumor cells by heavy ions.
  Radiat Res 95: 57-67
Blakely EA, Ngo FQH, Chang PY, Lommel L, Kraft-Weyrather W, Kraft G, Tobias CA (1980a)

Heavy ion cell cycle response and progression effects. In: Biological and medical research with accelerated heavy ions at the BEVALAC. LBL report 11220, Regent of the University of California, Berkeley, pp 125-135

Blakely EA, Tobias CA, Ngo FQH, Curtis SB (1980b) Physical and cellular radiobiological properties of heavy ions in relation to cancer therapy applications. In: Biological and medical research with accelerated heavy ions at the BEVALAC. LBL report 11220, Regent of the University of California, Berkeley, pp 73-86

Jung H, Zimmer KG (1974) Physikalische und biologische Grundlagen einer Anwendung von π-Mesonen, Neutronen und geladenen Teilchen in der Strahlentherapie. Rontgenblatter 8: 381-401

Kraft G (1983) Schwerionenforschung in Biologie und Medizin. In: Enzyklopädie Naturwissenschaft und Technik. Moderne Industrie, Landsberg, S 509-517

Kraft G, Blakely EA, Hieber L, Kraft-Weyrather W, Miltenburger HG, Müller W, Schuber M, Tobias CA, Wulf H (1984) HZE effects on mammalian cells. Adv Space Res 4/10: 219-226

Ngo FQH, Blakely EA, Tobias CA (1980) Effects of combined low and high LET radiation. In: Biological and medical research with accelerated heavy ions at the BEVALAC. LBL report 11220, pp 103-112

Schimmerling W, Rapkin M, Wong M, Howard J (1985) The propagation of relativistic heavy ions in multi-element beam lines. Med Phys 13: pp 217-228

Tobias CA, Todd PW (1967) Heavy charged particles in cancer therapy. In: Radiobiology and radiotherapy. US National Cancer Monograph 24, National Cancer Institute, Bethesda

Tobias CA, Anger HO, Lawrence JH (1952) Radiological use of high energy deuterons and alpha particles. Ann J Roentgenol Radiat Ther Nucl Med 67: 1-27

Tobias CA, Lyman JT, Chatterjee A, Howard J, Maccabee HD, Raju MR, Smith AR, Sperinde JM, Welch GP (1971) Radiological physics characteristics of the extracted heavy-ion beams of the Bevatron. Science 174, 1131

Tobias CA, Alpen EA, Blakely EA, Castro JR, Chatterjee A, Chen GTY, Curtis SB, Howard J, Lyman JT, Ngo FQH (1979) Radiobiological basis for heavy-ion therapy. In: Treatment of radioresistant cancers. North Holland, Amsterdam, pp 159-183

Wilson R (1946) Radiological use of fast protons. Radiology 47: 487-491

Wulf H (1983) Der Einfluß von Schwerionenstrahlen auf das Überleben und Wachstum von Säugetierzellen in vitro. GSI report 83-3

Wulf H, Kraft-Weyrather W, Miltenburger HG, Blakely EA, Tobias CA, Kraft G (1985) Heavy-ion effects on mammalian cells: Inactivation measurements with different cell lines. Radiat Res 104: 122-134

Strahlentherapie mit schweren Ionen am Lawrence Berkeley Laboratory*

J. R. Castro

Einleitung

Die Kontrolle des lokalen und regionalen Tumorwachstums ist gerade bei den Patienten, bei denen konventionelle Radiotherapie, Chirurgie und Chemotherapie versagen, entscheidend für die Verbesserung der Heilungsrate und der Lebensqualität sowie der Verlängerung der Überlebenszeit. Die Strahlentherapie mit schweren Ionen vermag viele dieser Tumoren wirksam zu behandeln, während die strukturelle und funktionelle Integrität des Normalgewebes unangetastet bleibt.

Seit mehreren Jahren haben wir den Einsatz schwerer geladener Teilchen in klinischen Studien am Lawrence-Berkeley-Laboratorium der Universität von Kalifornien untersucht. Mehr als 500 Patienten wurden als Teil ihrer Therapie oder vollständig mit Heliumionen behandelt, und etwa 250 Patienten erhielten zumindest eine Teilbestrahlung mit Neonionen. Hervorragende Ergebnisse wurden nach Präzisionsbestrahlung mit Heliumionen erzielt, wobei eine Dosis im Tumor weit über dem Bereich erzielt werden konnte, die mit Niedrig-LET-Strahlung möglich gewesen wäre. Die Dosierung des Normalgewebes konnte im Bereich oder unterhalb der Toleranzdosis gehalten werden.

Beispiele für solche Tumoren sind das Aderhautmelanom, paraspinale oder an der Schädelbasis gelegene Chordome, Chondrosarkome und Meningeome, außerdem ausgewählte Kopf-Hals-Tumoren, Weichteil- oder Knochensarkome.

Neonionen bieten sowohl biologische als auch physikalische Vorteile. Ihre Anwendung wurde in Phase-I-II-Studien an fortgeschrittenen oder problematischen Tumoren untersucht. Es handelte sich dabei um maligne Gliome, Ösophaguskarzinome, Magen- oder Pankreaskarzinome, fortgeschrittene Kopf-Hals-Tumoren, Knochen- und Weichteilsarkome, fortgeschrittene inoperable Lungentumoren sowie um lokal invasiv wachsende Prostatakarzinome.

Für die Strahlentherapie mit schweren Ionen haben Helium- und Kohlenstoffionen hervorragende Eigenschaften hinsichtlich der Dosisverteilung, so daß die therapeutische Dosis das Tumorgewebe eng umschließen kann (Castro et al. 1985a; Chen et al. 1981). Noch schwerere Ionen, wie z.B. das Neon und Silizium, haben neben der günstigen Dosisverteilung auch biologische Vorteile aufgrund ihres hohen linearen Energietransfers. Dies führt zu einer gesteigerten Wirksamkeit gegenüber hypoxischen (Tumor-)Zellen, zu einer Unterdrückung enzymatischer Reparaturmechanismen strahleninduzierter Schäden, zur Verminderung der

---

* Übersetzung von Dr. G. Gademann, Universitäts-Strahlenklinik Heidelberg

unterschiedlichen Strahlensensibilität in den Zellzyklusphasen, zu einer erstaunlich langen Verzögerung der Zellteilung und einer Verminderung zytoprotektiver Effekte von Nachbarzellen im Zellverband (Blakely et al. 1984a, b, 1985; Tenforde et al. 1982; Tobias et al. 1982). Schwerionen, wie Neon- oder Siliziumionen, besitzen möglicherweise besondere Vorteile bei langsam wachsenden Tumoren. Solche Tumoren dürften einen höheren Prozentsatz von sich langsam teilenden oder gar ruhenden Zellen besitzen. Hoch-LET-Strahlen können solche Zellen selektiver abtöten, die eine geringere Fähigkeit zur Reparatur potentiell letaler Schäden durch Hoch-LET-Bestrahlung besitzen (Van Peperzeel et al. 1974; Withers u. Peters 1979). Über gute Ergebnisse mit Neutronenstrahlen wurde an langsam wachsenden Tumoren, wie Parotistumoren, Sarkomen und Prostatakarzinomen, berichtet (Schmitt et al. 1983; Suit et al. 1984; Laramore et al. 1985). Wir erwarten noch bessere Ergebnisse durch die Anwendung schwerer Ionen aufgrund ihres zusätzlichen Vorteils der günstigeren Dosisverteilung.

Klinische Studien

Das Ziel der klinischen Studien am Lawrence-Berkeley-Laboratorium war, zum einen den Vorteil der verbesserten Dosisverteilung anhand der Bestrahlung ausgewählter Tumoren mit Heliumionen zu untersuchen, zum anderen die Verbindung besserer biologischer Wirksamkeit und Dosisverteilung bei der Bestrahlung mit schwereren Ionen, wie den Neon- oder Siliziumionen, zu studieren.

Die klinischen Studien wurden durch die Northern California Oncology Group (NCOG) und die Radiation Therapy Oncology Group (RTOG) hinsichtlich der statistischen Grundlagen, der Protokollerstellung, Patientenüberweisung und Verlaufskontrolle sowie der Sammlung und Analyse der Daten unterstützt.

Untersuchungen zur Dosisverteilung

Das gemeinsame Merkmal dieser Patienten war die Lage des Tumors in der Nachbarschaft von kritischen Strukturen bzw. innerhalb dieser, wie des Gehirns oder des Rückenmarks. Wir waren in der Lage, durch die physikalischen Eigenschaften des Heliumstrahls eine 20–30% höhere Dosis im Tumor zu erreichen als mit einer konventionellen Bestrahlung. Bis Dezember 1985 wurden insgesamt 59 Patienten mit Chordomen, Chondrosarkomen, Meningeomen oder Neurinomen der Schädelbasis oder der Paraspinalregion mit einer Heliumbestrahlung behandelt. Die mittlere Dosis im Tumor betrug 68 GyE (Gray-Äquivalent), von 26–80 GyE reichend. Eine Kontrolle des Tumorwachstums innerhalb der bestrahlten Zone wurde in 39 der 58 Patienten (67%) erreicht. Bei Patienten, bei denen zunächst ein tumorverkleinernder Eingriff vor der Strahlentherapie mit schweren Ionen erfolgte oder deren Tumor klein war (unter 100 cm^3), erreichte man in 80% eine Kontrolle des lokalen Tumorwachstums (Tabelle 1). Die mittlere Nachbeobachtungszeit für alle 58 Patienten beträgt 32 Monate (4–106 Monate). Die aktuarische mediane Überlebenszeit ist nach 40 Monaten noch nicht erreicht. Leichte bis schwerere Komplikationen wurden in 9 der 58 Patienten beobachtet, bei 6 Patienten Hirnnervenläsionen, Myelitis bei einem und Hirnnekrosen bei 5 Patienten.

Tabelle 1. Therapie mit Schwerionen (Chordome, Chondrosarkome, Meningeome). Lokale Tumorkontrolle. Gesamt: 39/58 (67%), Nachbeobachtungszeit: 4–106 Monate (mittlere Nachbeobachtungszeit 32 Monate), mittlere Dosis: 68 GyE

	Lokale Tumorkontrolle Zahl der Patienten [n]	Nachbeobachtungszeit [Monate]
Meningeome:	8/10	8– 52
Sakrale Chordome:	8/10	22–106
Chordome-Chondrosarkome:		
(intrakranial, spinal)		
Therapie mit Heliumionen:	19/28 (68%)	4– 98
Therapie mit Neonionen + / −	1/10 (10%)	4– 28
Heliumionen:		
(große Tumormasse)		
Komplikationen: Hirnnekrosen	5/33	
Hirnnervenläsionen	6/33	
Myelitis	1/15	
Knochennekrosen	1/58	

Auch 32 Patienten mit Tumoren anderer Histologie bzw. Lokalisationen, wie Tumoren des Schädels, der Nasennebenhöhlen, des Retroperitoneums, der Weichteile, des Knochens und anderer Lokalisationen wurden mit Heliumionen behandelt in der Absicht, eine höhere Tumordosis zu verabreichen, als es mit herkömmlichen Bestrahlungstechniken möglich war. In dieser Gruppe erzielten wir eine Kontrolle des lokalen Tumorwachstums bei 23 Patienten (71%). Dies ist ebenfalls ein hervorragendes Ergebnis, wenn man die Ausdehnung und die unterschiedlichen Tumorhistologien bedenkt. Die mittlere Nachbeobachtungszeit betrug 30 Monate (3–103 Monate). Die aktuarische Überlebenszeit nach Kaplan-Maier war 49 Monate. Die mittlere Dosis im Tumor betrug 60 GyE. Das Ausmaß der schweren Komplikationen blieb gering, wenngleich wir bei 2 Patienten eine Darmschädigung, bei einem eine Cauda-equina-Schädigung und einmal eine Gehirnschädigung beobachteten. Wir sind der Überzeugung, daß auch andere Tumoren letztendlich mit anhaltendem Erfolg durch die Schwerionenbestrahlung behandelt werden können und planen, die Untersuchungen an Tumoren dieser Lokalisationen fortzusetzen. In unsere Planungen eingeschlossen sind Tumoren wie: lokal fortgeschrittene Weichteil- und Knochensarkome, paraaortale Lymphknotenmetastasen, Prostatakarzinom und einige Kopf-Hals-Tumoren wie die der Parotis. Wir erwägen auch die Anwendung leichterer Ionen, wie Protonen oder Helium, für die Behandlung von Tumoren des Kindesalters, gerade im Hinblick auf ihre vorzügliche Eigenschaft, das Normalgewebe zu schonen.

Aderhautmelanom

Wir haben über 250 Patienten mit lokalisierten Aderhautmelanomen behandelt und dabei Tumordosen zwischen 50 und 80 GyE in 5 Fraktionen über 7–10 Tage appliziert. Es ist eine Tumorkontrollrate von 95% mit Erhaltung des Auges bei

Tabelle 2. Dosiseskalationsstudie der Phase 1–2 bei Aderhautmelanomen; 50–80 Gy Äquivalent, 5 Fraktionen, 7–12 Tage, n = 208

Strahlentherapie mit Heliumionen

Patienten n]	Lokale Rezidivrate	Fernmetastasen	Mittlere Nach- beobachtungszeit
208	9 (4%)	24 (12%)	30 Monate (3–99)

Tumorverkleinerung:	188 (90%)
Endgültige lokale Kontrolle:	207 (99%)
Krankheitsfrei:	184 (88%)
Enukleation: 22 Patienten (11%)	lokales Rezidiv: 9 Patienten (4%)
Lokalrezidiv) − 5	(Enukleation) − 5
Ringmelanom) − 1	(Keine Bestrahlung) − 1
Komplikationen) − 16	(erneute Bestrahlung) − 3
Visus 20/400 oder besser: 113 (54%)	

90% der Patienten und Erhaltung einer ausreichenden Sehkraft bei mehr als der Hälfte der Patienten erreicht worden. Tabelle 2 zeigt die Ergebnisse der Strahlentherapie mit Heliumionen.

Die mediane Nachbeobachtungszeit beträgt 26 Monate, wobei die ersten Patienten nun seit 7 Jahren beobachtet werden. Auf diese Weise ist bei den meisten Patienten eine Enukleation vermieden und eine ausreichende Sehkraft bewahrt worden. Die Häufigkeit größerer Komplikationen (um die 5%) und von Fernmetastasen (ungefähr 10%) war niedrig. Alles in allem behielten ca. 55% der Patienten eine Sehkraft von 20/400 oder besser. Dies war häufiger bei Patienten mit kleinen Tumoren und/oder Tumoren, die mehr als 3 mm von der Fovea oder Papille entfernt waren. Patienten, deren Tumor größer als 10 mm ist, haben ein höheres Risiko für den Visusverlust, für ernste Komplikationen und für Fernmetastasen. Während die Ergebnisse der Behandlung mit Heliumionen hervorragend sind, ist die Kontakttherapie mit radioaktiven Materialien für bestimmte Tumorlokalisationen und Größen vermutlich gleichwertig (Phillips et al. 1986). Aus diesem Grund randomisieren wir Patienten mit Läsionen bis zu einer Höhe von 10 mm und mit einem Durchmesser bis zu 15 mm, die mindestens 1,5 mm von der Papille entfernt liegen. Sie erhalten entweder eine Behandlung mit Heliumionen (70 GyE/5 Fraktionen) oder eine Behandlung mit ^{125}J-Plaques (70 Gy/3–4 Tage).

Ergebnisse der Phase-1- bis -2-Studien mit Neonionen

Bis einschl. Dezember 1985 erhielten 249 Patienten eine Behandlung z.T. oder ganz mit Neonteilchen. Wir begannen jedoch mit einer zurückhaltenden Dosierung und einem geringen Anteil einer Radiotherapie mit Neonstrahlen nach einer Behandlung mit Photonen oder Heliumionen, um die Sicherheit der Patienten zu gewährleisten. Die Untersuchungen der Phase 1 bis 2 dienten hauptsächlich dazu, Techniken für die Behandlung mit Neonteilchen zu entwickeln, um RBE-Werte für den Menschen zu bestätigen, akute und späte Wirkungen auf normales Gewebe abzuschätzen und um erste Informationen über Ansprechen von Tumoren zu erhalten. Unsere Arbeiten sind nun soweit fortgeschritten, daß wir uns sicher genug fühlen, um prospektive Studien der Phase 2 bis 3 zu beginnen. Die Daten lassen für Neonionen auf RBE-Werte (bezogen auf ultraharte Photonen) für die Haut von 2,2–2,7 und für das Rückenmark von 4,0–4,5 schließen. Es wurden Behandlungstechniken entwickelt, die eine fraktionierte Großfeldbestrahlung im Bragg Peak für praktisch jede Lokalisation im Körper erlauben. Die wesentlichen Lokalisationen, die in den vorläufigen Studien mit Neonionen untersucht wurden, werden im folgenden zusammengefaßt

Kopf- und Halstumoren

Bis einschl. Dezember 1985 wurden 58 Patienten mit lokal fortgeschrittenen Tumoren des Kopf- und Halsbereichs einschl. der Nasennebenhöhlen, der Speicheldrüsen, der Schilddrüse und des Halses teilweise oder vollständig mit schweren Teilchen im Rahmen einer Phase-1-Studie bestrahlt. Die Tumordosen variierten zwischen 40 und 80 GyE. Mit Fortentwicklung der Behandlungstechniken und besserer Kenntnis der RBE-Werte betrugen sie durchschnittlich 60 GyE. Die Toxizität lag innerhalb akzeptabler Grenzen mit mäßigen Haut- und Schleimhautreaktionen.

Zwei Patienten, die wegen Tumoren der Nasennebenhöhlen mit Neonionen behandelt wurden, entwickelten zerebrale Komplikationen, die einmal in einer Demyelinisierung von Hirnstammstrukturen und in einer Schädigung des N. opticus bestanden; 8 von 16 Patienten, die mit Heliumionen behandelt wurden, haben ein Lokalrezidiv. Die mittlere Überlebenszeit betrug 11 Monate. 18 der 42 Patienten, die mit schwereren Ionen, entweder mit Kohlenstoff (4 Patienten), Neon (35 Patienten) oder Silizium (4 Patienten) behandelt wurden, bekamen ein lokales Tumorrezidiv. Die mittlere Überlebenszeit betrug 12 Monate. Infolge des fortgeschrittenen Stadiums dieser Läsionen überrascht die kurze Überlebenszeit nicht, da viele Patienten schon eine Fernmetastasierung aufwiesen. Die lokale Tumorkontrollrate bei diesen Patienten mit fortgeschrittenen Tumoren und bei Tumoren, die schwierig zu behandeln sind, deutet darauf hin, daß der Einsatz von Neon- oder Siliziumionen einen Platz in der Behandlung bestimmter Kopf- und Halstumoren einnehmen könnte. In Zukunft könnte der Effekt noch durch Kombination mit „Radiosensitizern" verstärkt werden.

Knochen- und Weichteiltumoren

Um die möglichen Vorteile eines hohen LET und einer besseren Dosislokalisierbarkeit zu untersuchen, wurde eine Phase-1-Studie einer Bestrahlung mit schweren Teilchen in Weichteil- und Knochentumoren begonnen (Castro et al. 1986). Bis einschl. Dezember 1985 erhielten 41 Patienten mit Weichteil- und Knochensarkomen eine mittlere Dosis von 65 GyE. Die meisten Patienten hatten nach Operation oder Biopsie einen makroskopischen Resttumor. Das Ausmaß der vorhandenen Tumormasse variierte jedoch.

Es entwickelten sich 13 Lokalrezidive (von insgesamt 41 Patienten) innerhalb des Bestrahlungsvolumens bei einer Nachbeobachtungszeit von 4–75 Monaten. Die aktuarische lokale Kontrollrate (Kaplan-Maier) beträgt 2 Jahre nach der Behandlung 70%, die aktuarische Überlebensrate (Kaplan-Maier) 60%. Die mediane Überlebensrate ist nach 34 Monaten noch nicht erreicht. Ernste Komplikationen wurden bei 6 der 41 Patienten beobachtet, 4mal im Zentralnervensystem, einmal im Knochen und einmal im Dünndarm.

Bei 20 der 41 Patienten kamen Neonteilchen zur Anwendung (die übrigen erhielten Heliumionen); 11 der 20 mit Neonionen behandelten Patienten wiesen eine lokale Kontrolle ihres Tumors auf.

Die Behandlung mit schweren, geladenen Teilchen scheint eine Bedeutung bei der Behandlung von lokal-inoperablen Knochen- und Weichteilsarkomen zu haben; eine prospektive Phase-2-Studie für Patienten mit makroskopischen Tumorresten oder inoperablen Tumoren ist in Planung.

Maligne Gliome des Gehirns

47 Patienten mit malignen Gliomen wurden 1984 mit Schwerionen bestrahlt (Tabelle 3); es handelte sich hauptsächlich um Helium- und Neonionen (Castro et al. 1985). 24 dieser Patienten hatten ein Glioblastom, 14 ein anaplastisches Astrozytom, und 9 wiesen Tumoren mit geringerem Grading auf. Die Patienten, die mit Heliumionen behandelt wurden, erhielten eine Boosttherapie von 15–20 GyE nach einer großvolumigen Photonenbestrahlung des Gehirns mit 45–50 Gy. Für die Patienten, die nur eine Behandlung mit geladenen Neonteilchen erhielten, wurde zu Beginn eine niedrigere Dosis gewählt (48 GyE/16 Fraktionen über 28 Tage).

Diese Dosis wurde in 16–20 Fraktionen bis auf 60 GyE erhöht. Die meisten der Glioblastompatienten bekamen ein Rezidiv, die mediane Überlebenszeit (Kaplan-Maier) betrug 13 Monate. Die Patienten mit anaplastischen Astrozytom hatten

Tabelle 3a. Maligne Gliome des Gehirns (1975 bis 1984)*

Histologie	Patienten [n]	Status	Mediane Überlebens- zeit n. Kaplan-Meier [Monate]
Glioblastom	24	Am Leben 3 nach 7, 9, 31 Monaten Tot 21 (2 ohne Tumornach- weis, 19 mit lokaler Tumorpro- gression)	13
Anaplastische Astrozytome	14	Am Leben 1 nach 13 Monaten Tot 12 (lokale Tumorprogres- sion)	12,5
Astrozytome niedrigen Malignitätsgrades	9	Am Leben 4 nach 30–68 Monaten Tot 5 (lokale Tumorprogres- sion)	56

Tabelle 3b. Ergebnisse bei Glioblastompatienten

Behandlung	Mittlere Überlebenszeit [Monate]
Mit Neonionen	12
Mit Helium-/Kohlenstoffionen	12
Zusätzliche Chemotherapie (BCNU, CCNU)	16,9 (K-M)
Keine Chemotherapie	8,6 (K-M)

* NOCG OR 81m 79-11. LBL 10

eine mediane Überlebenszeit von 12,5 Monaten; es wiesen jedoch Patienten mit Läsionen niedrigeren Gradings eine mediane Überlebenszeit von 56 Monaten auf. Es fand sich kein Unterschied der medianen Überlebenszeit bei Patienten, die mit Helium- oder Neonionen behandelt wurden. Diese Ergebnisse zeigen möglicherweise eine gewisse Rolle für eine Strahlentherapie mit Schwerionen bei Lowgrade-Gliomen und stimmen mit Beobachtungen überein, daß eine Hoch-LET-Strahlentherapie bei langsam wachsenden Tumoren über eine höhere Wirksamkeit verfügen könnte.

Pankreaskarzinom

Neonionen wurden als Boosttherapie nach Bestrahlung mit Heliumionen oder Photonen oder als alleinige Art der Bestrahlungstechnik untersucht (Tabelle 4). Bei Verwendung von Neonteilchen betrug die tägliche Einzeldosis 3 GyE bei einer Gesamtdosis von 60 GyE. Die lokale Kontrollrate war ungefähr 10%, und die mediane Überlebenszeit lag unter 1 Jahr. Bei 35 Patienten, die überwiegend mit Neonionen bestrahlt wurden, war die mediane Überlebenszeit ohne Chemotherapie mit 6,2 Monaten nur gering, mit Chemotherapie stieg sie auf 7,7 Monate. Dieses Ergebnis mag dadurch beeinflußt sein, daß diese Patienten ein lokal weit fortgeschrittenes Krankheitsstadium hatten. Gleichzeitig wurde beim Pankreaskarzinom eine Studie mit einem randomisierten Vergleich zwischen Helium- und Photonenbestrahlung durchgeführt, und nur sehr weit fortgeschrittene Patienten (z. B. Befall der paraaortalen Lymphknoten) wurden in diese Untersuchung nicht eingeschlossen und nur mit Neonionen behandelt. Es fand sich ein Trend für längeres Überleben, wenn höhere Bestrahlungsdosen verwandt wurden. Patienten, die weniger als 22 Gy (ungefähr 55 GyE) Neonbestrahlung erhielten, hatten ein aktuarisches medianes Überleben von 9,8 Monaten, während Patienten mit 24 Gy (ungefähr 60 GyE) oder mehr eine mediane Überlebenszeit von 12,9 Monaten aufwiesen. Wenn man die aktuarische, mediane Überlebenszeit bewertet, zeigt die Gruppe der Patienten, die mit Neon behandelt wurden und eine FAM-Chemotherapie erhielten (17 Patienten), mit 7,3 Monaten ein schlechteres Ergebnis als die Patientengruppe, die nur 5-FU (9 Patienten) bekamen, mit 18 Monaten.

Tabelle 4. Ergebnisse nach Schwerionenbestrahlung bei Patienten mit lokal fortgeschrittenen Pankreaskarzinomen (1975 bis 1985), mittlere Tumordosis 60 GyE

Behandlungsgruppe		Patienten [n]	Mittlere Nachbeobachtungszeit [Monate]
Phase 1	Helium + Photonenbestrahlung	10	15
Phase 1, 2	Nur Heliumionen	45	10
Phase 3	Helium-ARM	30	10
Phase 1	Kohlenstoff-Neon-Ionen	78	10
Gesamt		163	10 (2–74)
(Aktuarisches Überleben nach Kaplan-Meier = 11,7 Monate)			
Chemotherapie (n = 85) mediane Überlebenszeit:			12,6 Monate
Ohne Chemotherapie (n = 78) mediane Überlebenszeit:			8,2 Monate

Unsere Ergebnisse deuten darauf hin, daß es neuer Ansätze bedarf, bei dieser Erkrankung eine lokale Kontrolle und ebenso eine Kontrolle okkulter Metastasen zu erzielen. Es wird eine Kombination aus intraoperativer Strahlentherapie mit perkutaner Bestrahlung mit schweren Teilchen in Kombination mit Chemotherapie erwogen.

Bronchialkarzinom
In eine Phase-1- bis -2-Studie über den Einsatz schwerer, geladener Teilchen für die Behandlung des fortgeschrittenen, inoperablen, nicht kleinzelligen Bronchialkarzinoms sind bisher 12 Patienten eingebracht worden. Die TU-Dosen variierten zwischen 60 und 76 GyE, und die Überlebenszeiten reichen von 2–20 Monaten. 6 Patienten entwickelten ein Lokalrezidiv, bei 2 Patienten ist der Tumorbefund unverändert, und bei 4 Patienten kann der lokale Erfolg nicht beurteilt werden. Diese Phase-1-Studie beinhaltete Patienten mit recht weit fortgeschrittenen Tumoren. Eine randomisierte Phase-3-Studie wurde begonnen, die die Neonionenbestrahlung mit einer Photonenbestrahlung inoperabler, nicht kleinzelliger Bronchialkarzinome vergleicht.

Prostatakarzinome
Eine Phase-3-Studie über die Verwendung von Neonionen für die abschließenden 24 GyE bei der Bestrahlung von T3–T4-Prostatakarzinom wird derzeit durchgeführt. Die Patienten erhalten eine Photonenbestrahlung des Beckens mit 45–50 Gy. Es wird dann randomisiert, ob die Behandlung mit Neonteilchen oder Photonen beendet wird. In einer kleinen Pilotstudie bei Patienten, die mit Neonionen bestrahlt wurden, wurden keine unerwünschten Nebenwirkungen beobachtet, und die erreichte lokale Tumorkontrolle besteht bis zum jetzigen Zeitpunkt.

Ergebnisse von Phase-1-Studien mit Siliziumionen

Siliziumionen bieten die besten Aussichten für eine Hoch-LET-Strahlentherapie mit geladenen Teilchen, obwohl sie wahrscheinlich am ehesten geeignet sind bei infiltrierenden oder lokal fortgeschrittenen Tumoren nahe der Körperoberflächen. Der lineare Energietransfer ist so hoch, daß Gewebe in der Eintrittsregion ebenfalls eine biologisch wirksame und signifikante Strahlenbelastung erhalten werden. Wir haben Siliziumionen bis jetzt nur in Phase-I-RBW-Studien bei 11 Patienten mit lokal fortgeschrittenen Haut-, Unterhaut- oder Lymphknotenläsionen eingesetzt. Die RBE-Werte für die Haut scheinen sich im Vergleich mit Photonen im Bereich von 3–4 zu bewegen. Es wird notwendig sein, den LET-Bereich des Siliziumstrahls, in dem kritische Gewebe (z. B. Haut) liegen, sorgfältig abzuschätzen, wenn diese Bestrahlungsart in der Klinik eingesetzt werden soll. Weitere Phase-1-Studien sind geplant, um zu entscheiden, ob eine Phase-2-Testung für lokal fortgeschrittene, oberflächliche Tumoren angezeigt ist.

Zusammenfassung

Vielversprechende Ergebnisse wurden bei 249 Patienten, die eine Strahlentherapie mit Neonionen als Teil ihrer Behandlung erhielten, für mehrere Lokalisationen beobachtet. Am bemerkenswertesten war dies bei Weichteil-/Knochentumoren, fortgeschrittenen Kopf- und Halstumoren und lokal fortgeschrittenen Prostatakarzinomen. Andere Lokalisationen, wie das inoperable Bronchialkarzinom, niedriggradige Hirngliome und Tumoren mit langsamer Wachstumskinetik erscheinen vielversprechend. Neonionen zeichnen sich durch ein vorteilhaftes Verhältnis (korrigiert für RBE) zwischen Dosismaximum und Eintrittsdosis aus, so daß sie am besten für tiefliegende Tumoren geeignet erscheinen. Siliziumionen sind möglicherweise für infiltrierende, lokal fortgeschrittene oder hypoxische Tumoren von Interesse, die nahe der Körperoberfläche liegen und bei denen nur wenig kritisches Normalgewebe zwischen dem Strahleneintritt und dem Tumor liegt.

Verbesserungen bei der Anwendung von schweren Teilchen schließen durch Magnetfelder modifizierte Strahlrichtungen ebenso wie Fortschritte bei der Bestrahlungsplanung und Ausführung ein. Diese werden am Lawrence Berkeley Laboratory entwickelt und sollen die Behandlungsergebnisse bei besonders problematischen Tumorerkrankungen weiter verbessern (Castro et al. 1985a).

Eine Fortsetzung der Untersuchung von schwereren Ionen wie Neon ist sinnvoll, um die hervorragenden Ergebnisse, die durch eine optimierte Dosisverteilung bei Photonen und Heliumionen erreicht wurden, weiter zu verbessern. Der mögliche Effekt eines hohen LET zusammen mit einer verbesserten Dosisverteilung bei Strahlenarten wie Neon und Silizium ist beachtlich.

Literatur

Blakely EA, Castro JR, Austin-Seymour MM, Chen GTY, Lommel L, Yezzi MJ (1984a) Clinical and cellular radiobiological studies of silicon ion beams. Int J Radiat Oncol Biol Phys 10 [Suppl 2] (Abstract)

Blakely EA, Ngo FQH, Curtis SB, Tobias CA (1984b) Heavy ion radiobiology: cellular studies. Adv Radiat Biol 11: 295–389

Blakely E, Chang P, Lommel L (1985) Cell-cycle-dependent recovery from heavy ion damage in G1-phase cells. Radiat Res [Suppl 8] 104: S 145–S 157

Castro JR, Chen GTY, Blakely EA (1985a) Current considerations in heavy charged particle radiotherapy. Radiat Res [Suppl 8] 104: S 263–S 271

Castro JR, Saunders WM, Austin-Seymour MM, Woodruff KH, Gauger G, Chen GTY, Collier JM, Zink SR (1985b) Heavy charged particle irradiation of glioma of the brain. Int J Radiol Oncol Biol Phys 11: 1795–1800

Castro JR, Linstadt D, Collier JM, Hannigan J, Phillips TL (1986) Heavy charged particle radiotherapy of bone and soft tissue sarcoma: phase I trial of the Northern California oncology group and the University of California Lawrence Berkeley Laboratory. Am J Clin Oncol (CCT) 9/2: 113 (Abstract)

Chen GTY, Castro JR, Quivey JM (1981) Heavy charged particle radiotherapy. Ann Rev Biophys Bioeng 10: 419–429

Laramore GE, Krall JM, Thomas FJ, Griffin T, Maor M, Hendrickson F (1985) Fast neutron radiotherapy for locally advanced prostate cancer. Int J Radiat Oncol Biol Phys 11: 1621–1627

Phillips TL, Char DA, Castro JR, Weaver KA, Harris JW (1986) Particle versus iodine plaque therapy for choroidal melanoma: a retrospective matched comparison of our first forty plaque cases with the NCOG database. Am J Clin Oncol (CCT) 9/2: 111

Schmitt G, Schnabel K, Sauerwien W, Scherer E (1983) Neutron and neutron boost irradiation of soft tissue sarcoma. Radiother Oncol 1: 23–23

Suit H, Griffin T, Almond P, Castro J, Raju M (1984) Particle radiation therapy. Cancer Treat Symp 1

Tenforde TJ, Afzal SM, Parr SS, Howard J, Lyman J, Curtis SB (1982) Cell survival in rat rhabdomyosarcoma tumors irradiated in vivo with extended peak silicon ions. Radiat Res 92: 208–216

Tobias CA, Blakely EA, Alpen EL, Castro JR, Ainsworth EJ, Curtis SB, Ngo FQH, Rodriguez A, Roots RJ, Tenforde T, Yang TCH (1982) Molecular and cellular radiobiology of heavy ions. Int J Radiat Oncol Biol Phys 8: 2109–2110

Van Peperzeel HA, Breur K, Broerse JJ, Barendsen GW (1974) RBE values of 15 MeV neutrons for responses of pulmonary metastases in patients. Eur J Cancer 10: 349–355

Withers HR, Peters LJ (1979) The application of RBE values to clinical trials of high-LET radiations. In: Barendsen G, Broerse K, Breur K (eds) High-LET radiations in clinical radiotherapy. Suppl to European Journal of Cancer. Pergamon, Oxford, pp 257–261

Strahlentherapie mit negativen Pi-Mesonen[*]

R. Greiner und H. Blattmann

Einleitung

Das Schweizerische Institut für Nuklearforschung (SIN) ist eines von 3 Instituten, in denen die klinische Anwendung der Strahlentherapie mit negativen Pi-Mesonen (Pionen) verwirklicht wurde. Voraussetzung war ein Protonenstrahl mittlerer Energie und hoher Intensität, der in den Mesonenfabriken von Los Alamos (LAMPF), Vancouver (TRIUMF) und Villigen (SIN) produziert werden konnte.

Technik der Pionentherapie

Produktion des Pionenstrahls

Am SIN treffen Protonen mit einer Energie von 590 MeV und einem Strom bis zu 20 uA auf ein Pionenproduktionstarget (Beryllium). Um eine höhere Ausnutzung der entstandenen Pionen, die vom Target in alle Richtungen fliegen, zu erreichen, wurden um das Produktionstarget 60 supraleitende Magnetspulen im Kreis angeordnet. Deren Magnetfelder fangen die Pionen ein und beugen den Pionenstrahl jeweils so, daß nun 60 kreisförmig angeordnete Pionenstrahlen auf einen 2. Ring supraleitender Magnetspulen zufliegen. Dort werden die Pionenstrahlen erneut umgelenkt, dieses Mal um 90°, und sie erreichen radiär konvergierend das Isozentrum, die Achse der Bestrahlungskammer des Piotrons (fortgesetzte Achse des ehemaligen Protonenstrahls), wo sie ein stationäres zentrales Volumen maximaler Energieabgabe bilden. Dieser „Spot" ist durch die Reichweite der Pionen vorgegeben, welche wiederum durch das Impulsband der Pionen und die Feldstärke der Magnete bestimmt ist.

Dynamische Bestrahlungstechnik in 3 Ebenen

Auch die Abmessungen des Produktionstargets (Z-Richtung) und die Mehrfachstreuung der Pionen im Material bestimmen die Dimension des zentralen Stoppbereichs der Pionen, der so einen Durchmesser von etwa 5 cm erreicht.

Relativ zum stationären Pionenspot geschieht in einer dynamischen Behandlungstechnik die dreidimensionale Bewegung des Patienten, der in einer zylindri-

---

[*] Mit dankenswerter Unterstützung der Schweizerischen Krebsliga

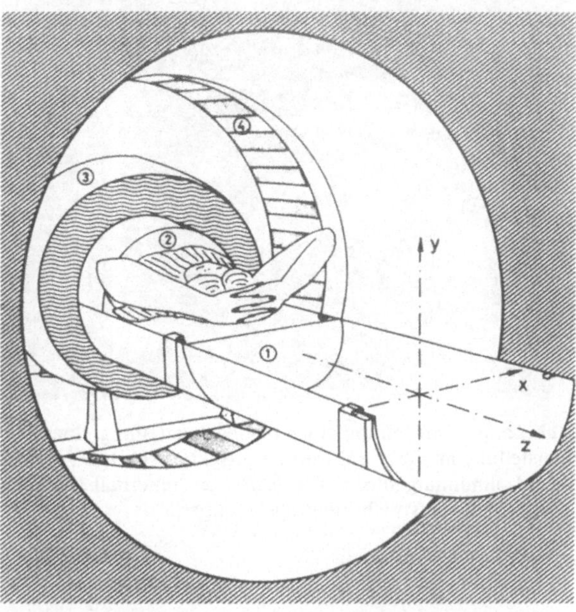

Abb. 1. Der Patient liegt in einer individuell für ihn geschäumten Liege *(1),* die im Bestrahlungsbereich durch wasseräquivalentes Bolusmaterial *(2)* zu einem Zylinder ergänzt ist. Die Liege ihrerseits ist in den Wasserbolus *(3)* eingeschoben, der Bewegungen in allen 3 Koordinatenachsen erlaubt. Die Pionen werden am Fußende des Patienten hinter einer 3 m dicken Abschirmungswand aus Eisen in einem Berylliumstift erzeugt. Von den in allen Richtungen emittierten Pionen werden durch 60 ringförmig um das Berylliumtarget angeordnete Ablenkmagneten Pionen unter einem Winkel von 60° zur Einfallsrichtung zu den einfallenden Protonen eingefangen und in die Z-Richtung umgelenkt. Durch einen 2. Kranz von supraleitenden Ablenkmagneten fallen die Pionen durch das Vakuumfenster und die davor montierte Monitorionisationskammer *(4)* auf den Wasserbolus und den Patienten ein. Die kurze Lebensdauer von nur $2{,}5 \cdot 10^{-8}$ s der negativen Pionen bedingt auch bei Teilchen, die 83% Lichtgeschwindigkeit haben, einen möglichst kurzen Strahlweg, damit nicht zu viele Pionen durch Zerfall verlorengehen. Bei der für die Therapie verwendeten Energie erreichen ca. 50% der Teilchen den Patienten. Auf der Z-Achse des Piotrons entsteht ein Strahlfleck von wenigen Zentimetern Ausdehnung in allen Richtungen. Durch Bewegung des Patienten in allen 3 Koordinatenachsen relativ zum im Raum feststehenden Spot kann das Bestrahlungsvolumen dem Zielvolumen in 3 Dimensionen angepaßt werden

schen, körperkontur-konformen Couch gelagert ist. So ist die Konstanz der Position garantiert (Abb. 1).

Bei der bandgesteuerten Bewegung des Patienten während der Bestrahlung wird das Zielvolumen sukzessive mäanderartig gegen den Spot abgefahren. Das Tumorvolumen bestimmt also in erster Linie die Dauer der Behandlung, vorausgesetzt, es besteht ein konstanter Pionenfluß (Tabelle 1).

Tabelle 1. Unterschied zwischen dynamischer Pionentherapie am SIN und konventioneller Photonentherapie (Abbruch der Behandlung nach der Hälfte der vorgegebenen Zeit)

Parameter	Pionen (SIN) [%]	Konventionelle Photonen [%]
Volumen	50	100
Dosis	< 100	50

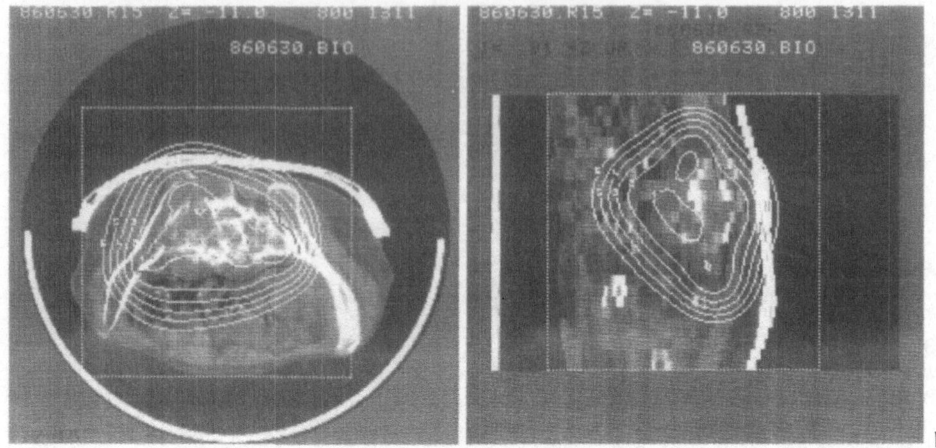

Abb. 2a, b. Darstellung einer Isodosenverteilung eines osteoplastischen Tumors des Sakrums. Darstellung im Quer- **(a)** und Längsschnitt **(b)**. Die *schwarze Linie* entspricht der 90-%-Isodose, der Minimumtargetdosis. Die *helle Linie* innerhalb der schwarzen Linie bzw. der schwarzen Längsstriche entspricht der 100-%-Targetdosis

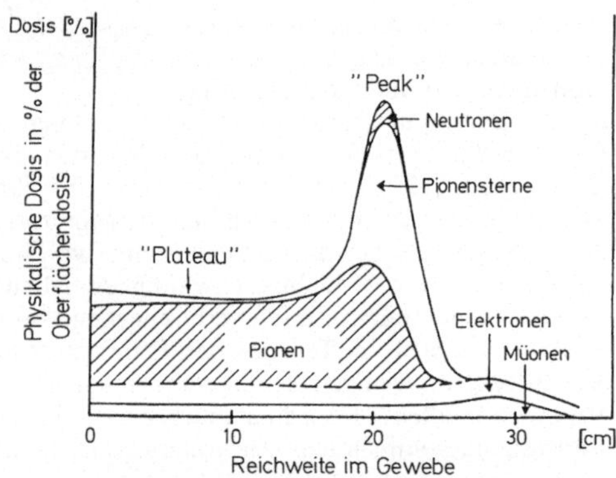

Abb. 3. Energieträger und Energieabgabe des Pionenstrahls ▷

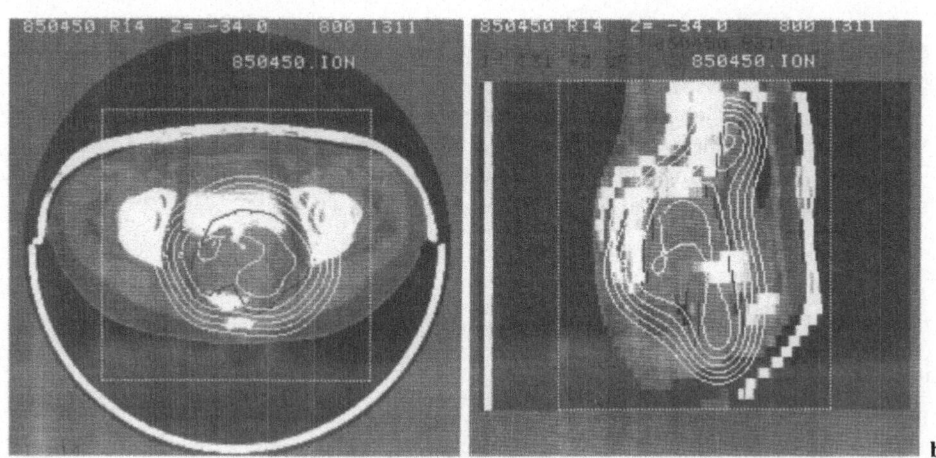

Abb. 4a, b. Dosisverteilung am Beispiel eines ausgedehnten Zervixkarzinoms, welches in die Blase eingewachsen ist. Die Fistel im Tumorbereich ist deutlich dargestellt. Diese Patientin lebt jetzt 13 Monate (Stand 1986) nach Strahlentherapie ohne Hinweise auf Tumoraktivität

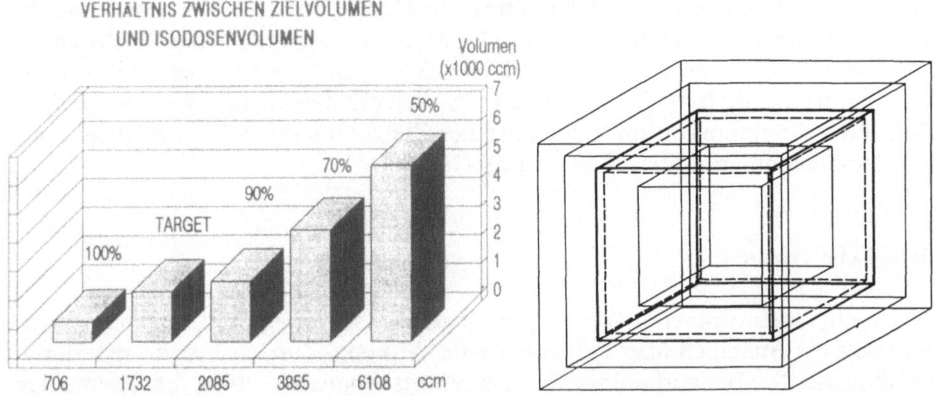

Abb. 5. Räumliches Verhältnis zwischen Zielvolumen (Target) und Dosisverteilung am Beispiel eines ca. 1,7 l großen retroperitonealen Weichteilsarkoms. Der linke Teil der Abbildung zeigt die Größenverhältnisse von Zeilvolumen und den Volumina, die von der 100, 90, 70 und 50-%-Isodose eingeschlossen werden. In einer schematischen Darstellung sind die Volumina als Quader dargestellt um zu zeigen, wie eng die 90%-Isodose das Zielvolumen umschließt

Tumorkonforme Bestrahlungsplanung

Das Zielvolumen – abhängig vom Entstehungsort und der Tumorausdehnung – wird mit Hilfe von Computertomographieschnitten festgelegt. Manchmal werden für einen Tumor bis zu 30 Schnitte angefertigt, und für jeden einzelnen wird das gewünschte Zielvolumen tumorkonform mittels „track ball" dem Computer mitgeteilt. Dieser errechnet eine optimierte Dosisverteilung auf der Basis der pro Schnitt eingezeichneten Begrenzung des Zielvolumens, die der 90-%-Isodose als minimaler Targetdosis entsprechen soll (Abb. 2).

Der oben erwähnte Durchmesser des zentralen Pionenspots macht verständlich, daß steile Dosisabfälle, wie sie aus der theoretischen Diskussion der Energieabgabe eines singulären Pionenstrahls bekannt sind (Abb. 3), bei der zweidimensionalen Darstellung der Dosisverteilung nicht möglich sind (Abb. 4). Die Konformierung des Zielvolumens aber resultiert in einer vorteilhaften integralen Dosisverteilung (Abb. 5), besonders der 90-%-Isodose als der das Zielvolumen gerade noch einschließenden Isodose.

Biologie der Pionentherapie

Dosisverteilung

Auf der bekannten von Koehler u. Raju konzipierten diagrammatischen Anordnung unterschiedlicher Strahlungsarten, abhängig von deren biologischer Wirksamkeit bzw. vom Sauerstoffverstärkungsfaktor (Ordinate) und den Eigenschaften der Tiefendosisverteilung (Abzisse), nehmen die Pionen ihren Platz besonders wegen ihrer theoretisch vorteilhaften, gut definierten Reichweite und Energieübertragung ein. Diese Eigenschaft der Pionen wird für den Aufbau des zentralen

„Spots" genutzt. Sie geht bei der praktischen Durchführung der Pionenstrahlentherapie fast verloren, da eine dynamische Methode, entweder eine Reichweitenmodulation oder die am SIN gebräuchliche „Spot-scan"-Technik, gewählt werden muß, um den Strahl bzw. den „Spot" an das Zielvolumen anzupassen. Der Verlust wird durch die tumorkonforme Planung des Zielvolumens und die günstige integrale Dosisdeponierung teilweise ausgeglichen.

Biologische Wirkung

Das breite Spektrum von Wechselwirkungen, das Pionen mit Materie haben, erschwert die Aussagen über die biologische Wirkung. Zunächst ergibt sich durch die dynamische Behandlungstechnik eine ortsabhängige völlig unregelmäßige Zeitstruktur der Dosisleistung (Blattmann et al. 1983). Diese bewegt sich zwischen 1202 cGy/min bei Bestrahlung im „Spot", womit auch eine hohe LET gekoppelt ist, und 0 cGy bei entsprechender Distanz vom Spot bzw. beim Wechsel der Bestrahlungsebene.

Die mittlere Dosisleistung wird um so niedriger, je größer das zu bestrahlende Volumen ist (Blattmann et al. 1983). Nicht nur wegen der unterschiedlichen mittleren Dosisleistung ändert sich die Strahlenqualität in Abhängigkeit von der Größe des Zielvolumens, sondern auch durch eine Änderung des Anteils der einzelnen Strahlenkomponenten an der physikalischen Dosis (Raju u. Tokita 1982; Blattmann 1984). Eine Zunahme des Querdurchmessers des Zielvolumens führt bei der „Spot-scan"-Technik zwar zu einem größeren Anteil an Neutronenstrahlung, aber gleichzeitig nimmt der Anteil der High-LET-Komponente, gebildet von sekundär geladenen Partikeln durch den Kerneinfang von Pionen, ab. Dieser Verdünnungseffekt wirkt qualitativ stärker als die Zunahme an Neutronendosis (Blattmann 1984; Fritz-Niggli et al. 1983; Pohlit et al. 1983; Schuhmacher u. Menzel 1983).

Strahlenbiologische Experimente zur Bestimmung der RBW für durchfliegende Pionen (Plateau) und gestoppte Pionen (Peak) wurden in allen 3 Instituten gemacht, an denen die Pionentherapie auch zur klinischen Anwendung kam. Für Plateaupionen wurden RBW-Werte von ca. 1 bestimmt. Bei Dosen im Bereich von 2 Gy und Dosisleistungen im therapeutischen Bereich (ab ca. 10 cGy/min) ergaben sich für Peakpionen bei unterschiedlichen Zellsystemen und Versuchsanordnungen Werte von 1,3–2,0 (Douglas et al. 1986; Rao et al. 1984; Raju et al. 1978, 1981, 1983; Skarsgard et al. 1979; Tremp et al. 1979).

Die akute Reaktion der Haut von Mäusen und Minipigs entsprach einem RBW-Faktor von 1,5 (Douglas et al. 1986; Raju et al. 1981).

Die Werte beim Menschen zeigten über einen weiten Dosisbereich pro Fraktion hin ähnliche Ergebnisse. Mit Einzeldosen zwischen 91–325 cGy Pionen in 10–13 Fraktionen ergaben sich RBW-Werte der akuten Reaktion von 1,4–1,5 (Goodman et al. 1983; Kligerman et al. 1977; von Essen et al. 1982). Für den Dünndarm der Maus wurden sogar niedrigere Werte als die für die Haut gefunden (Peters et al. 1980). Die Dosisabhängigkeit der RBW bei unterschiedlichem Gewebe variiert sehr viel weniger als nach Neutronentherapie, was erwartet werden darf, da Pionen einen geringeren High-LET-Anteil haben als Neutronen (Douglas et al. 1986). Douglas et al. fanden beim Minipig nach 10 Sitzungen mit je

2,5–3,5 Gy/Sitzung keine erhöhte RBW der späten Hautreaktion im Vergleich zur akuten Rötung und Desquamation, eher sogar noch eine Tendenz zu niedrigerer RBW hin. Die Werte der dermalen Schädigung der Schweinehaut liegen zwischen denen der Lunge der Maus (van der Kogel et al. 1983) und der Niere (Jordan et al. 1981). Sogar für das zervikale Rückenmark wies van der Kogel eine RBW von 1,5 nach, gemessen bei 2,2 Gy pro Fraktion (van der Kogel 1985).

Dosisoptimierung

Akute und späte Strahlenreaktionen

Seit Februar 1982 konnten Patienten mit tief liegenden abdominalen Tumoren mit dynamischer Technik behandelt werden (von Essen et al. 1982). Der Protonenstrahl stand an 4 Tagen/Woche für klinische und experimentelle Strahlentherapie zur Verfügung. Die Kooperation mit der Urologischen Universitätsklinik im Inselspital Bern ermöglichte eine Phase 1- bis -2-Studie der Pionentherapie von Blasenkarzinomen (Studer et al. 1985); mit dieser Studie wurde ein Programm der Dosisoptimierung verknüpft. Jeweils 2 unterschiedliche Einzeldosen wurden nebeneinander überprüft. Die Gesamtdosis wurde in 20 Fraktionen unterteilt (Tabelle 2). Die Probleme der akuten Verträglichkeit hatten keinen Bezug zur Dosis, sondern zum Krankheitsverlauf bzw. zum tumorbedingten Ausgangsbefund der Blase bei Einleitung der Pionentherapie. Die Spätreaktionen jedoch zeigten eine ausgeprägte Abhängigkeit der Wahrscheinlichkeit einer schweren Komplizierung nach Pionentherapie von der Gesamtdosis. Die kumulative Häufigkeit der schweren Strahlenreaktionen (Abb. 6) zeigte keinen Unterschied zu den Beobachtungen nach konventioneller Photonentherapie (Kottmeier und Gray 1961, Orton und Wolf-Rosenblum 1986, Pillepich et al. 1984, Teshima et al. 1985, Vanuytsel et al. 1986).

Die Bewertung des Morbiditätsgrades nach Pionentherapie geschah entsprechend Tabelle 3. Die Abhängigkeit der Häufigkeit schwerer Strahlenreaktionen von der Gesamtdosis ist in der Tabelle 4 dargestellt. Der steile Anstieg der Wahrscheinlichkeit schwerer postaktinischer Morbidität beginnt jenseits von rd. 37 Gy (Abb. 7). Gezielte Untersuchungen der am Rektum aufgetretenen Komplikationen ergaben eine strenge Abhängigkeit von der maximalen Rektumdosis innerhalb des

Tabelle 2. Dosisoptimierung der Phase-1- bis -2-Studie der Pionentherapie invasiver und nichtinvasiver Blasenkarzinome

Jahr	Einzeldosis		Gesamtdosis	
	90-%-Minimum-targetdosis	100-%-Targetdosis	90-%-Isodose	100-%-Isodose
1982	150	167 +7%	3000	3340
	160	178	3200	3560
1982/1983	170	189 +6%	3400	3780
	180	200	3600	4000
1984	165	183	3300	3660

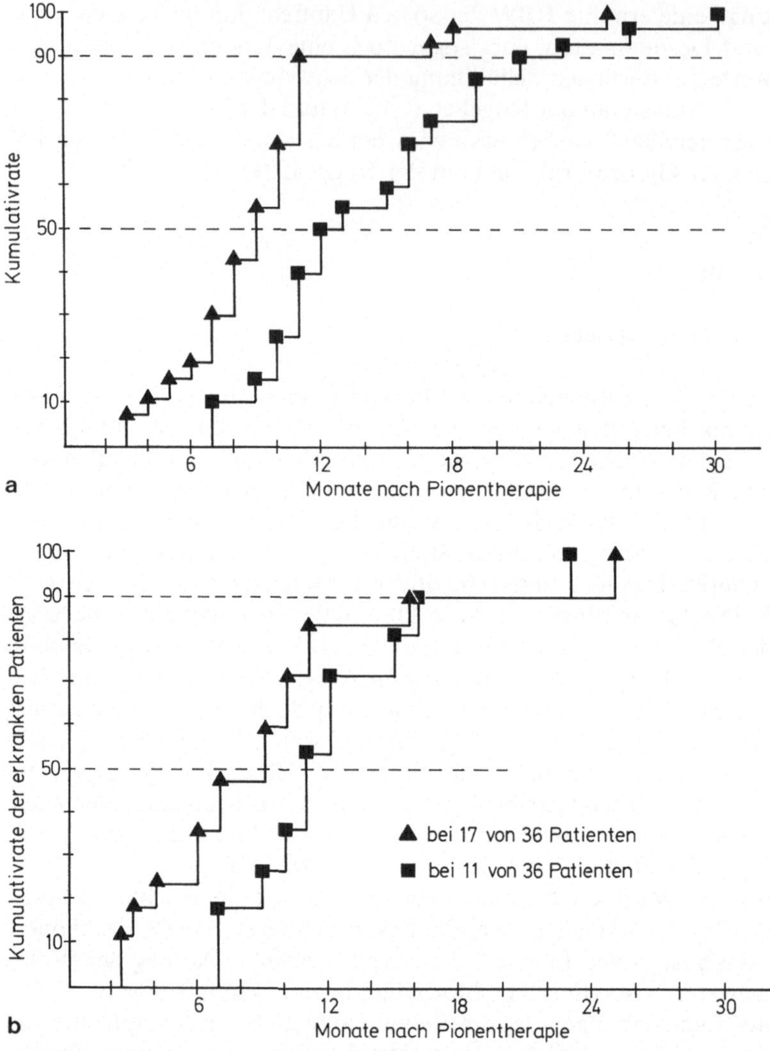

Abb. 6. a Kumulativrate schwerer postaktinischer Morbidität, **b** Kumulativrate der Erkrankung an schweren Spätfolgen der Pionentherapie (▲ starke fibrotische Reaktionen, ■ schwere Darmreaktionen)

Targetvolumens, aber auch eine um ca. 2 Gy niedrigere Toleranzdosis, wenn nach der Pionentherapie chirurgische Interventionen erfolgten wie Biopsie, TUR oder eine „Salvage"-Zystektomie (Matsumoto et al. 1986).

Die Komplikationswahrscheinlichkeit der Blase nach Pionentherapie von Blasenkarzinomen bezieht sich immer auf ein Targetvolumen, in welches die Blase gänzlich eingeschlossen war. Dagegen hatte keiner der im gleichen Zeitraum mit Karzinomen des Rektums, der Prostata, des Uterus und Sarkomen des Beckens behandelten Patienten, deren Blase nur zum Teil innerhalb des Zielvolumens lag, eine subjektiv störende Spätreaktion der Blase.

Tabelle 3. Bewertung der Morbiditätsgrade 3 und 4 der Spätreaktion nach Pionentherapie von Blasenkarzinomen

Organ/Symptom	Bewertung	
Blase	RTOG-Score	
Rektum	RTOG-Score	
Dünn-/Dickdarm	RTOG-Score	
Fibrotische	Ödem:	Genital
Reaktionen		Pubis
		Bein
	Destruktion:	Os pubis
	Schmerz:	Retropubisch
		Beckenboden
		N. ischiadicus
	Striktur:	Ureter
		Urethra

Tabelle 4. Häufigkeit schwerer Spätreaktionen der Harnblase, des pelvinen Bindegewebes, des Dünn-/Dickdarms und des Rektums nach Pionentherapie von Blasenkarzinomen, abhängig von Gesamtdosis und Zielvolumen

	Gesamtdosis (100-%-Targetdosis)						
	$\leq 35,5$	$\leq 36,6$	$\leq 37,7$	$\leq 38,8$	≤ 40	> 40	Gesamt
Anzahl der Patienten	7	6	5	2	11	2	33[a]
Morbiditätsrate [%]	29	17	60	100	82	100	58
Fibrotische Reaktion	29	17	60	100	72	100	55
Darmsymptome	0	17	0	50	65	100	30
Blasensymptome	14	17	40	50	73	100	42
Target < 500 cm^3	1/6	0/4	1/1	1/1	3/5	–	6/17
Volumen > 500 cm^3	1/1	1/2	2/4	1/1	6/6	2/2	13/16
Gesamt	2/7	1/6	3/5	2/2	9/11	2/2	19/33

[a] Diese Anzahl ergibt sich aus 31 Patienten mit invasivem Blasenkarzinom und 8 Patienten mit nichtinvasivem Karzinom; 6 Patienten wurden wegen schwerer Symptome vor Pionentherapie und/oder wegen einer Beobachtungszeit von < 6 Monaten aus dieser Aufstellung ausgeschlossen.

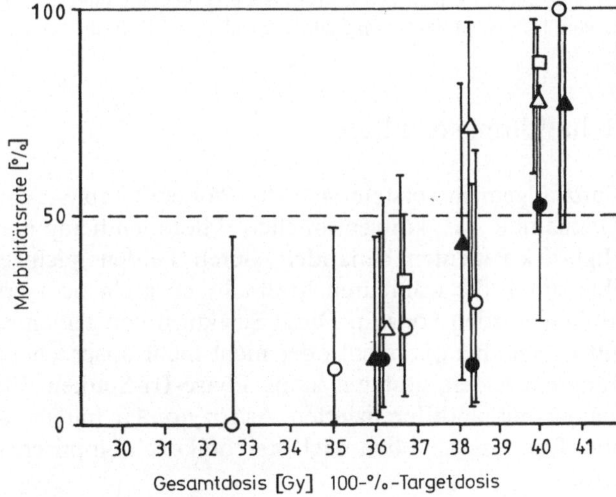

Abb. 7. Wahrscheinlichkeitsrate schwerer postaktinischer Morbidität nach Pionentherapie von Patienten mit Blasenkarzinomen – abhängig von der Gesamtdosis (100-%-Targetdosis) ○ Rektum, ● Darm, △ Fibrose, ▲ Blase, □ Gesamtmorbidität

Die ersten Konsequenzen aus dem Programm der Dosisoptimierung ergaben sich für 1984 (Tabelle 2). Die damals gewählte Einzel- und Gesamtdosis ist seither die Standarddosierung für abdominale Tumoren. Eine Dosiserhöhung, d. h. Erhöhung der Anzahl von Fraktionen, bei gleichzeitiger Reduktion des Targetvolumens wird nur individuell geplant.

Relative biologische Wirksamkeit

Bei der Kalkulation der vergleichbaren Wirksamkeit bzw. der postaktinischen Morbidität der Pionentherapie pelviner Tumoren muß die kurze Behandlungsdauer von 33–35 Tagen berücksichtigt werden. Kürzere oder ähnlich kurze Behandlungsdauern sind von der Strahlentherapie von Blasenkarzinomen mitgeteilt worden (Goodman u. Balfour 1964; Miller u. Jones 1962; Walbom-Jorgensen 1972; van der Werf-Messing 1965; Morrison 1975). Bezüglich der Wahrscheinlichkeit der Spätmorbidität – die lokale Heilungsrate läßt wegen der großvolumigen und weit fortgeschrittenen Tumoren der am SIN behandelten Patienten keinen Vergleich zu – läßt sich die Pionendosis von 3700 cGy (100-%-Targetdosis) vergleichen mit Gesamtdosen von 55–60 Gy, appliziert in 4–5 Wochen mit 20–25 Sitzungen, entsprechend einer NSD von 18,60–18,74 Gy (Morrison 1975). Das entspräche einem Faktor der RBW von 1,5–1,6, was die biologischen Daten bestätigen würde.

Im Vergleich zu der in Mitteleuropa und den USA eher gebräuchlichen protrahierten, ca. 7wöchigen Strahlentherapie von Blasenkarzinomen mit Dosen von 64–68 Gy könnten wir mit einem Faktor der RBW der Pionentherapie von 1,8–1,9 kalkulieren. Für den Alltag der Pionentherapie bevorzugen wir aber eine Kalkulation auf Prozentbasis, wenn im Anschluß an eine Photonentherapie die Weiterführung der Behandlung mit Pionen angezeigt scheint.

Beispiel: Ein voll berufstätiger Patient leidet an einem lokoregionär fortgeschrittenen, heftig symptomatischen, hormonrefraktären Prostatakarzinom. Eine unmittelbar vorgängige Therapie bestand in 2200 cGy ^{60}Co, entsprechend 33% einer applikablen Gesamtdosis; für die Pionentherapie bedeutet das 100%–33%, also 67%, entsprechend 3660 cGy · 0,67. Damit bleibt eine Pionendosis von 2450 cGy (100-%-Targetdosis), welche in 13 Fraktionen zu je 188 cGy verabreicht wird.

Behandlungsresultate

Ganz allgemein versteht sich die Pionentherapie z. Z. noch nicht als kompetitive Maßnahme zur konventionellen Photonentherapie. Dementsprechend werden High-risk-Patienten behandelt, deren Leiden nachweislich noch begrenzt sind, aber durch die wählbaren Maßnahmen nicht oder erfahrungsgemäß kaum kontrolliert werden können. Diese Selektion von Patienten, die an nicht-resektablen, auf Chemotherapie nicht oder nicht mehr ansprechenden, häufig rezidivierenden Tumoren leiden, gestattet keine Phase-III-Studien. Eine Ausnahme könnten Patienten mit undifferenzierten Astrozytomen bilden, deren Zuweisung seit 1985 aber fast ausschließlich nach stereotaktisch-bioptischer Bestätigung der Diagnose erfolgt.

Bis Juli 1986 sind 211 Patienten am Piotron des SIN behandelt worden, 177 von ihnen (84%) mit kurativer Absicht. Von diesen 177 bekamen 163 Patienten eine hohe Dosis von mindestens 3000 cGy (100-%-Targetdosis) und ausschließlich mit Pionen. In Tabelle 5 werden alle Patienten und ihre Diagnosen aufgezählt. Die in dieser Tabelle mit einem Stern versehenen Tumoren werden gemäß Studie I/II-Protokollen behandelt; sie beinhalten auch Programme der Dosiseskalation und Dosisoptimierung.

Glioblastome und anaplastische Astrozytome

Tumorkonforme Strahlentherapie mit Partikeln, die einen High-LET-Anteil haben, sollte theoretisch zu Raten der lokalen Tumorkontrolle führen, die von der Neutronentherapie (Catteral et al. 1980) bekannt sind, ohne aber diese Tumoreinwirkung durch die Strahlenreaktion des gesunden Gewebes zu kompromitieren. Nach Abschluß der technischen Vorbereitungen für die dynamische Therapie wurden Ende 1983 die ersten Glioblastompatienten, damals alle noch im Anschluß an eine ausgiebige Tumorresektion, mit Pionen bestrahlt. (Die Definition von Glioblastomen wurde vorgenommen nach Burger et al. 1985; Hatlevoll et al. 1985.)

Tabelle 5. Pionentherapie am SIN (von Februar 1982 bis Juli 1986)

Tumor, Lage Histologie	Anzahl der Patienten [n]	Kurativ nur Pionen	Kurativ Photonen vor Pionen	Palliativ oder Abbruch
Maligne Gliome[a]	47	43	2	2
Gastronintestinale Tumoren:				
Magen	3	3	–	–
Darm	10	6	–	4
Rektum	7	5	–	2
Gallengang	6	5	–	1
Pankreas	23	16	3	4
Urogenitale Tumoren:				
Blase[a]	47	38	5	4
Prostata	5	3	–	2
Ureter	3	2	–	1
Nierenzell	1	1	–	–
Testis[a]	5	3	–	2
Gynäkologische Tumoren:				
Zervix[a]	23	15	2	6
Corpus	2	2	–	–
Ovar[a]	2	1	1	–
Knochen- und Weichteilsarkome[a]	23	16	1	6
Andere	4	4	–	–
Gesamt	211	163	14	34

[a] Laufende Studien.

Auch hier wurde ein Programm der Dosisoptimierung mit 2 simultan überprüften Dosen eingeleitet. Zunächst wurden 80–85% der Dosis, die für pelvine Tumoren angewendet wurde, appliziert (Tabelle 6), allerdings in kürzerer Zeit. Akute Symptome traten bei keinem Patienten auf, ja die Regel war die Möglichkeit zur Reduktion der Dexamethasondosis, entsprechend der gebesserten Symptomatik. Als der erste wegen eines Glioblastoms bestrahlte Patient 6 Monate nach Einleitung der Pionentherapie starb und bei der Autopsie neben einem abgegrenzten, sich entleerenden Nekrosebereich keine Glioblastomzellen gefunden werden konnten, glaubte man, auf dem rechten Weg zu sein.

Jedoch wurde noch 1984 deutlich, daß kein Durchbruch erreicht worden war. Die mittlere Überlebenszeit der 18 Patienten, die von 1983 bis 1984 wegen eines Glioblastoms bestrahlt worden waren, betrug 10,5 Monate, und bei keinem dieser Patienten war das Leiden schließlich beherrscht worden. Die maximale 100-%-Targetdosis, die während dieser Periode appliziert wurde, entspricht, abgeleitet nach der originalen Ellis-Formel, unter Verwendung eines Umrechnungsfaktors von 1,5, oder nach der von v. Essen (von Essen et al. 1982) für Pionen abgeleiteten Ellis-Formel einer NSD von 17,8 Gy. 1985 wurde die Dosis für Hirntumoren in den gleichen Bereich der für Beckentumoren verwendeten Gesamtdosis erhöht, entsprechend einer NSD von 20,4 Gy. 1986 wurde die Therapiedauer für Patienten mit Glioblastomen – nicht für anaplastische Astrozytome – soweit verkürzt wie möglich, wobei für 3 Tage wöchentlich eine 2malige Applikation der vollen Einzeldosis von 228 cGy (100%) angestrebt wurde – mit einem zeitlichen Abstand von > 6 h, um den PLDR möglichst ganz auszuschöpfen (Pohlit u. Jüling 1984). Die NSD für diese Technik berechnet sich auf ≤ 20,2 Gy.

Bezogen auf die bis November 1986 vorliegenden Erfahrungen und Ergebnisse, wird die Pionentherapie aktuell sehr gut vertragen, was eher zu einer Reduktion der Dexamethasondosis verleitet, obwohl es mit Beginn der Therapie zu einem steilen Anstieg der Relaxationszeit bei den von uns vorgenommenen NMR-Kontrolluntersuchungen kommt (Bösiger 1986). Die Anhebung der Gesamtdosis, im Gegensatz zu den Mitteilungen vom Pionenprojekt aus Vancouver (Goodman et al. 1985), und die Verkürzung der Behandlungszeit haben bisher keine wesentliche Veränderung der bekannten Behandlungsresultate gebracht (Tabelle 7). Anhand von „Debulking"-Präparaten – eine Rekraniotomie wird als sinnvolle palliative Maßnahme angestrebt – und Sektionspräparaten konnten Zeichen der Demyelinisierung und nekrotisierende Gefäßprozesse außerhalb des Zielvolumens bisher nicht nachgewiesen werden (Zimmermann 1985). Die verkürzte Behandlungszeit reduziert aber, vermutlich durch stärkere Schwellung und Ödem, die Lebensqualität in der verbleibenden Zeit. Für die bis 1985 behandelten Glioblastompatienten ergibt sich ein altersbezogener (< vs > 50 Jahre) Unterschied der mittleren Überlebenszeit von 14 gegenüber 9 Monaten. Die mittlere Überlebenszeit wurde für Patienten mit anaplastischen Astrozytomen mit mehr als 14 Monaten noch nicht erreicht.

Tabelle 6. Glioblastomstudie

	Periode 1983–1984	Periode 1985	Periode 1986
Anzahl der Patienten [n]	18	4	9
Art der Resektion			
Biopsie, „Debulking",	13	4	9
Exstirpation	5	0	0
Einzeldosis[a] [cGy]	188 –210	210 –228	228
Anzahl der Fraktionen	16 – 18	16 – 18	16
Gesamtdosis[a] [Gy]	30,2– 33,8	33,6– 37,8	36,4
Behandlungsdauer	26	26	16

[a] 100-%-Targetdosis.

Tabelle 7. Pionentherapie von Glioblastomen und anaplastischen Astrozytomen[a]. Behandlungszeitraum 1983 bis 1986. Programm der Dosiseskalation

Minimumtargetdosis 90% [cGy]	Targetdosis 100% [cGy]	Anzahl der Patienten [n]	Rekraniotomie und Autopsie [n]	Gefäßnekrosen Demyelinisierung	Kontrolle des Leidens
2720	3020	4	11	0	0/4
3040	3380	19		0	0/19
3280	3640	16[b]	6	0	0/6
3400	3780	8[c]	1	0	–
		47	18	0	–

[a] 31 Patienten mit Glioblastom, 14 Patienten mit anaplastischem Astrozytom, 2 Patienten mit Astrozytom (Burger); [b] 12 von 16 Patienten wurden 1986 bestrahlt; [c] 5 von 8 Patienten wurden 1986 bestrahlt.

Blasenkarzinome

Die erste Phase I/II-Studie der Pionentherapie am SIN wurde mit Patienten mit Blasenkarzinomen durchgeführt. Hier wurden die Erfahrungen über die Morbidität nach Pionentherapie gesammelt (Greiner 1985, Greiner et al. 1985b, 1986; Matsumoto et al. 1986; Studer et al. 1985; von Essen et al. 1985; Zimmermann 1985).

Nichtinvasive Blasenkarzinome sind keine Indikationen für die Pionentherapie. Die notwendige totale Einbeziehung der üblicherweise chronisch geschädigten Blasen in das Zielvolumen erlaubt keine Gesamtdosis, die bei der Mehrheit der Patienten eine permanente Tumorkontrolle herbeiführen könnte. Es ist vom strahlenbiologischen Standpunkt aus aber nicht erklärbar, weshalb gerade die gut differenzierten Populationen der oberflächlichen, papillären Karzinome einer definitiven Kontrolle widerstanden (Studer et al. 1985). Von 8 Patienten, die 1982 behandelt wurden, leben noch 3; einem von ihnen waren mit einer Split-course-Technik 50 Gy (100%) appliziert worden, was zu einer Tumorkontrolle führte. Jeder der 3 noch lebenden Patienten hat eine Urinableitung. Von den 5 inzwischen toten Patienten starben 3 an Komplikationen nach notwendigen „Salvage"-Maßnahmen.

Komplette Remission

In Tabelle 8 sind nur 24 von 31 Patienten, die wegen eines invasiven Blasenkarzinoms ausschließlich mit Pionen bis 1984 behandelt worden waren, berücksichtigt; 4 Patienten hatten eine zu kurze Beobachtungszeit von < 6 Monaten, und 3 litten schon bei Einleitung der Strahlentherapie an Symptomen von Fernmetastasen.

Aus der Tabelle 8 geht hervor, daß sich die Pionentherapie als erfolgreiche Maßnahme bei der Behandlung fortgeschrittener invasiver Blasenkarzinome bewährt. Die hier aufgeführten 20 Patienten mit großen und multifokalen Tumormassen von T3/T4-Tumoren waren zumindest Risikokandidaten für Zystektomie und/oder Chemotherapie. 65% von ihnen hatten eine tumorbedingte Ureterobstruktion. Bei 80% dieser Patienten kam es zu einer klinischen kompletten Remission nach Pionentherapie. Jenseits von 35,5 Gy (100%) bestand im Gegensatz zur Wahrscheinlichkeit einer erhöhten Komplikationsrate keine Abhängigkeit der Tumorkontrollrate von der Gesamtdosis – 35,5–40 Gy (Greiner et al. 1986). 70% der obstruierten Uretern öffneten sich.

Blasenrezidiv und Todesursache

Bei 9 der 19 Patienten, bei denen zunächst eine komplette Remission (negative Zytologie, negative Zystostomie, Tumorremission im CT und/oder Öffnung des obstruierten Ureters) erreicht worden war, entwickelte sich ein Rezidiv der Blase; 6 der 9 Rezidive waren oberflächliche Karzinome, und nur 2 waren invasive Rezidive am Ort der ehemals behandelten Tumormanifestation (Abb. 8). Fünf der 9 Patienten mit rezidivierendem Karzinom leben (Stand Oktober 1986) 26–42 Monate (mittlere Überlebenszeit 42 Monate) nach Pionentherapie, 10–31 (mittlere Überlebenszeit 21 Monate) nach den verschiedenen „Salvage"-Maßnahmen (3mal Zystektomie, einmal TUR, einmal Mitomycininstillation). Drei der 10 Patienten mit nicht-rezidivierendem Karzinom leben 28–40 Monate (mittlere Überlebenszeit 40 Monate) nach Pionentherapie. Die Todesursachen der 7 Patienten waren in 1 Fall interkurrent, in 3 Fällen Metastasen und in weiteren 3 Fällen Folgen der Behandlung (Abb. 9).

Tabelle 8. Pionentherapie invasiver Blasenkarzinome. Behandlungszeitraum 1982 bis 1984. Klinisch komplette Remission

T(NM)-Kategorie	Anzahl der Patienten [n]	Partielle Remission [n]	Klinisch komplette Remission [n]	Lokales Rezidiv
2	4	1[a]	3 (75%)	1/ 3
3	14	2	12 (86%)	6/12
4	6	2	4 (66%)	2/ 4
Gesamt	24	5	19 (79%)	9/19

[a] Zugewiesen als T2-Tumor. 3 Monate nach Pionentherapie vaginale Manifestation genau im Bereich der primären Lage am Blasenboden. Komplette Remission nach vaginaler Kontaktbrachytherapie. Macht nach 20 Monaten eine neue Blasenmanifestation an anderer Stelle, die nicht behandelt werden muß. Stirbt nach 32 Monaten an Altersschwäche (s. auch Abb. 9).

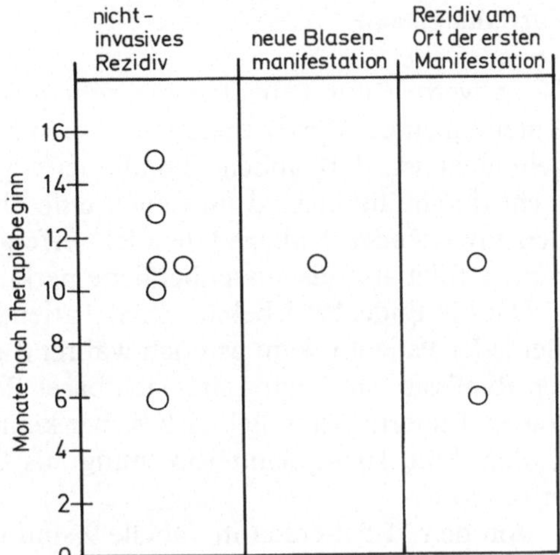

Abb. 8. Pionentherapie invasiver
Blasenkarzinome, lokales Rezidiv
nach Pionentherapie

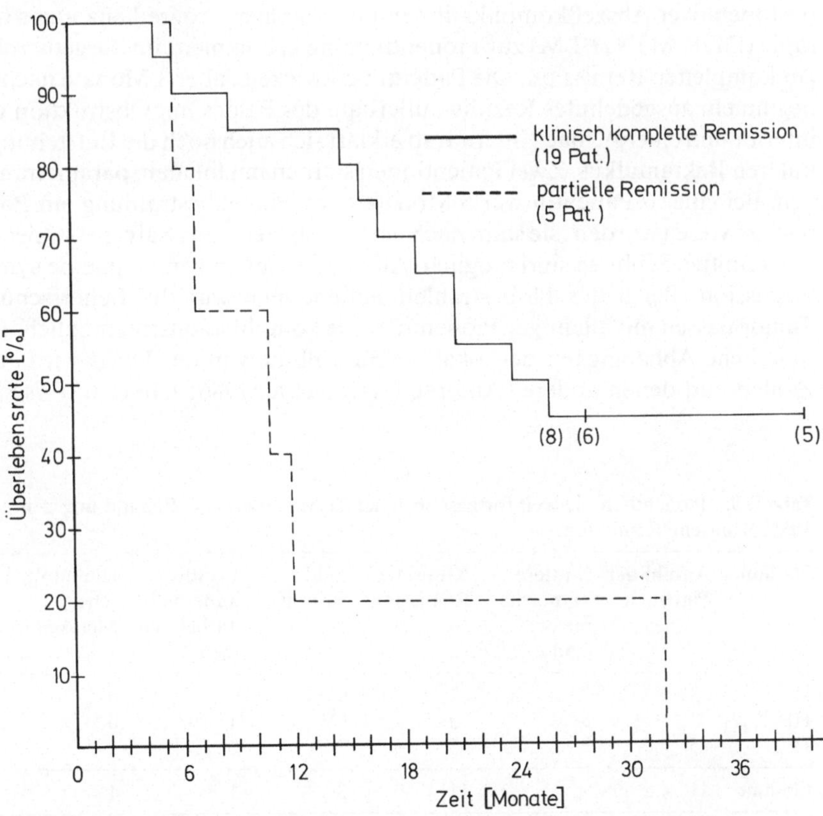

Abb. 9. Pionentherapie invasiver Blasenkarzinome, unkorrigierte Überlebensrate
(Behandlungszeitraum 1982–1984)

Zervixkarzinome

Noch werden nur Patienten mit sehr großvolumigen und weit fortgeschrittenen Karzinomen der Zervix therapiert, deren Morphologie zudem so zerstört bzw. aufgebraucht ist, daß übliche kombinierte perkutane und intrakavitäre Therapien nicht durchführbar sind und auch eine alleinige perkutane Strahlentherapie von den zuweisenden Kollegen als nicht erfolgreich angesehen wird. Die Strahlentherapie erfolgt also als ausschließliche perkutane Pionentherapie.

Die bis Ende 1985 behandelten Patientinnen sind in der Tabelle 9 aufgeführt. Bei jeder Patientin kam es noch während der Therapie zu einer klinisch kompletten Remission an Vagina und sichtbarer Portio. Für die Rückbildung der parametranen Tumorinvasion ließ sich bisher keine Abhängigkeit und Wahrscheinlichkeit finden. Eine Therapieunterbrechung aus Gründen der Reaktion war bisher nicht erforderlich.

Von den 11 Patienten in Tabelle 9 sind 6 gestorben. Eine Patientin starb wegen Lungenmetastasen mit beherrschtem Primärtumor; eine Patientin verblutete mit einem Zweitkarzinom, einem Rektumkarzinom. Man hatte wegen analer Blutung und der Annahme eines Rezidivs so häufig punktiert, daß sich auch noch eine rektovaginale Fistel bildete. Eine weitere Patientin war nach Lymphadenektomie (N1), postoperativer Abszeßkomplikationen und massiver Progredienz unter Chemotherapie (DDP, MTX, BLM) zur Pionentherapie gekommen; im Targetbereich kam es zur kompletten Remission. Die Patientin entwickelte aber 8 Monate nach Therapiebeginn ein ausgedehntes Rezidiv außerhalb des Feldes mit Obstruktion der V. cava inferior und einer A. iliaca interna; so erklärt sich auch noch die Entstehung eines zirkulären Rektumulkus. Zwei Patientinnen starben mit lokalen, parametranen Rezidiven. Bei einer 6. Patientin war 5 Monate nach Pionenbestrahlung ein Portiorezidiv nachgewiesen worden; sie starb nach einer ausgedehnten „Salvage"-Operation.

Definitive Schlüsse sind möglich. Alle Patientinnen kamen in eine symptomfreie Remission. Bei 8 der 11 bestrahlen Patientinnen war die Beherrschung großer Tumormassen mit alleiniger Pionentherapie komplikationsfrei möglich. Eine kontinuierliche Abhängigkeit der lokalen Kontrollrate von der Dosis wird aus unseren Zahlen und denen anderer Autoren (Akine et al. 1986; Ulmer u. Frischbier 1983)

Tabelle 9. Pionentherapie weit fortgeschrittener Zervixkarzinome. Behandlungszeitraum 1983 bis 1985. Klinische Remission

Stadium	Anzahl der Patienten	Mittlere Tumordiameter [cm]	Klinische Remission	Feld Rezidiv	Rezidiv außerhalb Tarbetvolumen	Hämatologische Metastasen	Lebt ohne Tumor
II	3	7	3	0	0	0	3/ 3
III	3	8	3	1[a]	1	0	1/ 3[a]
IV	5	9	5	2	0	1	1/ 5[b]
Gesamt	11		11	3	1	1	5/11

[a] Tod nach „Salvage"-Hysterektomie,
[b] Tod durch Zweitkarzinom (Rektumkarzinom) 18 Monate nach Pionentherapie.

alleiniger perkutaner Strahlentherapie nicht deutlich, eine Erhöhung der Dosis von 36,6 Gy (100%) um 5% wäre noch bei der zu erwartenden Komplikationswahrscheinlichkeit möglich. Unsere Ergebnisse weisen auf eine höhere lokale Kontrollrate bei eher differenzierter Histologie. Das Tumorvolumen ist ein prognostischer Parameter. Es ist kaum anzunehmen, daß bei dieser Selektion von Patienten die Heilungsrate mit alleiniger Strahlentherapie wesentlich gebessert werden könnte.

Prostatakarzinom

Bisher liegen Erfahrungen von 4 Patienten mit fortgeschrittenen Karzinomen vor, die bezüglich Tumorremission, Markernormalisierung, Beschwerdefreiheit und Nebenwirkungen sehr erfreulich sind. Sehr gute Resultate der Prostatatherapie wurden auch vom Pionenprojekt aus Los Alamos mitgeteilt (von Essen 1983). Die von dort bekannten Komplikationen traten zwar nur jenseits von 36 Gy (80-%-Bezugsisodose) auf, waren aber doch abhängig vom posttherapeutischen Programm kontrollierender Biopsien.

Nicht-seminomatöse Hodenkarzinome

An 5 Patienten konnten die Vorteile einer tumorkonformen Pionentherapie bei rezidivierenden, retroperitonealen, chemotherapie-refraktären und nicht-resektablen Hodenkarzinomen demonstriert werden. Bei 3 Patienten lagen zur Zeit der Therapie keine weiteren Manifestationen vor. So konnte der Rückgang der Konzentration der Tumormarker (α-FP und β-HCG) den biologischen Parameter für den Erfolg der Strahlentherapie bilden. Die Pionentherapie am SIN erwies sich für diese Situationen wie eine Therapie der Wahl.

Pankreaskarzinome

1982 wurde eine kontrollierte Studie für T2-/T3-Pankreaskarzinome begonnen. Die wahre Tumorausdehnung wurde intraoperativ mit Clips markiert. In den Ductus Wirsungianus wurde eine Sonde mit TLD-Dosimetern eingelegt und nach außen geführt. Sie diente zur In-vivo-Dosimetrie und wurde nach der 1. Sitzung gezogen.

16 Patienten wurden ausschließlich mit Pionen behandelt – Gesamtdosen von 35,5–37,8 Gy (100-%-Isodose), 20 Fraktionen, 4mal wöchentlich. Die mittlere Überlebenszeit der Patienten betrug 5 (1–13) Monate. Außer einem Patienten starben alle mit peritonealer, hepatischer und pleuraler Tumoraussaat.

Das Pankreaskarzinom ist keine Indikation für die tumorkonforme Pionenbestrahlung.

Sarkome

Von 1983 bis 1986 wurden 25 Sarkome mit Pionen bestrahlt (Tabelle 10). Die besondere Planung und Durchführung der Bestrahlung erlaubt die kurative, hoch

Tabelle 10. Pionentherapie von Osteosarkomen und Weichteilsarkomen

Histologie	Anzahl der Patienten [n]	In der Studie	Palliative Therapie
Chordom	1	1	–
Osteosarkom	8	6	2
Weichteilsarkome	16	13	3
Gesamt	25	20	5

dosierte Therapie sehr großer, nicht resektabler Tumormassen von Knochen- und Weichteilsarkomen im Becken und des Retroperitoneums (Thum u. Greiner 1987).

Beide bis Ende 1984 bestrahlten Osteosarkome (einmal distaler Femur und einmal Becken) kamen in histologisch bestätigte komplette Remission.

Im gleichen Zeitraum wurden 8 Patienten mit Weichteilsarkomen zwischen $35-2600$ cm^3 Tumorvolumen bestrahlt. Eine Patientin litt an 3 abdominalen Manifestationen, die metachrom in einer Sitzung behandelt wurden; 9 von 10 Tumormanifestationen wurden kontrolliert. Die genannte Patientin starb an einem Tumorrezidiv, welches 8 Monate nach Pionentherapie erstmals nachgewiesen wurde. Bei allen Patienten blieb abhängig von der originalen Tumorgröße ein Gewebeplus nachweisbar („stable disease"). In 2 Fällen wurden bioptisch nekrotisch-fibrosierende Areale nachgewiesen. In keinem Fall war versucht worden, das bestrahlte Sarkom nach Strahlentherapie zu entfernen. Von den 8 bis 1984 bestrahlten Patienten sind aber neben der genannten Patientin 3 weitere gestorben: 1 Patientin 38 Monate nach Therapie an Herzversagen, 1 Patient 13 Monate nach Therapie an Lungenmetastasen und 1 weiterer Patient 11 Monate nach Therapie an einer Generalisation im ZNS.

Die 4 lebenden Patienten haben eine mittlere Beobachtungszeit von 25 (15–43) Monaten.

Zusammenfassung

Klinische Strahlentherapie mit Pionen wird z. Z. nur an 2 Zentren – TRIUMF/ Vancouver und SIN/Villigen – durchgeführt. Aufwand für Vorbereitung, Planung und Durchführung sind beträchtlich (s. Übersicht).

Pionentherapie am SIN
1) Vorbereitung des Patienten:
   Individuelle zylindrische Liege mit Bolusmaterial für den zerebralen oder abdominopelvinen, interessierenden Bereich;
2) Planung:
   a) der Tumorausdehung konforme Festlegung des Zielvolumens, basierend auf bis zu 30 CT-Schnitten,
   b) Optimierung der Dosisverteilung durch Computer;
3) Technik der Bestrahlung:
   dynamische Therapie in 3 Ebenen (SPOT-SCAN-Technik);

4) Dosimetrie:
   a) individuelle Verifikation im Phantom,
   b) In-vivo-Dosimetrie.

Am SIN werden die „Spot scan"-Technik als dynamische Bestrahlungstechnik und eine tumorkonforme Bestrahlungsplanung an bis zu 30 CT-Schnitten angewandt. Bis Juli 1986 wurden 211 Patienten bestrahlt, davon 177 mit hoher Dosis (> 3000 cGy in der 100-%-Targetdosis) und kurativer Absicht. Die Spätreaktion nach der Bestrahlung pelviner Tumoren, besonders die Bindegewebereaktion, entspricht bei Berücksichtigung der Behandlungszeit dem Wert der experimentell und strahlenbiologisch ermittelten relativen biologischen Wirksamkeit der Pionenstrahlung von 1,5. Ab 37 Gy kommt es zum steilen Anstieg der Wahrscheinlichkeit schwerer postaktinischer Morbidität. Während die Beziehung zwischen Gesamtdosis als überragendem Parameter und Komplikationswahrscheinlichkeit für die Pionentherapie im Bauchraum und im Becken- und Extremitätenbereich ausreichend abgeklärt ist, haben wir noch keine genauere Kenntnis über die dosisabhängige Morbiditätswahrscheinlichkeit für die Pionentherapie von Hirntumoren. Es ist aber auch mit den bisherigen Dosiseskalationsstudien kein Durchbruch bei der Kontrolle undifferenzierter Astrozytome gelungen. Die mittlere Überlebensrate ist altersabhängig und liegt im oberen Bereich bekannter Daten selektionierender Studien.

Sehr gute Ergebnisse der Tumorkontrolle wurden bei weit fortgeschrittenen Blasenkarzinomen, bei invasiven Prostatakarzinomen, bei einzelnen Zervixkarzinomen, besonders bei retroperitoneal nicht-seminomatösen Hodentumoren und v. a. bei nicht resektablen retroperitonealen und pelvinen Osteo- und Weichteilsarkomen erzielt.

Der Aufbau einer Pionentherapieanlage ist so kostspielig, daß wohl das SIN in Westeuropa als einziges Institut über einen klinisch anwendbaren Pionenstrahl verfügen wird. Die Indikationen für eine lohnende dynamische, tumorkonforme Pionentherapie konturieren sich. Das Spektrum der therapeutischen Möglichkeiten mit dem Ziel Heilung dürfte durch die Technik der Therapie am Piotron, einer Intensivierung der lokalen Therapie, etwas breiter geworden sein.

Literatur

Akine Y, Hashida I, Kajiura Y, Watai K, Tsukiyama I, Egawa S, Yamada T, Tanemura K, Tsunematsu R, Ohmi K, Matsumoto Y, Sonoda T, Kasamatsu T (1986) Carcinoma of the uterine cervix treated with external irradiation alone. Int J Radiat Oncol Biol Phys 12: 1611–1616

Blattmann H (1984) Biomedical Experiments. SIN Med News-letter 6: 45–47

Blattmann H, Cordt J, Fritz-Niggli H, Gut V, Rao KR, Schäppi K (1983) In vivo relative biological effectiveness of negative pi-mesons under different experimental conditions. SIN Med Newsletter 5: 35–38

Bösiger P (1986) Antrittsvorlesung Universität Zürich

Burger PC, Vogel FS, Green SB, Strike TA (1985) Glioblastoma multiforme and anaplastic astrocytoma: pathologic criteria and prognostic implications. Cancer 56: 1106–1111

Catteral M, Bloom HJG, Ash DV (1980) Fast neutrons compared with megavoltage x-rays in the treatment of patients with supratentorial glioblastoma: a controlled pilot study. Int J Radiat Oncol Biol Phys 6: 261–266

Douglas BG, Grulkey WR, Chaplin DJ, Lam G, Skarsgard LD, Denekamp J (1986) Pions and pig skin: preclinical evaluation of RBE for early and late damage. Int J Radiat Oncol Biol Phys 12: 221–229

Fritz-Niggli H, Büchi C, Cordt I, Schäppi K (1983) Genetical damage in drosophila as a sensitive indicator of differences in LET spectra: experiments with different pion irradiation volumes (60 beams of the piotron). SIN Med Newsletter 5: 42–45

Goodman GB, Balfour J (1964) Carcinoma of the bladder: cobalt therapy. J Urol 92: 30–36

Goodman GB, Douglas BG, Jackson SM, Ludgate CM (1983) The pion therapy programme at TRIUMF. In: Skarsgard LD (ed) Pion and heavy ion radiotherapy. Elsevier, New York, pp 407–415

Goodman GB, Dixon P, Lam GKY, Harrison R, Kornelsen RO, Ludgate CM, Flores AD (1985) Preparatory clinical studies of pi-mesons at TRIUMF. Radiat Res 104: 279–284

Greiner RH (1985) Four years clinical experience with pion treatment. SIN Med Newsletter 7: 8–20

Greiner RH, Blattmann H, Pedroni E, Walder E, Perret C, Zimmermann A, Bodendörfer G, Schmitt G, Crawford JF, von Essen CF (1985a) Three years of clinical experience with dynamic pion therapy. Raven Press, New York

Greiner RH, von Essen CF, Studer U, Zimmermann A, Bodendörfer G, Schmitt G (1985b) Results of curative pion therapy at SIN. Strahlentherapie 161: 797–800

Greiner RH, von Essen CF, Blattmann HJ, Pedroni E, Studer UE, Thum PA, Zimmermann A (1986) Pion therapy at Swiss Institute for Nuclear Research (SIN). Int J Radiat Oncol Biol Phys 12: 98

Hatlevoll R, Lindegaard K, Hagen S et al. (1985) Combinded modality treatment of operated astrocytomas grade 3 and 4. A prospective and randomized study of misonidazole and radiotherapy with two different radiation schedules and subsequent CCNU chemotherapy. Stage II of a prospective multicenter trial of the scandinavian glioblastoma study group. Cancer 56: 41–47

Jordan SW, Yuhas JM, Butler JLB, Kligerman MM (1981) Dependence of RBE on fraction size for negative pi-meson induced renal injury. Int J Radiat Oncol Biol Phys 7: 223–227

Kligerman MM, Smith A, Yuhas JM, Wilson S, Sterhagen CJ, Helland JA, Scala JM (1977) The relative biological effectiveness of pions in the acute response of human skin. Int J Radiat Oncol Biol Phys 3: 335–339

Kottmeier HL, Gray MJ (1961) Rectal and bladder injuries in relation to radiation dosage in carcinoma of the cervix. A 5 year follow-up. Am J Obstet Gynecol 82: 74–82

Matsumoto K, Greiner R, Blattmann H, Thum P (1986) Rectal complications after pion treatment at the Swiss Institute for Nuclear Research. Br J Radiol 59: 704–705

Miller LS, Jones JS (1962) Teamwork in supervoltage irradiation in carcinoma of the urinary bladder. Tex J Med 58: 716–720

Morrison R (1975) The results of treatment of cancer of the bladder – a clinical contribution to radiobiology. Clin Radiol 26: 67–76

Orton CG, Wolf-Rosenblum S (1986) Dose dependence of complication rates in cervix cancer radiotherapy. Int J Radiat Oncol Biol Phys 12: 37–44

Peters LJ, Withers HR, Mason KA, Dicello JF (1980) Effects of fractionated pions on normal tissues Part II. Mouse jejunum. Int J Radiat Oncol Biol Phys 6: 1667–1669

Pilepich MV, Krall J, Geoerge FW, Asbell SO, Plenk HD, Johnson RJ, Stetz J, Zinninger M, Walz BJ (1984) Treatment-related morbidity in phase III RTOG studies of extended-field irradiation for carcinoma of the prostate. Int J Radiat Oncol Biol Phys 10: 1861–1867

Pohlit W, Jüling-Pohlit L (1985) The RBE of pions for euoxic and hypoxic tumour cells. SIN Med Newsletter 7: 28–33

Pohlit W, Jüling L, Blattmann H, Pedroni E, Menzel HG, Schuhmacher H (1983) Dependence of the RBE on tumor volume in pion treatment of tumors in the „spot scan" mode. SIN Med Newsletter 5: 31–34

Pohlit W, Jüling-Pohlit L (1984) The biological action of two sequential pion doses: „Dpeak + Dplateau" und „Dplateau + Dpeak". SIN Med Newsletter 6: 52–55

Raju MR, Tokita N (1982) Radiobiology of pions at LAMPF. Int J Radiat Oncol Biol Phys 8: 2133–2136

Raju MR, Bain E, Carpenter SG, Cox RA, Robertson JB (1978) A heavy particle comparative study. Part II: cell survial versus depth. Br J Radiol 51: 704–711

Raju MR, Carpenter S, Tokita N, DiCello JF, Jackson D, Fröhlich E, von Essen CF (1981) Effect of fractionated doses of pions on normal tissues. Part I: Mouse skin. Int J Radiat Oncol Biol Phys 6: 1663–1666

Raju MR, Carpenter SG, Tokita N, Blattmann H, Strnad A, von Essen CF (1983) Biological dosimetry of SIN pion beam. SIN Med Newsletter 5: 38–41

Rao KR, Blattmann H, Cordt I, Fritz-Niggli H, Gut V, Schäppi K (1984) Spatial variations of pion RBE in an asymetric treatment volume. SIN Med Newsletter 6: 58–59

Schuhmacher H, Menzel HG (1983) Radiation quality studies for multiple beam irradiations at the SIN piotron. SIN Med Newsletter 5: 28–30

Skarsgard LD, Henkelman RM, Lam GKY, Palcic B, Poon MN (1979) Preclinical studies of the negative pi-meson beam at Triumf. Radiat Environ Biophys 16: 193–204

Studer UE, von Essen CF, Enderli J-B, Bodendörfer G, Zingg EJ (1985) Preliminary results of a phase I/II study with pi-meson (pion) treatment for bladder cancer. Cancer 56: 1943–1952

Teshima T, Chatani M, Hata K, Inoue Ta, Inoue To, Suzuki T (1985) Rectal complication after remote afterloading intracavitary therapy for carcinoma of the uterine cervix. Strahlentherapie 161: 343–347

Thum P, Greiner RH (1987) Pionentherapie nicht-resektabler Sarkome am SIN. Strahlentherapie (in press)

Tremp J, Blattmann H, Fritz-Niggli H (1979) Survival over the depths profile after irradiation with a negative pion beam. Radiat Environ Biophys 16: 239–244

Ulmer HU, Frischbier H-J (1983) Treatment of advanced cancer of the cervix uteri with external irradiation alone. Int J Radiat Oncology Biol Phys 9: 809–812

van der Kogel AJ (1985) Chronic effects of neutrons and charged particles on spinal cord, lung, and rectum. Radiat Res 104: 208–216

van der Kogel AJ, Martin J, Mathis T, Pierotti D, Sherman G, Smith AR, Raju MR (1983) Effect of fractionated irradiation with x-rays or negative pi-mesions on the mouse lung. In: Broerse JJ, Barendsen GW, Kal HB, van der Kogel AJ (eds) Tumour biology and therapy, Proc 7th Int Congr Radiat Res, Amsterdam. Martinus Nijhoff, The Netherlands, pp 3–23

van der Werf-Messing B (1965) Telecobald treatment of carcinoma of the bladder. Clin Radiol 16: 165–172

Vanuytsel L, Ang KK, Vandenbussche L, Vereecken R, van der Schueren E (1986) Radiotherapy in multiple fractions per day for prostatic carcinoma: late complications. Int J Radiat Oncol Biol Phys 12: 1589–1595

von Essen CF (1983) Preliminary report on long-term results of pion therapy at Los Alamos. Radiat Med 1: 314–319

von Essen CF, Blattmann H, Crawford JF, Fessenden P, Pedroni E, Perret C, Salzmann M, Shortt K, Walder E (1982) The piotron: Initial performance, preparation and experience with pion therapy. Int J Radiat Oncol Biol Phys 8: 1499–1509

von Essen CF, Blattmann H, Bodendörfer G, Mizoe J-E, Pedroni E, Walder E, Zimmermann A (1985) The piotron: II. Methods and initial results of dynamic pion therapy in phase II studies. Int J Radiat Oncol Biol Phys 11: 217–226

Walbom-Jorgensen S (1972) Treatment of bladder carcinoma with 6 MeV linear accelerator. Scand J Urol Nephrol 6: [Suppl 15] 113–119

Zimmermann A (1985) Strahlenpathologische Erfahrungen und Ausblicke am medizinischen Pionen-Projekt des SIN. Wissenschaftl. Tagung der Schweiz. Gesellschaft für Strahlenbiologie und Strahlenphysik, Tagungsberichte, S 58–63

Neutronentherapie

B. Kober, K. H. Höver, H. Haueisen und B. Kimmig

Geschichtlicher Überblick

Stone (1948) bestrahlte bereits 6 Jahre nach der Entdeckung der Neutronen durch Chadwick in einer 1. Bestrahlungsserie 24 Patienten mit dem 37-inch-Zyklotron in Berkeley. Weitere 226 Patienten wurden in einer 2. Serie von 1939 bis 1945 mit dem 60-inch-Zyklotron bestrahlt.

Vorhergegangene strahlenbiologische Untersuchungen wurden mit hohen Neutronendosen und kleinen Fraktionen durchgeführt. Da die steile Zunahme der relativen biologischen Wirkung bei abnehmender Dosis pro Fraktion zu diesem Zeitpunkt nicht bekannt war, kam es zu einer deutlichen Überdosierung bei der in gleicher Weise durchgeführten Bestrahlung von Patienten. Trotz guter Anfangsergebnisse berichtete Stone 1948 deshalb über eine hohe Rate von Nebenwirkungen und kam zu dem Schluß, daß Neutronen keinen strahlentherapeutischen Vorteil bringen.

Nach diesen Ergebnissen nahmen erst Fowler u. Bewley in den 60er Jahren klinisch orientierte strahlenbiologische Untersuchungen wieder auf. Aufgrund dieser Untersuchungen wurden mit einem besseren Verständnis der biologischen Grundlagen und insbesondere des Fraktionierungseffekts ab 1966 erneut Patienten am Hammersmith-Hospital in London mit schnellen Neutronen bestrahlt. Catteral et al. (1975) berichteten über deutlich bessere Ergebnisse durch Neutronenbestrahlung von Kopf-Hals-Tumoren im Vergleich zu einer Kontrollgruppe, die mit Photonen bestrahlt wurde. Seitdem beschäftigen sich wieder mehrere Zentren in Europa, den USA und Japan mit der Neutronentherapie. Die dabei erzielten Ergebnisse sind teilweise ermutigend, teils aber auch widersprüchlich.

Ziel dieses Beitrags ist es nun, die wesentlichen Ergebnisse der Neutronentherapie dieser Zentren darzustellen, eigene Studienansätze und die daraus folgenden Anwendungsbereiche der Neutronentherapie zu definieren.

Strahlenbiologie

Radiobiologische Studien lassen folgende Unterschiede zwischen Neutronen und Photonen erkennen:
1) Herabgesetzter Sauerstoffverstärkungsfaktor (Oxygen Enhancement-Ratio, OER), (Hall u. Kellerer 1979).
2) Es gibt keine oder nur geringe Reparation potentiell letaler Schäden, (Hall u. Kraljivic 1976).

3) Es gibt eine bedeutend geringere Abhängigkeit von der Zellzyklusphase (Hall u. Kellerer 1979).

4) Die Schulter in der Dosiseffektkurve ist bedeutend geringer ausgebildet; dies bedeutet geringere Reparaturkapazität und Verringerung des Fraktionierungsfaktors (Hall 1973).

5) Eine höhere relative Biologische Wirksamkeit (RBW), die sowohl von der Strahlenqualität als auch von den oben genannten Punkten 2–4 abhängig ist.

Es muß angemerkt werden, daß obengenannte Unterschiede nicht in jedem Fall zu einem therapeutischen Vorteil führen.

Bisherige Ergebnisse der reinen Neutronen-, der Mixed-beam- und der Mixed-schedule-Therapie

Weichteilsarkome

Weichteilsarkome gelten bei Anwendung von Elektronen- bzw. Photonenstrahlung als wenig strahlensensibel. In Tierversuchen zeigte sich auch eine deutlich niedrigere Oxygenierungsrate (Denekamp u. Denekamp 1983 a, b; van Putton 1968).

Nach den ersten positiven Resultaten aus dem Hammersmith-Hospital (Catteral 1982) berichteten zuletzt Schmitt und Fürst (Schmitt u. Fürst 1986) über insgesamt 221 Patienten, die mit Neutronen oder Mixed-beam-Technik (Photonen und Neutronenboost) in Essen behandelt wurden. Die Autoren kommen dabei zu dem Schluß, daß eine postoperative Neutronen- oder Neutronenboosttherapie bessere lokale Kontrollraten als die üblicherweise angewendeten Strahlenarten bei peripher gelegenen Weichteilsarkomen T2/T3, GI/GII erbringen. Schnabel et al. (Schnabel et al. 1986 a, b) bestrahlten innerhalb von 8 Jahren insgesamt 94 Patienten mit Weichteilsarkomen; 70 Patienten waren evaluierbar (29 Patienten nur Neutronentherapie, 23 mit Photonen-Elektronenboost allein, 19 mit Mixed-beam-Therapie). Die statistische Auswertung der Daten zeigt keine Überlegenheit der Neutronentherapie gegenüber der Photonen-Elektronentherapie, die Autoren wiesen vielmehr auf den starken Einfluß von prognosebestimmenden Faktoren, wie postoperativ makroskopisch sichtbarer Tumorrest, Lokalisation und das Grading hin. Auch in der Serie von Schmitt zeigte sich, daß in der Untergruppe der Patienten, bei der postoperativ ein Tumorrest vorlag, nur eine lokale Kontrollrate von 42% erreicht wurde (Schmitt u. Fürst 1986).

Eine Gruppe aus Louvain-la-Neuve (Richard et al. 1975) berichtete über lokale Kontrollraten von nur 21%.

Eichhorn berichtet über insgesamt 64 Weichteilsarkome, die ausschließlich mit Neutronen bestrahlt wurden. Die Tumoren hatten unterschiedliche Größe. Bei 42 der 64 Fälle kam es zu einer vollständigen Rückbildung der oft sehr großen Tumoren, weitere 20 zeigten eine partielle Remission. Die Bestrahlung erfolgte in Mixed-beam-Technik, wobei die Neutronendosis nicht einheitlich war.

Der Autor stellte zusammenfassend fest, daß die prophylaktische postoperative Neutronenbestrahlung bei den strahlenresistenten Weichteilsarkomen die bei der

Nachbestrahlung mit den üblichen Strahlenarten zu erwartende Rezidivrate noch weiter senkt. Dies gilt insbesondere bei großen Tumoren.

Ebenfalls gute lokale Kontrollraten von ca. 75% bei inoperablen, inkomplett resezierten oder rezidivierenden Tumoren werden in der Studie von Franke sowie in der Studie des Hammersmith-Hospitals mitgeteilt (Catteral 1982). Auch in den Phase-2-Studien aus den USA zeigen sich ermutigende Ergebnisse, allerdings sind die Fallzahlen z. Z. noch gering (Peters et al. 1985).

Kopf-Hals-Tumoren (Lymphknotenmetastasen von Kopf-Hals-Tumoren)

Peters (Peters et al. 1985) berichtet in einer Zusammenfassung aller wesentlichen Neutronenstudien aus den USA über die Ergebnisse der fortgeschrittenen Kopf-Hals-Tumoren. Danach zeigt sich als Ergebnis randomisierter Phase-3-Studien für die Neutronentherapie ein Trend zur Verbesserung der lokalen Kontrollraten. Eine signifikante Verbesserung ergab sich bei Lymphknotenmetastasen der Kopf- und Halstumoren.

In den europäischen Zentren zeigt die erst im Jahre 1976 entstandene Studie aus dem Hammersmith-Hospital eindeutige Vorteile der schnellen Neutronen gegen-über der Photonenstrahlung. Catteral bestrahlte 31 Patienten bei fortgeschrittenen Tumoren der Nasennebenhöhlen (Wambersie u. Battermann 1985). Dabei wurde bei 29 Patienten eine komplette Remission erreicht, eine andauernd lokale Kon-trolle sogar bei 25%. Die durchschnittliche Überlebenszeit betrug 36 Monate. Die Studie war allerdings nicht randomisiert.

Speicheldrüsentumoren

Im Rahmen der EORTC wurden hierzu die zahlenmäßig größten Studien im Hammersmith-Hospital und in Amsterdam durchgeführt (Wambersie u. Batter-mann 1985). In dieser Studie aus Amsterdam (32 Parotiskarzinome und 5 Tumo-ren der kleinen Speicheldrüsen) befanden sich nur ausgedehnte Befunde (T3- bis T4-Tumoren, nur ein Teil T2-Tumoren), wobei 12 Patienten positive Lymphknoten und 4 Patienten Fernmetastasen aufwiesen.

Die Serie aus Hammersmith umfaßte 56 Patienten, hierbei lag bei 12 Patienten ein Adenokarzinom, bei 26 ein adenoidzystisches Karzinom, bei 10 ein mukoepi-dermidales Karzinom, bei 6 Patienten ein Mischtumor sowie 3 undifferenzierte Karzinome vor.

Die in Hammersmith erreichten Ergebnisse waren sehr gut, eine komplette Remission konnte bei 93% erreicht werden. Die persistierende lokale Kontrollrate lag bei 80%. Die Studie aus Amsterdam ergab lokale Kontrollraten von 66% bei kompletten Remissionsraten von 78%.

Im Gegensatz hierzu zeigten die Ergebnisse randomisierter Phase-3-Studien aus den USA keine signifikant besseren Ergebnisse des Neutronenarmes. Dies liegt nach Meinung von Peters (Peters et al. 1985) möglicherweise in der zu geringen Anzahl der eingebrachten Patienten. Eine Phase-2-Studie (Fermilab 76–79) mit größerer Fallzahl ergab jedoch deutlich bessere Tumoransprechraten und Überle-bensraten der reinen Neutronenbestrahlung gegenüber der Mixed-beam-Technik.

Bronchialkarzinome

In einer prospektiv randomisierten Studie wies Eichhorn (Eichhorn 1981 b) nach, daß die Tumorzellenzerstörung bei inoperablen Bronchialkarzinomen, die in Mixed-beam-Technik bestrahlt wurden, deutlich besser war als bei reiner Photonenbestrahlung. In dieser Studie mit verschieden hohem Neutronendosisanteil wurden insgesamt 158 Patienten kombiniert mit Neutronen bestrahlt. Es lagen dabei 124 (Gruppe 1=49, Gruppe 2=75) Sektionen bei einer applizierten Gesamtdosis von mehr als 5000 rad vor (Gruppe 1: Neutronendosis 6,76 Gy, ^{60}Co-Dosis: 33,92 Gy, Gruppe 2: 3,83 Gy, ^{60}Co-Dosis 45,16 Gy; RBW-Neutronen=3 in beiden Gruppen). Die Patientengruppe 1 (mit dem höheren Neutronenanteil zeigte eine mit 37% höhere Tumorfreiheit im Autopsiepräparat gegenüber der Gruppe 2 (20% Neutronenanteil), bei der in 48% eine Tumorfreiheit vorlag. Demgegenüber stand nur eine Tumorfreiheit von 33% einer historischen ^{60}Co-Kontrollgruppe von 149 Patienten, die im Mittel mit 70,44 Gy bestrahlt wurden.

Nach dieser 1. Studie wurde von dem gleichen Autor eine weitere Studie durchgeführt. Es wurde bei gleicher Versuchsanordnung und Methode eine zufällig zugeteilte Patientengruppe 1, die kombiniert mit Neutronen und ^{60}Co bestrahlt wurde (n=101 Patienten) mit einer 2. Gruppe verglichen, die nur mit ^{60}Co bestrahlt wurde (n=100). Hierbei fanden sich in der Gruppe 1 bei 25 von 64 Patienten im autoptischen Präparat keine Tumorzellen mehr (6,72 Gy n; 34,19 Gy ^{60}Co) gegenüber 11 von 58 Patienten einer 2. Gruppe (54,18 Gy ^{60}Co).

Die Differenz von 19% gegenüber 39% ist statistisch signifikant. Die Überlebensrate der beiden Gruppen der 2. Studie war in der ^{60}Co-Gruppe besser (in der Neutronengruppe überlebte keiner 3 Jahre, gegenüber 9 Patienten in der ^{60}Co-Gruppe). Die günstigere Überlebensrate muß nach Ansicht des Autors auf das geringere durchschnittliche Tumorvolumen in der ^{60}Co-Gruppe zurückgeführt werden. Es wird ausdrücklich darauf hingewiesen, daß dieser Tumortyp deshalb ausgewählt wurde, weil es sich um einen schnell metastasierenden Tumor handelt, der das Leben der Patienten begrenzt, aber dennoch einer lokalen Strahlentherapie zur Vermeidung schwerwiegender Symptome durch örtliche Tumorprogredienz bedarf.

Shipley (Shipley et al. 1975) stellte in strahlenbiologischen Experimenten einen höheren RBW im Bronchialkarzinom gegenüber dem im gesunden Gewebe fest. Schnabel (Schnabel et al. 1986) führte eine Studie mit insgesamt 138 statistisch ausgewerteten Patienten mit einem Plattenepithelkarzinom der Lunge durch. Hierbei wurde die reine Neutronenbestrahlung (DT-Generator, 14 MeV Neutronen, Gesamtreferenzdosis 18 Gy, n=59) mit einer Therapie mit Kobalt-60-Gammastrahlung verglichen. Die Ergebnisse dieser Studie sprachen gegen eine Überlegenheit der schnellen Neutronen bezüglich der Überlebenszeit sowie dem tumorfreien Intervall.

Maligne Melanome

Die Strahlenresistenz der malignen Melanome wird mit der ausgeprägten Schulter in der Dosiseffektkurve bei Zellversuchen erklärt (Barranco et al. 1971; Dewey 1971; Malaise et al. 1975). Catteral et al. (1984) behandelten insgesamt 87 Tumoren dieser Histologie (Rezidive nach Operation, Metastasen nach Operation bzw. inoperable Tumoren). Eine komplette Remission zeigte sich in 71% der Fälle, eine über die Nachbeobachtungszeit (im Mittel 3 Monate) andauernde lokale Kontrolle gelang bei 62% aller Tumoren. Die Komplikationsrate lag aber mit 22% (19 von 87) relativ hoch.

Prostatakarzinome

Franke (Franke et al. 1979, 1981, 1985 a, b) wies als erster auf die Vorteile der Neutronentherapie bei fortgeschrittenem Prostatakarzinom hin. Er behandelte 12 Patienten mit fortgeschrittenen T_3-, T_4-Tumoren mit und ohne Lymphknotenmetastasen und/oder Fernmetastasierung – zunächst mit Photonen (30–50 Gy in 4–5 Wochen, gesamtes Becken und Prostata), danach erfolgte ein Neutronenboost von 4–8 Gy in 1–2 Wochen. Biopsien von 3 Patienten waren 8 bzw. 12 Monate nach Abschluß der Strahlentherapie tumorzellfrei.

Rektumkarzinome und Rektumkarzinomrezidive

In einer Pilotstudie bestrahlte Franke (Franke et al. 1985 b) insgesamt 44 Patienten (27 Lokalrezidive, 5 postoperativ mit Tumorrest, 12 inoperable Primärtumoren). Die Bestrahlung erfolgte in Mixed-beam-Technik bzw. mit ausschließlicher Neutronentherapie. Die alleinige Neutronentherapie zeigte eine gegenüber der Mixed-beam-Technik deutlich bessere Wirkung: 5 Patienten im Stadium Dukes C mit postoperativ mikroskopischen Tumorresten wiesen kein Lokalrezidiv auf, 3 Patienten leben tumorfrei länger als 5 Jahre, 1 Patient starb nach 3 Jahren ohne Lokalrezidiv an der Fernmetastasierung. Der Autor stellte weiterhin fest, daß der Rückgang der Symptome (Schmerzen und Blutung) bei der reinen Neutronentherapie stärker und anhaltender war als bei der Mixed-beam-Technik. Er konnte über 2 Fälle berichten, die zuvor inoperabel waren und nach der Strahlentherapie operiert werden konnten. Wesentliche Komplikationsraten sah er nicht, dies steht allerdings im Gegensatz zu einer Studie aus Amsterdam (Battermann 1982), bei der Schädigungsraten bis über 30% beobachtet wurden.

Hirntumoren

In einer Studie aus Orleans (Breteau et al. 1985) wurden zunächst 18 Gy in 3 Fraktionen innerhalb von 3 Tagen großvolumig bestrahlt. Danach erfolgte ein Neutronenboost auf den Tumorkern mit insgesamt 6 Gy/3 Fraktionen/3 Tage. Es kamen 31 Patienten zur Auswertung. Die Ergebnisse wurden retrospektiv mit einer Gruppe, die mit Photonen bestrahlt wurde, verglichen. Hierbei zeigte sich kein eindeutiger Vorteil bezüglich der lokalen Kontrollraten bzw. Überlebenszeit im Vergleich zur Kontrollgruppe.

Lediglich bei der nicht operierten Gruppe war die Überlebenszeit der mit Neutronen bestrahlten Patienten geringfügig besser. Duncan et al. (1986 a–c) fanden ebenfalls keine Vorteile der Neutronentherapie.

Magenkarzinome

Eichhorn (Eichhorn 1981 a) berichtet über 46 kombiniert bestrahlte inoperable
Tumoren; es lagen dabei bei der Auswertung 29 Sektionen vor. Bei 10 von 29 Patienten zeigte sich kein Tumor mehr, ein Ergebnis, das Catteral (Catteral 1985) bei
2 tumorfreien Patienten unter 10 Autopsierten bestätigen konnte.

Ösophaguskarzinome

Bei Eichhorn (Eichhorn 1981 a) wurden insgesamt 33 Patienten mit Plattenepithelkarzinom der Speiseröhre nach einer kombinierten Neutronen-^{60}Co-Strahlung
seziert. Der Neutronenanteil betrug 42 bzw. 20%; 26 der 33 Patienten zeigten im
autoptischen Präparat keine vitalen Tumorzellen mehr, der hohe Neutronenanteil
zeigte auch relativ bessere Ergebnisse. Allerdings war die Perforationsrate insbesondere beim hohen Neutronenanteil sehr hoch.

Eigene Studienansätze

Ein großes Problem stellt in vielen Studien die hohe Spätmorbiditätsrate nach reiner Neutronentherapie dar. Diese steigt deutlich mit der Größe des bestrahlten
Volumens an. Eine Verminderung der Spätnebenwirkungen führte viele Autoren
zur Anwendung der Mixed-beam-Technik (zunächst Applikation von Photonen,
danach über ein eingeschränktes Feld ein Neutronenboost) bzw. der sog. Mixed-
schedule-Technik (jeweils Photonen- und Neutronenapplikationen alternierend).
Eine Alternative hierzu stellt unseres Erachtens die Suche nach Methoden dar, die
Tiefendosisverteilung bei den bisher gebräuchlichen Maschinen (Zyklotron, DT-
Generatoren) zu verbessern, um dadurch eine bessere Schonung des gesunden
Gewebes zu erreichen. In Studien, die am 1. Januar 1986 begonnen wurden, soll
im Institut für Nuklearmedizin in Zusammenarbeit mit der Universitätsstrahlenklinik Heidelberg der Wert der dynamischen Bestrahlungstechnik bei Rektumkarzinomrezidiven und die Verwendung der Spezialkollimatoren bei der Behandlung
von HNO-Rezidiven und Lymphknotenmetastasen im HNO-Bereich sowie bei
adenoidzystischen Tumoren dieses Bereichs bestimmt werden.

Diskussion

Die Anwendung von Neutronen in der Strahlentherapie ist Gegenstand kontro-
verser Diskussionen. Trotz erwarteter strahlenbiologischer Vorteile dieser Strah-
lenart sind die In-vivo-Ergebnisse der einzelnen Studiengruppen widersprüchlich.
   Auffallende Unterschiede einzelner Studien bei gleicher Primärhistologie könnten auch auf ein heterogenes Primärkollektiv hinweisen. Ein besonders wichtiger
Parameter ist dabei die vor Beginn der Bestrahlung vorliegende Tumorausdehnung. Möglicherweise spielen auch die technischen Modalitäten der Neutronen-

bestrahlung eine Rolle, die durch unterschiedliche apparative Ausrüstung der einzelnen Zentren vorgegeben ist. Dies würde auch die unterschiedlichen Ergebnisse bei den vorhandenen randomisierten Studien erklären.

Zusammenfassend kristallisieren sich aus den bisherigen Ergebnissen folgende Indikationen für die Neutronentherapie heraus:

1) Weichteilsarkome T2, T3, GI/GII, insbesondere bei großen Tumorresten nach Erstoperation;
2) Kopf- und Halstumoren, insbesondere von Lymphknotenmetastasen der Kopf- und Halstumoren;
3) Speicheldrüsentumoren;
4) große Rezidive nach Operation und Lymphknotenmetastasen maligner Melanome;
5) Prostatakarzinome, hier insbesondere ausgedehnte Tumoren.

Ungeeignet für die Neutronentherapie sind nach den bisherigen Erfahrungen alle frühmetastasierenden Tumoren (Bronchialkarzinome, Ösophaguskarzinome, Magenkarzinome). Dies gilt insbesondere für große inoperable Tumoren dieser Histologien, da hierbei in aller Regel die Überlebenszeit nicht mehr von der Beherrschung des lokalen Geschehens abhängt.

Die bei der Neutronenbestrahlung häufig beschriebene hohe Spätmorbiditätsrate schränkt allerdings auch für die beschriebenen Indikationen die Anwendung von Neutronen ein. Weitere Studienansätze sollten deshalb auch versuchen, durch eine Optimierung der Bestrahlungstechnik eine Verringerung dieser Spätmorbidität zu erreichen.

Alle in den letzten Jahren eingerichteten Neutronentherapieanlagen wiesen große Nachteile gegenüber modernen Photonentherapieanlagen auf. Hier sind insbesondere eine schlechte Tiefendosisverteilung, ein größerer Halbschatten, ein geringerer Aufbaueffekt und damit praktisch keine Hautschonung und die technischen Nachteile, z. B. keine variable Feldausblendung und begrenzte Strahlengeometrie, zu nennen. Hinzufügen möchten wir das neutronenspezifische Inhomogenitätsproblem aufgrund der starken Abhängigkeit der Energieabsorption von der elementaren Zusammensetzung des Gewebes. Es bieten sich grundsätzlich 2 Lösungen für das oben genannte Problem an:

1) Die Neutronenerzeugung mit Hochenergiezyklotrons (Protonen oder Deuteronen von 50-70 MeV). Mit diesen Neutronenquellen erreicht man Strahlenqualitäten, die durchaus der Qualität von 6-8 MeV Röntgenstrahlung entsprechen.
2) Eine verbesserte Bestrahlungstechnik und Bestrahlungsplanung.

In Heidelberg steht ein 14-MeV-Neutronengenerator zur Verfügung. Zur Verbesserung der Dosisverteilung bei den oben beschriebenen Stellen konzentrierten wir uns besonders auf verbesserte Bestrahlungstechniken. Die dosisleistungsgesteuerte Bewegungsbestrahlung wurde von uns erstmalig eingeführt und routinemäßig bei der Behandlung von Rektumkarzinomrezidiven eingesetzt.

Literatur

Barranco SG, Romsdahl MM, Humphrey RM (1971) The radiation response of human malignant melanoma cells in vitro. Cancer Res 31: 830–833

Battermann JJ (1982) Results of alpha-T fast neutron irradiation on advanced tumors of bladder and rectum. Int J Radiat Oncol Biol Phys 8: 2159–2164

Breteau N, Destembert B, Sebattier R, Schlunger M (1985) An interim assessment of the experience of fast neutron boost in glioblastomas, rectal and broncus carcinomas in Orleans. Strahlentherapie 161: 787–790

Catteral M (1982) Results of neutrontherapy: differences, correlations and improvements. Int J Radiat Oncol Phys 8: 2141–2144

Catteral M, Sutherland J, Bewley DK (1975) First results of a randomized clinical trial of fast neutrons compared with X or gamma rays in treatment of advanced tumors of the head and neck. Br Med J 2: 653

Catteral M (1984) Personal communication with A. Wambersie (Zitiert aus 42.)

Denekamp J (1983a) Prediction and quanification of tumor response. In: Fletcher GH, Nervi G, Withers HR (eds) Biological bases and clinical implications of tumor radioresistance. Masson, New York pp 91–102

Denekamp J (1983b) Does physiological hypoxia matter in cancer therapy? In: Steel GG, Adams GE, Peckham MJ (eds) The biological basis of radiotherapy. Amsterdam pp 139–155

Dewey DL (1971) The radiosensitivity of melanoma cells in culture. Br J Radiol 44: 816–817

Duncan W, Mc Lelland JM, Jack WJL, Arnott J, Davey P, Gordon A, Kerr GR, Williams JR (1986a) The results of a randomised trial of mixed schedule (neutron/photon) irradiation in the treatment of supratentorial Grade III and Grade IV astrocytoma. Br J Radiol 59: 379–383

Duncan W, Mc Lelland J, Davey P, et al. (1986b) A Phase I study of mixed (neutron and photon) irradiation using two fractions per day in the treatment of high-grade astrocytomas. Br J Radiol 59: 379–383

Duncan W, Mc Lelland J, Jack WJL, Arnott J, Gordon A, Kerr GR, Williams JR (1986c) Report of a randomised pilot study of the treatment of patients with supratentorial gliomas using neutron irradiation. Br J Radiol 59: 373–377

Eichhorn HJ (1981a) Pilot-Versuch über die Anwendbarkeit der Neutronentherapie. Zentralinstitut für Krebsforschung der Akademie der Wissenschaften der DDR Bereich Experimentelle und klinische Strahlentherapie III-12-12 Ag 52135682

Eichhorn HJ (1981b) Pilot study on neutron therapy. Part 1: the applicability of neutron therapy. Radiobiol Radiother 22: 262–292

Franke HD (1979) Results of clinical applications of fast neutrons at Hamburg-Eppendorf. In: Barendsen GW, Broersee JJ, Breur K (eds) High LET radiation in clinical radiotherapy. Eur J Cancer (Suppl) 51–59

Franke HD, Langendorff G, Hess A (1981) Die Strahlenbehandlung des Prostatacarcinoms im Stadium C mit schnellen Neutronen. Verhandlungsbericht der Deutschen Gesellschaft für Urologie, 32. Tagung 1980. Springer, Berlin Heidelberg New York S 175–180

Franke HD, Heß A, Schmidt R (1985a) Clinical results after therapy with fast neutrons (DT, 14 MeV) since 1976 in Hamburg-Eppendorf. Strahlentherapie 161 12: 776–783

Franke HD, Mass M, Heß A (1985b) Einsatz schneller Neutronen (DT, 14 MeV) zur Palliativbestrahlung inkurabler Primärtumoren und Rezidive. Aktuelle Onkologie 23: Palliative Therapie. Zuckschwerdt, München S 17–28

Hall EJ (1973) Radiobiology for the radiologist. Harper & Row, Hagerstown

Hall EJ, Kellerer A (1979) Review of RBE data for cells in culture. Aus: High LET radiation in clinical radiotherapy. Barendsen GW, Brown J, Breur K (eds) Pergamon, Oxford S 175–179

Hall EJ, Kraljevicy (1976) Repair of potential lethal damage: comparison of neutron and X-ray RBE and implications of radiation therapy. Radiology 121: 731–735

Malaise EP, Weininger J, Joly A-M, Guichard M (1975) Measurements in vitro with three cell lines derived from melanomas. In: Alper T (ed) Cell survival after low doses of radiation: theoretical and clinical implications. The Institute of Physics, John Wiley & Sons, Bristol pp 223–225

Peters LJ, Maor MH, Laramore GE, Griffin ThW, Hendrickson FR (1985) Review of clinical results of fast neutrontherapy in the USA. Strahlentherapie 161: 731–738

Richard F, Renard L, Wambersie A (1975) Results of neutrontherapy of locally advanced soft tissue sarcomas at Louvain-la-Neuve

Schmitt G, Fürst G (1986) Neutron and neutron boost irradiation of soft tissue sarcomas. 5. Annual Meeting ESTRO, 8.9.-10.9. 1986, Program and Abstracts p 4

Schnabel K, Berberich W, Vogt-Moykopf J, Abel H, Lorenz WJ (1986a) Neutronentherapie der nichtkleinzelligen Bronchialcarcinome. In: Drings P, Schmähl D, Vogt-Moykopf J (Hrsg) Bronchialcarcinom. Zuckschwerdt, München, S 380-392 (Aktuelle Onkologie 26)

Schnabel K, Berberich W, Lorenz WJ, Eiffler J (1986b) Low and high LET radiotherapy of soft tissue sarcomas. 5. Annual Meeting ESTRO, Baden-Baden 8.9.-10.9. 1986, Programm and Abstracts, p 63

Shipley WU, Stanley JA, Courtenay VD, Field SB (1975) Repair of radiation damage in Lewis lung carcinoma cells following in situ treatment with fast neutrons and gamma-rays. Cancer Research 35: 932

Stone RS (1948) Neutron Therapy and Specific Ionization. AJR 59: 771

Van Putton LM (1968) Tumor reoxygenation during fractionated radiotherapy. Studies with a transplantable osteosarcoma. Eur J Cancer 4: 173-182

Wambersie A, Battermann JJ (1985) Reviews and evolution of clinical results in the EORTC Heavy-Partide Therapy Group. Strahlentherapie 161: 746-755

Additive Verfahren

Wirkungssteigerung der Strahlentherapie maligner Tumoren: Hyperthermie

U. Weischedel

Vor 75 Jahren erschien in der *Münchner Medizinischen Wochenschrift* die folgende Publikation von Werner und Caan aus dem damaligen Samariterhaus, der heutigen Universitätsstrahlenklinik Heidelberg: „Über den Wert der Kombination von Röntgenstrahlen und Hochfrequenzbehandlung maligner Tumoren".

Ein Vorteil der zusätzlichen Wärmeapplikation bestand für die Autoren in der besseren Toleranz des gesunden Gewebes für Röntgenstrahlen, so daß höhere Dosen verabreicht werden konnten. Mit der Verbesserung der technisch-apparativen Möglichkeiten und der Verwendung zunehmend energiereicherer Strahlen, mit denen man fast jeden Punkt im Körperinneren selektiv mit einer ausreichenden Dosis belegen konnte, glaubte man auf zusätzliche wirkungssteigernde Maßnahmen verzichten zu können. Als klar wurde, daß auch die moderne Strahlentherapie nicht alle in sie gesetzten Erwartungen erfüllte, erinnerte man sich bei den sog. strahlenresistenten Tumoren auch wieder an die Möglichkeiten der Überwärmungsbehandlung.

In den letzten 20 Jahren ist eine Fülle von v.a. biologisch-experimentellen Arbeiten erschienen, die sich mit dem Phänomen beschäftigten, nach einer fundierten Erklärung suchten und der klinischen Anwendung eine solide Basis zu geben bestrebt waren (zusammenfassende Darstellung bei Dietzel 1978 und Hahn 1982). In 1972 begonnenen Tierexperimenten haben wir (Hymmen u. Wieland 1976) selbst an Transplantattumoren den verstärkt wachstumshemmenden Effekt der Kombinationsbehandlung nachgewiesen, bevor wir zur klinischen Anwendung schritten.

Indikation

Als besonders geeignet für eine kombinierte Hyperthermie-Radio-Therapie haben sich Tumoren mit folgenden, die Strahlensensibilität beeinträchtigenden Eigenschaften erwiesen: ungewöhnliche Größe, schlechte Durchblutung und schlechte Sauerstoff-Versorgung sowie ausdifferenzierter feingeweblicher Aufbau.

Übereinstimmend wird die klinische Beobachtung erwähnt, daß große Tumoren, die ja meist noch andere der genannten Eigenschaften besitzen, besonders gut auf die Hyperthermiebehandlung ansprechen. Ihre mangelhafte Durchblutung verhindert den Wärmeabtransport und ihr großes Volumen eine Kühlung aus der besser bis normal durchbluteten Peripherie, so daß sich die Wärmewirkung entfalten kann.

Wirkung

Diese besteht nach strahlenbiologischen Untersuchungen (Streffer et al. 1986) im wesentlichen in folgenden Vorgängen: einem strahlensensibilisierenden Effekt bei Temperaturen unter 42 °C und einem zytotoxischen Effekt mit Zellmembranveränderungen und Veränderungen des Intermediärstoffwechsels bei Temperaturen über 42 °C. Zu diesen Angriffspunkten an der Zelle gesellen sich noch Wärmewirkungen, welche die Zellumgebung, das Stroma des Tumors, betreffen.

Die strahlensensibilisierende Wirkung der Hyperthermie beruht anscheinend darauf, daß strahlenbedingte Chromosonenschäden verstärkt werden (Streffer et al. 1986).

Der zytotoxische Effekt höherer Temperaturen wird in einer Beeinträchtigung der Proteinbiosynthese gesehen, an der Zellmembran kommt es zu einer Schädigung mit Verlust von Membranlipiden und nachfolgenden Störungen der Membranfunktion.

Im Zellstoffwechsel führt die Hyperthermie u. a. zu einer Beeinträchtigung des Zitratzyklus. Es kommt zu einer ATP-Verarmung, zu einer Schädigung der Chromatinstruktur, zur Desintegration des Zytoskeletts und zu Konformationsveränderungen von Makromolekülen (zit. nach Vaupel et al. 1986).

Der Zeitpunkt der stärksten Wärmeanfälligkeit innerhalb des Zellteilungszyklus ist die späte DNS-Synthesephase. In dieser für die ionisierenden Strahlen resistenten Phase stellt eine zusätzliche Überwärmung eine Ergänzung der alleinigen Strahlentherapie dar, die ihrerseits ihre Hauptwirkung in der Prämitose- und Mitose-Phase hat.

Extrazelluläre Faktoren, welche die Hyperthermiewirkung verstärken, sind Störungen der Blutzirkulation und Übersäurung des Gewebes (Vaupel et al. 1986).

Aus den zellulären und extrazellulären Vorgängen leiten sich die Hauptwirkungen der Hyperthermie ab: Verhinderung der Reparatur subletaler Strahlenschäden, Überwindung des Sauerstoffeffekts in der Strahlentherapie, Störung der Zellvermehrung durch Angriffe auf den Teilungszyklus an einer für die Strahlentherapie unempfindlichen Stelle. Es muß allerdings damit gerechnet werden, daß in Zukunft bisher noch nicht bekannte biologische Vorgänge bei der Hyperthermiewirkung entdeckt werden.

Die Wirkungsverstärkung wird mit dem Wärmeverstärkungsfaktor (TER = „thermal enhancement ratio") angegeben, der zwischen 1,2 und 5 liegen kann, je nach Temperatur, Heizdauer und biologischem Material. Der Begriff stammt aus der experimentellen Strahlentherapie und gibt das Verhältnis Tumorheilungsdosis für 50% der Zellen bei Normaltemperatur zu der bei Hyperthermie an. Eine Übertragbarkeit auf klinische Verhältnisse ist nur mit Einschränkung möglich.

Methode

Nach Anwendungsbereichen getrennt unterscheidet man eine Ganzkörperhyperthermie sowie regionale und lokale Hyperthermie, wobei die Ganzkörperhyperthermie als systemische Therapie für die Kombination mit der Radiotherapie v. a.

Tabelle 1. Methoden der lokalen Überwärmung (Nach Sathiaseelan 1984, geändert)

Heizmethode	[MHz]	Vorteil	Nachteil		
Elektromagnetisch					Schwierige Thermometrie
1. Radiofrequenzen	13,5 und 27,12	Lokale Wirkung auf kleine Felder	Oberflächliche Erwärmung		
Kapazitiv					
Induktiv					
Interstitiell	0,5–1,0	Homogenität	Invasivität		
2. Mikrowellen					
Strahlung		Großflächig	Miterfassung gesunden Gewebes		
Kontakt	434, 915, 2450	Lokale Wirkung	Inhomogenität	Einfache Thermometrie	
Invasiv		Homogenität	Nur intrakavitär		
Ultraschall	0,5–10	Fokussierung	Reflektion		
Heißluft		Technisch	Nur oberflächlich		
Wasser		Einfach			
Wachs					

auch wegen der mit ihr verbundenen Risiken kaum in Frage kommt. Als regionale Hyperthermie kann man eine Teilkörperüberwärmung bezeichnen, wie sie z. B. bei der hyperthermen Gliedmaßenperfusion praktiziert wird. Als Ergänzung der Radiotherapie ist die lokale Hyperthermie am besten geeignet. Die Tabelle 1 zeigt Techniken mit charakteristischen Vor- und Nachteilen, die dafür zur Verfügung stehen.

Thermometrie

Der leichten Anwendbarkeit der externen Wärmezufuhr stehen Schwierigkeiten in der Wärmedosierung und -messung gegenüber. Unterschiedliche Gewebedichte innerhalb eines Tumors macht eine gleichmäßige Temperaturverteilung unmöglich. Um Temperaturspitzen und unterkühlte Zonen zu registrieren, auch um Tumor- und Umgebungstemperatur zu erfassen, wäre eine nichtinvasive Art von Temperaturscanning wünschenswert. Im Augenblick stehen für die praktische Anwendung nur invasive Methoden zur Verfügung, bei denen Meßsonden an verschiedenen Punkten des interessierenden Areals in implantierten Kathetern Temperaturwerte liefern, die je nach Anordnung auch zu mehrdimensionalen Isothermen verbunden werden können. Elektromagnetische Erwärmung macht die Verwendung von nichtmetallischen Fühlern erforderlich, will man gleichzeitig heizen und messen. Optische Meßtechniken sind unabhängig von Interferenzen mit der elektromagnetischen Strahlung. Neuere Entwicklungen betreffen den Einsatz der NMR-Spektroskopie in der Thermometrie.

Thermotoleranz

Zu den physikalisch-technischen Schwierigkeiten der externen Wärmezufuhr, z. B. mangelhafte Thermometrie, unsichere Homogenität und unzureichende Tiefenerwärmung, gesellen sich biologische Probleme. Eines ist die Thermotoleranz, die eigentlich eine Thermoresistenz ist, bezeichnet sie doch die Verringerung der Wärmeempfindlichkeit von Zellen und Geweben nach einer oder mehreren Hyperthermiebehandlungen. Es werden 2 Arten von Thermotoleranz (Jung 1982, 1983) unterschieden, eine sog. Hochtemperaturtoleranz, die sich durch Erwärmung auf Temperaturen von 43 °C und mehr innerhalb mehrerer Stunden entwickelt und die exponierten Zellen für eine Zweitbehandlung unempfindlich macht, und eine Tieftemperaturthermotoleranz. Diese tritt nach einer längeren Erwärmung bei relativ niedrigen Temperaturen (um 40 °C) auf und kann eine anschließende Behandlung mit höheren Temperaturen wirkungslos werden lassen.

Diese Phänomene sind von Bedeutung für die Anwendung der Hyperthermie zusätzlich zur Strahlentherapie, die ja in der Regel in multiplen Fraktionen über mehrere Wochen durchgeführt wird. Für die klinische Anwendung scheint aber die Thermotoleranz bzw. Thermoresistenz keine Rolle zu spielen. Van Beuningen u. Streffer (1986) konnten den experimentellen Nachweis führen, daß bei milden Temperaturen bis 42 °C in Kombination mit einer Strahlentherapie der hyperadditive, synergistische Effekt auch nach multiplen Fraktionen nicht verlorengeht. Es ist also eher die sensibilisierende, als die zytotoxische Wirkung der Hyperthermie in der Strahlentherapie auszunutzen. Dies entspricht den klinischen Erfahrungen.

Klinische Anwendung

Bei klinischer Anwendung sind 2- bis 3malige Überwärmungsbehandlungen pro Woche in Kombination mit der Radiotherapie die Regel, die Temperaturen liegen zwischen 42 und 45 °C für eine Dauer zwischen 30 und 60 min. Arcangeli et al. (1983) erzielten die besten Ergebnisse mit niedrigen Strahlenfraktionen und schwacher Hyperthermie. Experimentelle Untersuchungen ergaben die stärkste Wirkungssteigerung bei synchroner Anwendung beider Modalitäten, andere Befunde weisen eine stärkere Wirkung nach Überwärmung im Anschluß an die Strahlentherapie nach*, und zwar auch nach deutlich abgesetztem Zeitintervall (van Beuningen u. Streffer 1986). Dietzel 1978, Hahn 1982, Mills und Meyn 1983 weisen daraufhin, daß die Reihenfolge für die Wirkung möglicherweise bedeutungslos ist, solange der enge zeitliche Zusammenhang gewahrt ist.

Eigene Ergebnisse

Seit 1974 haben wir über 300 Patienten mit den unterschiedlichsten oberflächlich und halbtief gelegenen Tumorlokalisationen behandelt, bei denen eine alleinige Strahlentherapie voraussichtlich wirkungslos gewesen wäre. Die überraschendsten Rückbildungen beobachteten wir bei den größten Tumoren.

Tabelle 2. Tumorhistologie der kombiniert im Kopf- und Halsbereich bestrahlten Patienten

Plattenepithelkarzinome			113
	gut differenziert	26	
	mittelgradig differenziert	28	
	undifferenziert	35	
	Differ. nicht angegeben	24	
Adenoidzystische Karzinome			16
SD-Karzinome/Sarkome			11
	anaplastische	6	
	medulläre	2	
	papilläre	1	
	follikuläre	1	
	Spindelzell	1	
Sarkome			4
	Fibro-Sa.	2	
	Ossif. Sa.	1	
	Meningeo-Sa.	1	
Adenokarzinome			3
Lymphogran.-Rez.			3
Lymphoep. Ca.-Rez.			2
Sonstige			
	Aderhautmelanom-Rez.		1
	Schwannom		1
	Parotis-Mischtumor		1
	Halsmet. eines großzell. Ca.		1
	Transitional celled Ca.		1
	malignes Paragangliom		1
Σ			158

Tabelle 3. Lokales Ansprechen nach Kombinationsbehandlung

Pathol. anatom. Diagn.	CR $+ + + +$	PR $+ + +$	Versager $+ + + 0$	N
Plattenep. Karzinome: gut u. mittelgradig differenziert	25 = 46%	16 = 30%	13 = 24%	54
– undifferenziert	14 = 40%	7 = 20%	14 = 40%	35
Differ. nicht angegeben	16 = (66%)	4 = (17%)	4 = (17%)	24
Plattenep. Karzinome alle Fälle	55 = 49%	27 = 24%	31 = 27%	113
SD-Karzinome/Sarkome	3 = (27%)	2 = (18%)	6 = 55%	11
Adenoidzystische *Karzinome* Hyperthermiegruppe	16 = 100%			16
Adenoidzystische *Karzinome* ion. Strahlen allein und post op.	17 = 61%	7 = 25%	4 = 14%	28

Wir verwandten und verwenden noch eine Hochfrequenzhyperthermie von 434 MHz. Anfänglich wurde die simultane Hyperthermie über 15 min 5 mal pro Woche appliziert. Später verlängerten wir die Heizzeit auf 30 min und reduzierten die Wärmefraktion auf 2- bis 3 mal pro Woche und gingen aus organisatorischen Gründen von der simultanen Anwendung auf die Sequenz Hyperthermie-Radiotherapie über. Einen Wirkungsunterschied konnten wir nicht bemerken. Ob eine sich an die Radiotherapie anschließende Hyperthermie zu einer weiteren Wirkungsverstärkung führt, wird im Augenblick geprüft.

Die größte homogene Gruppe innerhalb unseres mit Hyperthermie behandelten Krankengutes stellen die Patienten mit Tumoren im Kopf- und Halsbereich dar. An ihnen konnten wir versuchen, die Wirksamkeit der Kombinationsbehandlung nachzuweisen. Es handelte sich um 158 Patienten, 130 Männer und 28 Frauen im Alter zwischen 20 und 71 Jahren (Tabelle 2).

Verglichen wurden die Behandlungsergebnisse der größten Gruppe mit gleicher Histologie, als Kriterien dienten lokales Ansprechen (Tabelle 3) und überleben (Tabelle 4).

Bemerkenswert ist das sehr gute Ansprechen mit makroskopisch völliger Rückbildung bei allen adenoidzystischen Karzinomen nach Kombinationsbehandlung im Vergleich zum Ergebnis in einer Gruppe ohne Hyperthermie. Plattenepithelkarzinome reagierten nur zu 49% mit einer kompletten Remission, ihre undifferenzierten Formen nur zu 40%. Am schlechtesten war das Ergebnis bei den Schilddrüsenmalignomen, die Versagerquote erreichte hier 55%. Bei den gleichen Patienten unter Ausschluß derjenigen mit bekannten Metastasen ergab die Untersuchung der Überlebenszeit folgendes Ergebnis:

Nur 50% der Patienten mit adenoidzystischen Karzinomen und kompletter Remission erreichten die Fünfjahresgrenze. Die Überlebenszeit dagegen bei den Patienten der gleichen Diagnosegruppe, aber unmittelbar postoperativer Bestrah-

Tabelle 4. Überleben nach Kombinationsbehandlung

Diagn.	Behandlung	2-Jahres-Überleben	5-Jahres-Überleben
AZK	kombin.	12/14	5/10
	Hyperth./Rad.	86%	50%
	geplante	13/15	8/14
	post-op.-Rad.	87%	57%
	Rad. allein	7/9	3/8
		78%	37,5%
Plattenepithel-Karzinome			
gute u. mittlere Differenzierung	komb.	13/46	6/25
	Hyperth./Rad.	28%	24%
undifferenziert	komb.	7/29	1/13
	Hyperth./Rad.	24%	8%
alle Fälle,	komb.	26/99	9/62
eingeschl. alle unbek. Differ.	Hyperth./Rad.	26%	14,5%
SD-Karzinome	komb.	1/11	0/11
	Hyperth./Rad.	9%	–

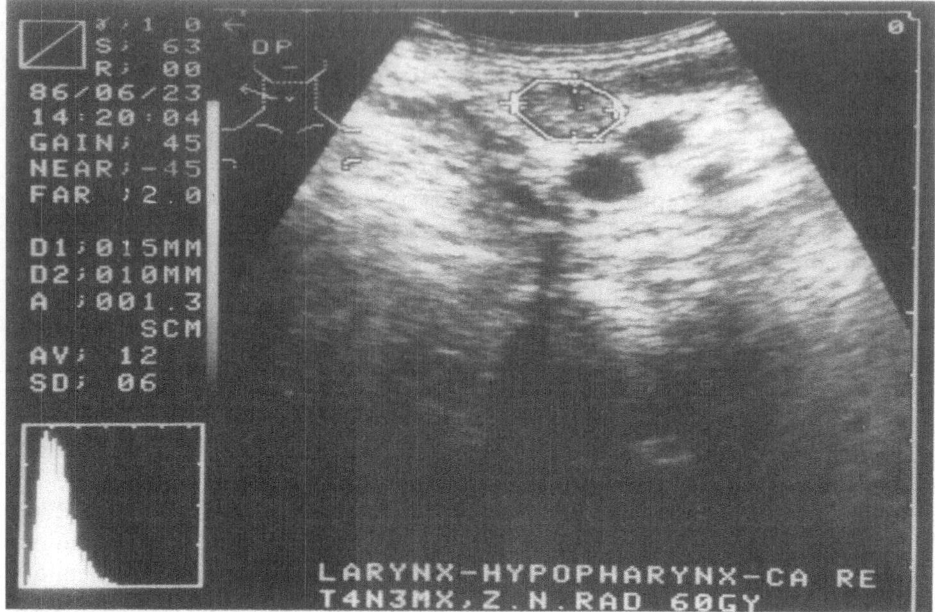

Abb. 1.   Dichter, regressiv veränderter Lymphknoten nach 60 Gy mit Hyperthermie

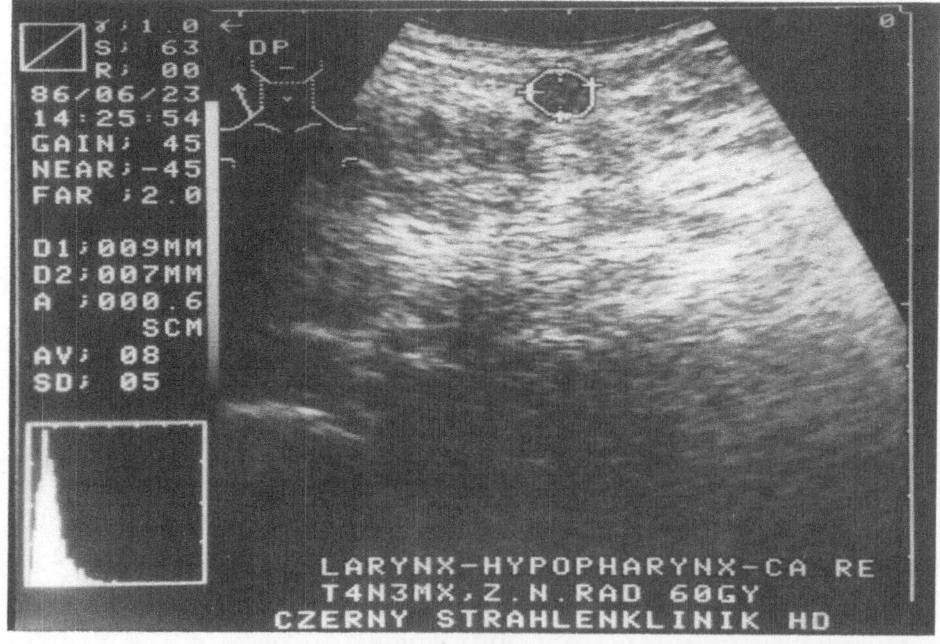

Abb. 2.   Fast strukturloser Lymphknoten des gleichen Patienten nach 60 Gy ohne Hyperthermie

lung ohne Hyperthermie war mit 57% etwas besser. Von den Patienten mit Plattenepithelkarzinomen überlebten aus der Gruppe mit undifferenzierter Histologie 1 von 13, mit mäßig bis gut differenzierter Histologie 6 von 25.

Die Verträglichkeit war meist ausgezeichnet, nur 1 Patient lehnte eine Weiterbehandlung ab. Bei einem alten Patienten mußte die Behandlung abgebrochen werden wegen Übelkeit und Schwindel, jeweils nach der Überwärmung eines exulzerierten retroaurikulären Karzinoms.

Im Rahmen von Ultraschallkontrollen des Behandlungsverlaufs fiel als Besonderheit eine verstärkte Neigung zu regressiven Veränderungen bis zur Verkalkung des Tumorgewebes nach Hyperthermie auf, ein Befund wie er auch nach einer Neutronentherapie häufiger beobachtet wird. Die Abb. 1 und 2 sollen dafür als Beispiel dienen.

Zusammenfassung

Die kombinierte Hyperthermie-Strahlen-Therapie führt fast immer zu besseren, manchmal zu geradezu erstaunlich guten Tumorrückbildungen bei üblicherweise lokal nicht behandelbaren Malignomen. Bedenkt man, daß ca. 30% der Krebskranken ihrem lokalen Tumorleiden und nicht der Generalisation erliegen, sollte eine verbesserte Lokaltherapie eine kurative Wirkung haben. Im Augenblick entspricht die Überlebenszeit der kombiniert Behandelten noch nicht den Erwartungen. Die technischen Möglichkeiten in Heidelberg haben sich dank einer neuen Anlage verbessert. Kreuzfeuermethoden mit leistungsstarken Applikatoren erlauben eine Erwärmung größerer Volumina, optische Temperaturkontrollen eine größere Anwendungssicherheit. Eine Ausweitung der Behandlungsindikation könnte durch Anwendung der Hyperthermie in Kombination mit einer intraoperativen Bestrahlung eintreten.

Literatur

Arcangeli G, Cividalli A, Lovisolo G, Nervi C (1983) Clinical results after different protocols of combined local heat and radiation. Strahlentherapie 159: 82–89
Beuningen D van, Streffer Chr (1986) Hat Thermotoleranz für eine kombinierte Radio-Thermotherapie eine Bedeutung? 67. Deutscher Röntgenkongreß Hannover, 1.–3. Mai
Dietzel F (1978) Thermo-Radio-Therapie, tierexperimentelle Untersuchungen zur Kombinationsbehandlung mit Hochfrequenz und Röntgenstrahlen am soliden Ehrlich-Carcinom der Maus. Urban u. Schwarzenberg, München
Hahn GM (1982) Hyperthermia and Cancer. Plenum, New York
Hymmen U, Wieland C (1976) Leistung und Wirkungsmechanismus einer lokalen kombinierten Strahlentherapie-Wärmeanwendung. Med Klin 71: 1183–1187
Jung H (1982) Interaction of thermotolerance and thermosensitization induced in CHO cells by combined hyperthermic treatments at 40 and 43 °C. Radiat Res 91: 433–446
Jung H (1983) Modification of thermal response by fractionation of hyperthermia. Strahlentherapie 159: 67–72
Mills M, Meyn RE (1983) Hyperthermic Potentiation of Unrejoined DNA Strand Breaks following Irradiation. Radiat Res 95: 327–338
Sathiaseelan V (1984) Methodological problems of hyperthermia. Cancer Topics 4/12: 138–140

Streffer C, Beuningen D van, Mirtsch Sch (1986) Untersuchungen zur Strahlensensibilisierung und Veränderung des Energiestoffwechsels durch Hyperthermie an Melanomzellen. In: Streffer C, Herbst M, Schwabe H (Hrsg) Lokale Hyperthermie. Ausgewählte Beiträge zum Entwicklungsstand. Planung einer klinischen Studie. Deutscher Ärzte-Verlag, Köln S 11–22

Vaupel P, Kallinowski F, Kluge M (1986) Pathophysiologische Aspekte der Hyperthermiewirkung in malignen Tumoren: Durchblutungsänderungen in Xenotransplantaten menschlicher Mammakarzinome. In: Streffer C, Herbst M, Schwabe H (Hrsg) Lokale Hyperthermie. Ausgewählte Beiträge zum Entwicklungsstand. Planung einer klinischen Studie. Deutscher Ärzte-Verlag, Köln S 39–46

Werner R, Caan A (1911) Über den Wert der Kombination von Röntgenstrahlen und Hochfrequenzbehandlung bei malignen Tumoren. M M W 36: 1900–1903

Pharmakoradiotherapie

J. Ammon und J. H. Karstens

Einleitung und Problemstellung

Die Effektivität der Strahlentherapie erscheint auch heute dadurch limitiert, daß maligne Tumoren nicht immer ansprechen oder im Laufe der Behandlung an Strahlensensibilität verlieren. Nach Holthusen (1936) ist es nur eine Frage der Dosis, um selbst wenig strahlensible Tumoren wirkungsvoll zu behandeln. Heute ist bekannt, daß die Ursache der geringen Strahlensensibilität auf vielen Faktoren basiert, z. B. Tumorvolumen, Sauerstoffarmut oder Erholungsvorgänge, um nur einige zu nennen (Streffer 1980). Alle genannten Faktoren spielen im Einzelfall wohl eine gewisse Rolle, die häufigste Ursache der geringen Strahlensensibilität ist aber die Tumorgröße und die durch Repopulierung im Verlauf der fraktionierten Strahlentherapie sich vergrößernde Zahl unbegrenzt vermehrungsfähiger, schließlich zum Tumorezidiv führender Stammzellen. Es ist jedoch oft nicht möglich, die erforderlichen hohen Dosen zu applizieren, weil das umgebende gesunde Gewebe geschont werden muß. Dies ist nicht nur ein Problem der räumlichen Dosisverteilung, sondern ein Problem der Elektivität, worunter das Verhältnis der zulässigen Strahlendosis am gesunden Gewebe zu der für die Tumorzerstörung notwendigen Dosis verstanden wird (Sack 1984).

Somit befaßt sich die Pharmakoradiotherapie mit Möglichkeiten, die Wirkung der Strahlung im Tumor zu erhöhen und die Wirkung der Strahlung auf die gesunde Umgebung zu verringern. Die folgende Übersicht zeigt die Ziele der Pharmakoradiotherapie, wobei im Vordergrund die lokoregionäre Sanierung eines Tumorgeschehens zu sehen ist.

1) Erhöhung der Strahlensensibilität
   - Wirkung auf den Zellzyklus,
   - Wirkung auf sauerstoffarme Zellen,
   - komplexere Wirkungen;
2) Combined modality therapy;
3) Analyse der möglichen weiteren Wirkungen einer kombinierten Therapie.

Die Combined modality therapy ist z. Z. nicht unbedingt zur Radiopharmakotherapie zu zählen, weil diese kombinierte Behandlung nicht eine effektivere Behandlung des lokoregionären Tumorgeschehens anstrebt, sondern die begleitende zytostatische Therapie versucht, das Risiko einer Fernmetastasierung zu reduzieren. Die Combined modality therapy ist jedoch wieder von Interesse, wenn die Folgen der kombinierten Behandlung zu diskutieren sind.

Wahrscheinlich werden Folgen einer kombinierten Behandlung in Zukunft eingehender zu beachten sein, weil bei der Tumortherapie der Dosisintensität zunehmende Beachtung geschenkt wird. Unter Dosisintensität versteht man sowohl die Dosishöhe als auch die zeitliche Frequenz der Applikation zytostatischer Substanzen. Bereits eine Dosisreduktion von 20% kann zu einem 50%igen Wirkungsverlust der zytostatischen Therapie führen (deVita 1986). Für die Strahlentherapie bedeutet diese Gegebenheit, daß zunehmend versucht wird, die zytostatische Therapie konsequent durchzuführen, dadurch sind gehäuft Interaktionen bei der Combined modality therapy möglich.

Die ersten klinischen Versuche einer Pharmakoradiotherapie erfolgten von Nitze, Ganzer und Vosteen 1972 in Form der sequentiellen Gabe von 5-Fluorouracil und Bestrahlung. Es hat sich jedoch herausgestellt, daß – wenn überhaupt eine Strahlensensibilisierung durch Beeinflussung des Zellzyklus möglich ist – wohl komplexere Wirkungen auf menschliche Tumoren von Bedeutung sind. Die Problematik der sauerstoffarmen Zellen vorwiegend im Zentrum von malignen Tumoren ist schon lange Gegenstand intensiver Untersuchungen. Allerdings hat sich bisher in der Klinik eine positive Wirkung von sog. Sauerstoffersatzstoffen noch nicht herausgestellt. Aus diesem Grund wird Cisplatin als wirksame Substanz heute eingesetzt, weil nicht nur additive und strahlensensibilisierende Wirkungen gegeben sind, sondern auch zumindest im In-vitro-Versuch sauerstoffarme Zellen sensibilisiert werden. Somit ist das Ziel dieser Analyse, die z. Z. klinisch erprobten Verfahren der Kombination von Bestrahlung, zytostatischer Therapie und strahlensensibilisierenden Substanzen darzustellen und v. a. auf die möglichen weiteren Wirkungen einer kombinierten Therapie einzugehen, die das erreichte Ergebnis u. U. wieder in Frage stellen können.

Mögliche Wirkungsmechanismen

Beeinflussung des Zellzyklus

Nachdem Sinclair 1968 bei In-vitro-Experimenten festgestellt hatte, daß die Strahlensensibilität von Tumorzellen von der jeweiligen Stoffwechselsituation des Zellzyklus abhängt, wurde von verschiedenen Autoren versucht, diese Gegebenheit zu nutzen. Solche Bestrebungen wurden unterstützt, da Sinclair in vitro zeigen konnte, daß Zellen in der Stoffwechselsituation G2 bis zu einem Faktor 40 strahlenempfindlicher sind als in der Stoffwechselsituation G1. Bei entsprechenden klinischen Synchronisationsversuchen wurden verschiedene zytostatische Substanzen eingesetzt, so 5-Fluorouracil von Nitze, Ganzer und Vosteen (1972) oder Bleomycin von Wannenmacher et al. (1975). Randomisierte Untersuchungen zu diesem Thema wurden nicht durchgeführt, nachdem sich herausstellte, daß der größte Teil der Tumorzellen in der Ruhephase Go vorliegt und somit einer Synchronisation bzw. Teilsynchronisation des Zellzyklus nicht zugängig ist (Hermann et al. 1977). Es ist bestenfalls noch berechtigt, von einer sequentiellen Therapie zu sprechen, wenn eine Bestrahlung mit einer zytostatischen Therapie kombiniert wird, in der Hoffnung, den Zellzyklus zu beeinflussen (Ammon et al. 1977).

Komplexe Wirkungen

Da praktisch alle zytostatischen Substanzen den Zellzyklus beeinflussen, sind sehr wahrscheinlich komplexere Wirkungen von Bedeutung, wenn eine Wirkungssteigerung der Strahlentherapie durch zytostatische Medikamente möglich ist (Mauro et al. 1986). Weitere Wirkungen sind zum großen Teil experimentell bewiesen, teilweise aber auch angenommen. So wird von Velbe erwartet, daß es bei Patienten mit Bronchialkarzinomen die Tumorinvasion und die Absiedlung von Metastasen hemmt, wenn es zusammen mit einer Bestrahlung bei Patienten mit Bronchialkarzinom eingesetzt wird (de Neve et al. 1986). Auch 5-Fluorouracil kann die Wirkung einer Bestrahlung verstärken; Loony et al. (1979) haben den Begriff der OTE („overall treatment efficiency") eingeführt. Die OTE ist noch erhalten, wenn 5-Flurouracil 4 Tage vor der Bestrahlung gegeben wird; 4 Tage nach der Bestrahlung finden sich bestenfalls noch additive Effekte. Dobrowsky (1986) empfiehlt deshalb, 5-Flurouracil während der Bestrahlung als Dauerinfusion zu geben, um den günstigsten Effekt auf die Bestrahlung zu erzielen.

Die wohl interessanteste Substanz ist das Cisplatin, also das Cis-Diammindichloroplatin, welche heute als Monosubstanz oder mit anderen zytostatischen Substanzen zusammen mit einer Bestrahlung eingesetzt wird. Nach übereinstimmender Auffassung der meisten Autoren entfaltet Cisplatin seine molekulare Wirksamkeit an der zellulären DNS. Biologisch resultiert die heute bekannte zytotoxische und mutagene Potenz von Cisplatin, ebenso wie die Interaktion mit anderen zytotoxischen Substanzen und ionisierenden Strahlen (Dühmke 1985). Viele Autoren sind der Auffassung, daß die Verstärkung der Strahlenwirkung durch Cisplatin auf verschiedenen Ursachen basiert. So ist auch z.Z. noch nicht zu klären, welche zeitliche Sequenz zwischen Bestrahlung und Gabe von Cisplatin am günstigsten ist (Leipzig et al. 1985).

Dies ist ein Grund, Cisplatin während der Bestrahlung als Dauerinfusion zu geben. So konnten Belliveau et al. 1986 nachweisen, daß bei einer Dauerinfusion die Ausscheidungsraten im Urin niedriger liegen – verglichen mit Kurzinfusionen –, so daß die Nephrotoxizität des Cisplatins minimal ist. Die Diskussion um die zeitliche Sequenz der Gabe von Cisplatin und Bestrahlung ist noch dadurch intensiviert, daß die Bindung an Plasmaproteine von Bedeutung ist. Hier fanden Hecquet et al. (1985) einen Tagesrhythmus. Am Nachmittag gegen 16.00 Uhr sind die Spiegel vom freien Cisplatin am niedrigsten, so daß die Nephrotoxizität entsprechend gering anzunehmen ist. Sie empfehlen die Gabe von Cisplatin am Nachmittag. Weitere Hinweise für eine Dauerinfusion werden von Posner et al. (1986) gegeben. Diese Autoren glauben, daß neben der geringen Toxizität bessere Resultate erzielt werden, weil dadurch die komplexen Wirkungen des Cisplatins besser zur Geltung kommen können.

Allerdings sind einige bekannte Wirkungen wieder umstritten. So werden beim In-vitro-Experiment von Teicher et al. (1984) strahlensensibilisierende Wirkungen bei hypoxischen Zellen beobachtet, dagegen sind Höglmeier et al. (1985) der Auffassung, daß eine selektive Strahlensensibilisierung hypoxischer Tumorzellen durch Cisplatin ausgeschlossen ist. Die letztgenannten Autoren sprechen von einer Addition der Wirkung von Bestrahlung und Cisplatin. Demgegenüber ist bei der alleinigen Behandlung mit Cisplatin aufgrund von Analysen von Lokich et al.

(1986) der therapeutische Effekt einer Dauerinfusion mit demjenigen einer Bolusinjektion gleich. Bei pharmakokinetischen Untersuchungen haben Vermorken et
al. (1982) feststellen können, daß die Verfügbarkeit des freien Platins unabhängig
von der Applikationsart ist. Sie glauben somit, daß der klinische Eindruck bestätigt wird, daß die antitumoröse Wirkung von Cisplatin nicht von der Art der Gabe
– Dauerinfusion oder Bolusinjektion – abhängt. Insgesamt ist also die Wirkungssteigerung einer Bestrahlung durch simultane Gabe von Cisplatin noch nicht in
allen Einzelheiten geklärt. Auch ist noch ungeklärt, ob eine strahlensensibilisierende Wirkung oder nur additive Wirkungen eine Rolle spielen. Einigermaßen
gesichert zu sein scheint die Tatsache, daß eine Dauerinfusion am günstigsten ist,
um von der Wirkungssteigerung des Cisplatins bei minimaler Toxizität zu profitieren.

Wirkung auf sauerstoffarme Zellen

Die Pharmakoradiotherapie kennt 3 Möglichkeiten, um mit größerer Effektivität
sauerstoffarme Zellen zu bestrahlen. Zunächst gibt es Substanzen, die auch im
sauerstoffarmen Milieu Peroxydradikale bilden können, so daß ionisierende
Strahlungen ihre Wirkung voll entfalten können. Es handelt sich um Chemikalien,
die den Sauerstoffeffekt imitieren. Entsprechende Studien führten zu Substanzen
mit den elektronenaffinen Eigenschaften des Sauerstoffs bzw. Sauerstoffersatzstoffen; die bekannteste Substanz ist wohl das Misonidazol (Denekamp 1984; Dische
1984). Man befindet sich jedoch hier in einem Dilemma. Die Hypoxie selbst stellt
einen zytotoxischen Schaden dar, andererseits schützt sie die Zellen gegenüber
einer radiogenen Noxe. Als Strahlentherapeut hat man die Existenz und Bedeutung hypoxischer, wenig strahlensensibler Zellen zu beachten und nach Wegen zu
suchen, diese auszuschalten (Denekamp 1984).
   Ein weiterer Ansatzpunkt ist die Verbesserung der Sauerstoffversorgung. So
haben Dische et al. (1986) und Quilty u. Duncan (1986) zeigen können, daß vor
einer Bestrahlung der Hämoglobinspiegel von Interesse ist. Sogar klinische Versuche haben sowohl an Patienten mit Bronchialkarzinomen als auch an Patienten
mit Blasenkarzinomen gezeigt, daß die Effektivität der Bestrahlung größer ist,
wenn prätherapeutisch der Hämoglobinspiegel im Normbereich liegt. Darüber
hinaus konnte Dische (1986) auch zeigen, daß bei Patienten mit Bronchialkarzinom häufiger Strahlenreaktionen des Rückenmarks auftraten als bei Patienten mit
prätherapeutisch erniedrigtem Hämoglobinspiegel.
   Die 3. Möglichkeit einer Verstärkung der Strahlenwirkung ist der Einsatz von
Strahlenschutzsubstanzen, wie z. B. Glutathion (Koch et al. 1986). Man erwartet
von diesen Substanzen eine schützende Wirkung für die den Tumor umgebenden
gesunden Gewebe, so daß höhere Dosen eingestrahlt werden können, um die Sauerstoffarmut im Tumor auszugleichen.
   Insgesamt hat jedoch der Einsatz von strahlensensibilisierenden Substanzen klinisch keine Ergebnisse aufweisen können, die eine Weiterverwendung rechtfertigten. So konnte bei Hirntumoren nicht erwiesen werden, daß Misonidazol und
Bestrahlung bessere Ergebnisse zeigen (Sack et al. 1982). Auch eine abschließende
Untersuchung der RTOG hat keine Vorteile gezeigt, selbst der zusätzliche Einsatz

von BCNU zur Bestrahlung mit Misonidazol stellte heraus, daß Misonidazol lediglich die Toxizität steigert, aber nicht die Effektivität einer Behandlung. Gleiches gilt für andere Tumoren. So haben Fazekas et al. (1986) an 306 Patienten mit inoperablen Kopf- und Halstumoren im Rahmen einer RTOG-Studie zeigen können, daß keine Wirkungssteigerung nachzuweisen ist.

Weitere Wirkungen

Wirkungen der Radiopharmakotherapie sind nicht nur am Tumor, sondern auch an den umgebenden Geweben untersucht worden. Besonders Steel (1983) stellte die Forderung auf, daß bei der Kombination nach Substanzen gesucht werden muß, die eine voneinander unabhängige Toxizität aufweisen müssen. Die entsprechenden Vorstellungen sind schematisch in Tabelle 1 zusammengestellt für das Beispiel einer kombinierten Behandlung von Patienten mit Bronchialkarzinom. Die voneinander unabhängige Toxizität der zytostatischen Substanz und der Bestrahlung ermöglicht die Vernichtung des Tumors ohne Erhöhung der Behandlungsfolgen für andere Organe. Man kennt inzwischen eine ganze Reihe zytostatischer Substanzen, die eine Strahlenreaktion normaler Gewebe im Tierexperiment potenzieren, die entsprechenden Erfahrungen sind aus Tabelle 2 zu entnehmen. Von Interesse ist an dieser Zusammenstellung, daß Cytosinarabinosid im Falle einer Bestrahlung des Gastrointestinaltrakts sogar eine strahlenschützende Wirkung ausübt. Dagegen zeigen die anderen Organe teilweise organspezifische Toxi-

Tabelle 1. Schema der Überlagerung von Toxizitäten der zytostatischen Therapie und der Bestrahlung sowie der additiven Tumorwirkung. (Aus Steel 1983)

	Intestinum	Knochenmark	Lunge	Ansprechen des Bronchialkarzinoms
Bestrahlung	–	–	+ + +	+ + +
Zytostatikum	+ + +	+	–	+ +
Kombination	+ + +	+	+ + +	+ + + +

Tabelle 2. Verstärkung der Strahlenwirkung durch zytostatische Substanzen auf Normalgewebe im Tierexperiment. (Aus Steel 1983)

Zytostatikum	Haut	Lunge	Intestinum	Ösophagus	Knochenmark
Cyclophosphamid	0	+ + +	+ +	0	
Cisplatin	+	0	+ +	+ + +	
5-Fluorouracil			+ +		+
Methotrexat	0	0	+ + +		
Ara-C		0	–		0
Vincristin		+	0	0	0
Adriamycin	0	+ +	+ +	0	0
Bleomycin	+ + +	+ +	+ + +	+	0
BCNU	+ +	0	+ + +	+	0

zitäten. Hervorzuheben ist auch, daß die in der Tabelle 3 aufgeführten zytostatischen Substanzen in der Regel eine toxische Wirkung aufweisen, wenn sie vor der Bestrahlung appliziert werden. Nach der Bestrahlung ist die Toxizität niedriger; diese Verhaltensweise ist spezifisch für viele Zytostatika und auch für die einzelnen Organe (Steel 1983). Die klinische Konsequenz ist, daß bei Kombinationen in jedem Fall die additive Toxizität vermieden werden muß.

Allerdings gibt es klinische Situationen, bei denen Komplikationen auftreten können, die nicht unbedingt vorher einzuschätzen sind. Ein typisches Beispiel hierfür ist das Kortisonentzugssyndrom (Karstens et al. 1982). Bei Patienten mit Bronchialkarzinom werden häufig Kortikoide aus sehr unterschiedlichen Indikationen eingesetzt. Wenn gleichzeitig eine Bestrahlung durchgeführt wird oder auch abgeschlossen ist, kann nach Absetzen des Kortikosteroids innerhalb des bestrahlten Lungenareals eine ausgeprägte Strahlenpneumonitis auftreten. Diese lebensbedrohliche Komplikation kann rasch durch Wiederaufnahme der Kortikosteroidmedikation beseitigt werden. Die sich daraus ergebende klinische Konsequenz ist, daß alle an einer Tumortherapie beteiligten Disziplinen einen Behandlungsplan absprechen müssen. Nur so können Komplikationen durch die kombinierte Therapie erkannt, behandelt und u. U. auch vermieden werden.

Klinische Konsequenzen der kombinierten Therapie

Hirntumoren

Die häufigsten Hirntumoren, d. h. die Astrozytome 3. und 4. Grades bzw. die Glioblastome, sind bei Patienten im Erwachsenenalter wenig strahlenempfindlich. Selbst die postoperative Strahlentherapie ist nur in der Lage, die mittleren Überlebenszeiten bestenfalls zu verdoppeln (zum Winkel u. Ammon 1984). In einer multizentrischen Studie wurde deshalb versucht, durch Gabe von Misonidazol während der Bestrahlung die Ergebnisse zu verbessern. Die postoperativ behandelten Patienten zeigten jedoch die gleichen Überlebensraten wie die nur bestrahlten Patienten, d. h. 50% überlebten die 12-Monatsgrenze (Sack et al. 1982). Auch eine RTOG-Studie hat die Ergebnisse der Bestrahlung mit BCNU, einem Nitrosoharnstoff, mit denjenigen von Bestrahlungen mit BCNU und Misonidazol verglichen. Von 147 in die multizentrische Studie eingebrachten Patienten überlebten die ohne Misonidazol behandelten Patienten im Durchschnitt 55 Wochen, die mit Misonidazol behandelten Patienten 46 Wochen, d. h. die Ergebnisse waren nicht signifikant. Die mit Misonidazol behandelten Patienten litten sogar unter den Behandlungsmodalitäten. Die Untersuchung zeigte auch, daß entscheidende Vorteile an der Gabe von BCNU während der Bestrahlung gegenüber einer alleinigen Bestrahlung nicht zu erwarten sind (Nelson et al. 1986).

Kopf-Halstumoren

Die Ergebnisse bei der alleinigen Bestrahlung von fortgeschrittenen Kopf-Halstumoren sind bisher nicht befriedigend. Auch Versuche mit Misonidazol konnten im Rahmen einer RTOG-Studie an dieser Situation nichts ändern (Fezekas 1986).

Neuerdings versucht man, weniger toxische Analoga des Misonidazols einzusetzen; erste klinische Erfahrungen liegen vor (Kovacs et al. 1984). Sie zeigen jedoch bisher nur, daß die toxische Wirkung weitaus geringer ist als diejenige des Misonidazols (Coleman et al. 1986). Möglichkeiten, den Zellzyklus zu beeinflussen und durch geeignete zytostatische Substanzen Zellen in eine strahlensensible Stoffwechselsituation zu bringen, haben mehrere Arbeitsgruppen untersucht. Obwohl sich anfänglich günstige Ergebnisse herausstellten, ist diese Technik weitgehend verlassen worden (Wannenmacher et al. 1975).

Die größte Beachtung wird z. Z. der Kombination einer Bestrahlung mit gleichzeitiger Gabe von Cisplatin geschenkt. Erste klinische Ergebnisse wurden von Schmitt et al. (1983) für Patienten mit Kopf-Halstumoren vorgestellt. Auch aufgrund histopathologischer Untersuchungen während und nach der Behandlung scheint es, daß die kombinierte Therapie effektiver ist als die alleinige Bestrahlung (Coughlin et al. 1985). Auch wir konnten einen günstigen Effekt der kombinierten Behandlung nachweisen. Durch Gabe von Cisplatin, auch als Dauerinfusion, konnte ebenso die toxische Wirkung weitgehend beseitigt werden (Karstens et al. 1986). In neuerer Zeit gibt es interessante Ansätze einer gleichzeitigen Behandlung mit mehreren zytostatischen Substanzen und Bestrahlung. Bei diesen Behandlungsschemata steht sicher Cisplatin im Vordergrund. Adelstein et al. 1986 kombinieren Cisplatin mit 5-Fluorouracil (Tabelle 3), Hartenstein et al. 1986 kombinierten Cisplatin mit Leukovorin und 5-FU. Die letztgenannten Autoren verwenden auch eine Bestrahlung mit mehreren Fraktionen täglich. Die Komplexizität eines solchen Schemas ist aus Tabelle 4 zu entnehmen. Immerhin werden Ansprechraten für Patienten mit zunächst inoperablen Kopf-Halstumoren erreicht, die über 90% liegen, Adelstein et al. (1986) berichten sogar über 74% rückfallfreie Überlebensraten, bezogen auf 2 Jahre.

Demgegenüber haben Leipzig et al. 1985, die nur eine Bestrahlung mit Cisplatin durchführten, über ⅓ der Patienten rückfallfrei halten können. Sicher spielt hier nicht nur die Tatsache der Chemotherapie mit mehreren zytostatischen Medikamenten, sondern auch die Gegebenheit der Bestrahlung mit mehreren täglichen Fraktionen eine entscheidende Rolle bei der Verbesserung der Ergebnisse. Die Details der Behandlungspläne der verschiedenen Arbeitsgruppen sind in Tabelle 5 zusammengestellt.

Tabelle 3. Schema einer Kombination von 5-Fluorouracil *(5-Fu)* mit Cisplatin für Patienten mit fortgeschrittenen Kopf-Halstumoren. 5-Fu wird als Dauerinfusion gegeben. Nach Erreichen einer Dosis von 30 Gy wird die Operation angestrebt. (Aus Adelstein et al. 1986)

Tag	DDP	5-Fu	Bestrahlung [Gy]
1	75 mg/m²	1000 mg/m²	2
2		1000 mg/m²	2
3		1000 mg/m²	2
4		1000 mg/m²	2
bis 19			Gesamt 30

Tabelle 4. Schema einer Kombination mehrerer Substanzen mit Bestrahlung zur Behandlung von Patienten mit fortgeschrittenen Kopf-Halstumoren. Die Bestrahlung erfolgt 2mal täglich. (Aus Hartenstein et al. 1986)

Tag		5-Fluorouracil $[mg/m^2]$	Leukovorin	Bestrahlung 2mal täglich
1	$60\ mg/m^2$	350	$50\ mg/m^2$	
2		1000		2mal 1,8 Gy
3		1000		2mal 1,8 Gy
4		1000		2mal 1,8 Gy
5				
6				
7				
8				2mal 1,8 Gy
9				2mal 1,8 Gy
10				2mal 1,8 Gy

Wiederholung Tag 21, insgesamt drei Schemata

Tabelle 5. Simultane Behandlungskonzepte bei Kopf-Halstumoren

Zahl der Patienten $[n]$	Bestrahlung mit simultaner Zytostase	Autoren
22	$20\ mg/m^2$ Cisplatin (Tag 1–5 Kurzinfusion) Woche 1 und 5	Schmitt et al. 1983
21	$100\ mg/m^2$ Cisplatin (Kurzinfusion) Woche 1 und 4	Coughlin et al. 1985
33	$15\ mg/m^2$ Cisplatin (Kurzinfusion) Woche 1 und 5	Leipzig et al. 1985
39	Vergleich Tabelle 3	Adelstein et al. 1986
21	Vergleich Tabelle 4	Hartenstein et al. 1986
18	$20\ mg/m^2$ Cisplatin (120 h – Dauerinfusion) Woche 1 und 4 und 7	Karstens et al. 1986

Schilddrüsenkarzinome

Die Strahlensensibilität von fortgeschrittenen und rezidivierten Schilddrüsenkarzinomen ist gering. Selbst nach adäquater Bestrahlung überleben 50% der Patienten kaum 4 Monate (Ammon et al. 1986). Kim u. Leeper haben 1982 über exzellente Ansprechraten nach zusätzlicher Gabe von nur 10 mg Adrimycin pro qm/Woche während der Bestrahlungszeit berichtet. Wir haben versucht, anstelle von Adriamycin wegen der längeren Halbwertszeit Mitoxantron bei solchen Patienten einzusetzen. Die bisherigen Ergebnisse zeigen, daß die Behandlung möglich ist, die toxischen Wirkungen sind gering, weitere Ergebnisse müssen jedoch erst an einer größeren Fallzahl erarbeitet werden (Ammon et al. 1986).

Bronchialkarzinome

Da es sich beim Bronchialkarzinom um den häufigsten Tumor handelt, ist es verständlich daß Wege einer Verbesserung der Effektivität einer Bestrahlung intensiv gesucht werden (Hande u. Malcolm 1983). Ebenso wie bei Kopf-Halstumoren steht auch hier bei der Kombination mit einer Bestrahlung Cisplatin im Zentrum aller Untersuchungen. Erste klinische Ergebnisse haben gezeigt, daß keine überlappende Toxizität besteht und daß es günstig erscheint, einmal wöchentlich während einer Bestrahlung jeweils 30 mg Cisplatin zu applizieren (Schaake-Koning, et al. 1986). Die Ergebnisse, die solche Phase-1-Studien brachten, sind ermutigend (Higi et al. 1982). Versuche einer Kombination von Bestrahlung mit anderen Substanzen, z. B. Vinblastin, haben ebenfalls ermutigende Ergebnisse gezeigt (deNeve et al. 1986). Beim Vergleich von einer kurzzeitigen Cisplatingabe (Trovo et al. 1986) und der Gabe von Cisplatin als Dauerinfusion (Karstens et al. 1986) sind die Ergebnisse vergleichbar, allerdings sind die Nebenwirkungen bei der Dauerinfusion weitgehend beseitigt. Ähnlich wie bei Patienten mit Kopf-Halstumoren, wird jetzt versucht, neben Cisplatin auch andere Substanzen, z. B. Vindesin, einzusetzen (Karstens u. Ammon, 1986). In gleicher Weise wird auch die Effektivität der Kombination von Cisplatin und einer Bestrahlung mit mehrfachen täglichen Fraktionen geprüft (Turrisi u. Glover 1986). Die zuletzt genannten Autoren haben aller-

Tabelle 6. Behandlungskonzepte beim Bronchialkarzinom

Zahl der Patienten [n]	Bestrahlung mit simultaner Zytostase	Autoren
Nicht-kleinzelliges Bronchialkarzinom:		
13	20 mg/m^2 Cisplatin (Tag 1–5 Kurzinfusion) Woche 1 und 5	Higi et al. 1982
13	100 mg/m^2 Cisplatin (Kurzinfusion) Woche 1 und 4	Coughlin et al. 1986
49	6 mg/m^2 Velbe wöchentlich	De Neve et al. 1986
16	20 mg/m^2 Cisplatin (120 h – Dauerinfusion) Woche 1 und 4 und 7	Karstens u. Ammon 1986
23	100 mg/m^2 Cisplatin (Kurzinfusion) und 1000 mg/m^2 5-Fu (120 h – Dauerinfusion) Woche 1 und 5	Scarantino et al. 1986
20	30 mg/m^2 Cisplatin (Kurzinfusion – wöchentlich) oder 6 mg/m^2 Cisplatin (Kurzinfusion – täglich)	Schaake-Koning et al. 1986
77	6 mg/m^2 Cisplatin (Kurzinfusion – täglich)	Trovo et al. 1986
22	20 mg/ m^2 Cisplatin (96 h – Dauerinfusion) Woche 1 und 4 und 7 und 3 mg/m^2 Vindesinsulfat (Bolus – täglich) Woche 2, 3, 5, 6 und 8	Karstens et al. 1987
Kleinzelliges Bronchialkarziom:		
24	Halbkörperbestrahlung und lokale Bestrahlung, Chemotherapie	Powell et al. 1986
18	Cisplatin und Etoposid mit simultaner, 2mal täglicher Bestrahlung	Turrisi et al. 1986

dings bei Patienten mit kleinzelligen Bronchialkarzinomen Ansprechraten (komplette Remissionen) von 95% mitgeteilt; nach 1 Jahr waren noch 80% der Patienten rezidivfrei am Leben. Die z. Z. von den verschiedenen Arbeitsgruppen untersuchten Behandlungsschemata sind in Tabelle 6 zusammengestellt.

Gastrointestinale Tumoren

Gastrointestinale Tumoren gelten als wenig strahlensensibel. Obwohl heute gerade bei Pankreaskarzinomen Ansätze in Form einer intraoperativen Therapie oder einer kombinierten Therapie – Bestrahlung mit Fluorouracil – bestehen, die positive Ergebnisse erwarten lassen, gibt es unverändert Autoren, die auf einer Ineffektivität einer Bestrahlung beharren. So haben jetzt Gonzales-Barcena et al. 1986 veröffentlicht, daß Bestrahlung und Chemotherapie bei Patienten mit fortgeschrittenen Pankreaskarzinomen ineffektiv ist. Diese Einstellung ist sicher nicht mehr zu rechtfertigen, die Autoren empfehlen aus diesem Grund die Gabe von LH-RH-Analoga bei solchen Tumoren. Seit 1981 ist jedoch eine Studie der Gastrointestinal Tumor Study Group bekannt (Moertel et al. 1981). Die Autoren haben Patienten mit fortgeschrittenen und nicht-operablen Pankreaskarzinomen mit 5-Fluorouracil bestrahlt. Die Untersuchung stellte heraus, daß die günstigsten Ergebnisse erhalten wurden, wenn 5-Fluorouracil gegeben wurde und in den Tumorbereich 4000 cGy eingestrahlt wurden. Von Interesse an dieser Untersuchung ist auch die Gegebenheit, daß die kombinierte Therapie mit 6000 cGy gleiche Ergebnisse liefert. Die mittleren Überlebensraten sind jedoch nur halb so groß, wenn eine alleinige Bestrahlung mit 6000 cGy erfolgt.

Ebenso gewinnt die kombinierte Therapie bei Patienten mit kolorektalen Tumoren an Bedeutung. Zunächst ist von Interesse, daß aus pharmakokinetischen Überlegungen die Dauerinfusion von 5-Fluorouracil gleichwertig der I.-v.-kurzinfusion oder der intraarteriellen Infusion ist. So haben verschiedene Arbeitsgruppen inzwischen versucht, 5-Fluorouracil mit einer Bestrahlung bei Patienten mit Kolontumoren einzusetzen (Shehata et al. 1984).

Blasenkarzinome

Die Kombination von Cisplatin und Bestrahlung hat sich auch bei Patienten mit Blasenkarzinomen als wirksam erwiesen. Entsprechende experimentelle Untersuchungen zeigten, daß Cisplatin die Wirkung der Bestrahlung verstärkt (Kyriazis et al. 1983). Erste klinische Ergebnisse wurden von Soloway et al. (1982) mitgeteilt. Es zeigte sich, daß die kombinierte Therapie ohne größere Toxizität als bei einer alleinigen Bestrahlung durchführbar ist. Die ersten Ergebnisse rechtfertigten, die Behandlung mit dieser Technik weiterzuführen. Von Interesse sind Untersuchungen von Jakse et al. (1983). Die Autoren haben Cisplatin zunächst jede 3. Woche während der Bestrahlung gegeben. Nachdem sich herausgestellt hatte, daß dieses Schema wenig toxisch ist und die Ergebnisse günstig waren, haben Jakse et al. (1986) ein anderes Vorgehen untersucht; und zwar wurde während der Cisplatingabe die Bestrahlung in Form von mehreren täglichen Fraktionen appliziert. Darüber hinaus wurde zusätzlich Adriamycin gegeben. Die überraschend günstigen Ergebnisse rechtfertigen nach Auffassung der Autoren den Vorschlag, alternativ zum radikal chirurgischen Vorgehen bei Patienten mit T3-Tumoren die kombinierte Radio-Chemo-Therapie mit kurativer Zielsetzung zu empfehlen.

Analkarzinome

Bisher wurden Analkarzinome als rein chirurgisches Problem angesehen. Inzwischen zeigt sich eine geänderte Einstellung zur Behandlungsplanung. Wenn man jedoch die Ergebnisse der kombinierten Therapie beurteilen will, ist nach Auffassung von Schulz et al. (1982) wichtig, zwischen Analkanal- und Analrandkarzinomen zu unterscheiden, denn gleiche Stadien vorausgesetzt, haben Analrandkarzinome eine günstigere Prognose. Die kombinierte Behandlung besteht aus einer Bestrahlung und der Gabe von 5-Fluorouracil und Mitomycin C (Nigro et al. 1983). Die Autoren haben präoperativ nur 3000 cGy während der zytostatischen Therapie eingestrahlt; 7 von 12 Patienten mit einem prognostisch ungünstigen Tumor im Analkanal zeigten im Operationspräparat keinen Tumor; bei einem weiteren Patienten waren im Operationspräparat noch mikroskopische Reste vorhanden. Weitere 14 Patienten wurden nicht operiert, sie waren jedoch makroskopisch tumorfrei. Insgesamt sind von 26 Patienten 22 zwischen 1 und 8 Jahren tumorfrei am Leben. Ähnlich günstige Ergebnisse wurden von Leichmann et al. (1985) mitgeteilt. Die Autoren haben 38 von 45 Patienten in einen tumorfreien Zustand durch die kombinierte Behandlung bringen können. Auch diese Patienten zeigten den prognostisch ungünstigen Befall des Analkanals.

Aufgrund dieser günstigen Ergebnisse wurde das Behandlungsprinzip bei Patienten mit fortgeschrittenen Zervixkarzinomen eingesetzt. Auch hier wurden gute Resultate gesehen, die den weiteren klinischen Einsatz der Kombination von Mitomycin C, 5-Fluorouracil und Bestrahlung bei Patientinnen mit fortgeschrittenem Zervixkarzinom rechtfertigen (Thomas et al. 1984). Es stellt sich die Frage, ob Mitomycin C bei diesem Schema überhaupt notwendig ist, zumal Mitomycin C allein oder als Kombination mit anderen zytostatischen Substanzen mikroangiopathische hämolytische Anämien verursachen kann (Tigges et al. 1982).

Ausblick

Aufgrund der bisherigen klinischen Ergebnisse hat die Pharmakoradiotherapie Aussicht, bei einigen Tumorformen Bestandteil des Behandlungskonzepts zu werden. Die Zukunft für strahlensensibilisierende Substanzen, die – wie Misonidazol – sauerstoffähnliche Eigenschaften aufweisen, ist schwer einzuschätzen. Mögliche Ursachen sind der folgenden Übersicht zu entnehmen.

- Sauerstoffarmut ist nicht die einzige Ursache der geringen Strahlensensibilität.
- Niedrige Dosen sind in der Klinik nicht effektiv.
- Wirksame Dosen führen zu einer Neuropathie.
- Geeignete Fraktionierungsschemata sind noch nicht ausreichend untersucht.

- Die Patientenzahlen reichen nicht aus, um geringe Wirkungsunterschiede herauszustellen.
- Die lokale Wirkung könnte effektiver sein, aber Überlebensraten sind nicht verlängert.

Wenn man den Argumenten dieser Übersicht folgt, werden die Derivate des Misonidazol, wie die von Kovacs et al. (1984) klinisch geprüfte Substanz MTDQ und das von Coleman et al. (1986) ebenfalls geprüfte Derivat SR-2508, weiter von Interesse sein. Beide Misonidazolderivate haben eine minimale Toxizität im Vergleich zu Misonidazol. Sicher werden in Zukunft weitere strahlensensibilisierende Substanzen entwickelt und geprüft werden. Zu erwähnen ist das Acyclovir; es handelt sich um eine antivirale Substanz, die bei Patienten mit Herpes zoster routinemäßig eingesetzt wird. In Tierexperimenten hat Acyclovir strahlensensibilisierende Eigenschaften, in geeigneter Dosis kann die Substanz die Wirkung der Bestrahlung um den Faktor 1,3 erhöhen (Sougawa et al. 1986). Von Interesse ist in diesem Zusammenhang auch der Hämoglobinspiegel, der offenbar sowohl für die Prognose als auch für die Effektivität einer Strahlentherapie von Bedeutung ist (Quilty et al. 1986). Derartige Entwicklungen sind verständlich, da mit steigendem Hämoglobinspiegel die Sauerstoffversorgung des Tumors verbessert ist.

Zunehmende Bedeutung gewinnen in diesem Zusammenhang die Wirkungen der kombinierten Behandlung auf die dem Tumor benachbarten Gewebe. Inwieweit wirksame strahlenschützende Substanzen entwickelt werden können, bleibt abzuwarten (Koch et al. 1986; Reed 1986). Von entscheidendem Interesse für die Weiterentwicklung kombinierter Behandlungsschemata sind Analysen der Behandlungsfolgen für die gesunden Gewebe und die sich daraus ergebenden klinischen Konsequenzen (Steel 1983). Für jedes Organ, für jede zytostatische Substanz gibt es spezifische Toxizitäten. In gleicher Weise ist die Toxizität der Bestrahlung auch organspezifisch. Bei der Entwicklung neuer kombinierter Behandlungsverfahren muß unbedingt darauf geachtet werden, daß eine überlappende Toxizität nicht gegeben ist. Von strahlentherapeutischem Interesse sind die von deVita (1986) bezeichneten Dosisintensitätsüberlegungen. Bei einer zytostatischen Therapie wird die Effektivität reduziert, wenn nicht nur die Dosis der zytostatischen Substanzen erniedrigt wird, sondern auch die zeitliche Sequenz. Im Falle einer begleitenden Bestrahlung sind zunehmend Folgen zu erwarten, wenn einseitig die zytostatische Therapie konsequent verfolgt wird. Das aufgeführte Beispiel mit dem Kortisonentzugssyndrom unterstreicht die Bedeutung der gemeinsamen Absprache eines Behandlungskonzepts, damit unerwünschte Folgen der kombinierten Behandlung möglichst vermieden werden.

Die Möglichkeiten, unterschiedliche Strahlensensibilitäten der einzelnen Stoffwechselphasen des Zellzyklus zur Strahlensensibilisierung zu nutzen, sind sicher auch in Zukunft eingeschränkt. Ursache ist nicht nur die Tatsache, daß nur ein kleiner Teil der Tumorzellen am Zellzyklus teilnimmt und somit einer Beeinflussung durch zytostatische Substanzen zugängig ist. In diesem Zusammenhang gibt es eine sehr interessante neue Entwicklung, um die Wachstumsfraktion der Zellen in einem Tumor zu bestimmen. Dies gelingt, indem ein monoklonaler Antikörper, Ki67, verwendet wird. Man kann an Gefrierschnitten diesen Antikörper einsetzen und Zellen erkennen, die Ki67-positiv reagieren. Beispielsweise waren im Durchschnitt nur 18% aller Tumorzellen bei Proben von Mammakarzinomen in der Wachstumsfraktion (Lelle et al. 1986). Zusätzlich wird die Möglichkeit einer Beeinflussung des Zellzyklus dadurch erschwert, daß in ein und demselben Tumor die Verteilung der Zellen in den einzelnen Phasen des Zellzyklus sehr unterschiedlich ist (Mauro et al. 1986; Schumann et al. 1981). Die Bedeutung des Zellzyklus bei der Strahlensensibilisierung wird aber weiter zu beachten sein, da praktisch alle Zytostatika den Zellzyklus phasenspezifisch beeinflussen (Mauro et al. 1986).

Für die Wirkungssteigerung einer Bestrahlung durch zytostatische Substanzen werden also komplexe Effekte erwartet, die nicht in vollem Umfang bekannt sind. Bei der Kombination wird man sich somit in Zukunft darauf beschränken müssen, daß nicht nur die überlappende Toxizität möglichst vermieden wird, sondern auch die Art der Applikation des Zytostatikums so gewählt wird, daß neben minimaler Toxizität auch ein möglichst breiter Zeitraum gewählt wird, in welchem das Zytostatikum wirksam ist, d.h. die Zytostatika, insbesondere Cisplatin und 5-Fluorouracil werden während der Bestrahlung in Form einer Dauerinfusion appliziert werden (Lokich et al. 1986; Looney et al. 1979; Posner et al. 1986). Zwei weitere Entwicklungen bei der Kombination von Bestrahlung und Gabe von zytostatischen Substanzen sind von Interesse. Einmal werden zunehmend mehrere zytostatische Substanzen gegeben, z.B. Fluorouracil und Mitomycin C (Nigro et al. 1983) oder Cisplatin und Vindesin (Karstens et al. 1987). Die verbesserten lokalen Ansprechraten sind so eindrucksvoll, daß zu erwarten ist, daß solche Schemata zunehmendes Interesse finden werden. Die weitere Entwicklung ist die Gegebenheit, daß von der größeren Effektivität der Bestrahlung mit mehreren täglichen Fraktionen profitiert wird. Die Ergebnisse der Kombination von mehreren zytostatischen Substanzen und Bestrahlung mit mehreren täglichen Fraktionen sind so eindrucksvoll, daß bei einigen Tumorformen, z.B. bei Patienten mit fortgeschrittenen Kopf-Halstumoren oder fortgeschrittenen Blasentumoren in zukünftigen Studien die hier vorgestellten Konzepte mit den Behandlungsformen, die eine neoadjuvante Chemotherapie beinhalten, verglichen werden sollten.

Literatur

Adelstein DJ, Sharan VM, Earle AS, Shah AC, Vlastou C, Haria CD, Carter SG, Damm C, Hines JD (1986) Chemoradiotherapy as initial management in patients with squamous cell carcinoma of the head and neck. Cancer Treat Rep 70: 761–767

Ammon J, Kreidler J, Goronzy J (1979) Ergebnisse einer zytostatischen Kombinationsbehandlung der metastasierten Mamma- und kleinzelligen Bronchialkarzinome unter teilweiser Blockade des Zellzyklus. In: Wannenmacher M (Hrsg) Kombinierte Strahlen- und Chemotherapie. Urban & Schwarzenberg, München

Ammon J, Katsohi D, Karstens JH (1986) Radiotherapie with concurrent a administration of Mitoxantrone in patients with thyroid carcinoma. Cancer Chemother Pharmacol [Suppl] 1, 18 (Abstract Nr.9)

Belliveau JF, Posner MR, Ferrari L, Crabtree GW, Cummings FJ, Wiemann MC, O'leary Jr GP, Griffin H, Phaneuf MA, O'Rourke A, Calabresi P (1986) Cisplatin administered as a continuous 5-day infusion: Plasma Platinum Levels and Urine Platinum excretion. Cancer Treat Rep 70: 1215–1217

Coleman CN, Wassermann TH, Urtasun RC, Halsey J, Hirst VK, Hancock S, Phillips TL (1986) Phase I trial of the hypoxic cell radiosensitizer SR-2508: the results of the five to six week drug schedule. Int J Radiat Oncol Biol Phys 12: 1105–1108

Coughlin Ch, Richmond RC (1985) Platinum based combined modality approach for locally advanced head and neck carcinoma. Int J Radiat Oncol Biol Phys 11: 915-919

Coughlin ChT, Del Prete SA, Grace MP, O'Donell JF, Quackenbush L (1986) Cisplatin and radiation therapy for locally advanced squamous cell carcinoma of the lung. Cancer Treat Rep 70: 643-645

Denekamp J (1984) Radiosensitizer bei radioresistenten Tumoren. Biologische Basis. Beitr Onkol 18: 381-399

Dische S (1984) Radiosensitizer bei radioresistenten Tumoren. Klinische Erfahrung. Onkology 18: 400-404

Dische S, Saunders MI, Warburton MF (1986) Hemoglobin, radiation, morbidity and survival. Int J Radiat Oncol Biol Phys 12: 1335-1337

Dobrowsky W (1986) Kombinierte Radio-Chemotherapie des Analkarzinoms. Wiener Klin Wochenschr 11: 361-365

Dühmke E (1985) Cisplatin und Radiotherapie. Strahlentherapie 161: 367-373

Fazekas JT, Marcial V, Scott Ch, Wassermann T, Davis L (1986) Failure of misonidazole to improve outcome in advanced H&N squamous cancers. Int J Radiat Oncol Biol Phys 2: 123-124

Gonzales-Barcena D, Rangel-Garcia NE, Perez-Sanchez PL, Gutierrez-Dampiero C, Garcia-Carrasco F (1986) Response to D-TRP-6-LH-RH in advanced adenocarcinoma of pancreas. Lancet 19: 154

Hande KR, Malcolm AW (1983) Chemotherapy and radiation therapy of non-small cell lung carcinoma. In: Grecol FA (ed) Biology and management of lung cancer. Nijhoff, Boston, pp 191-217

Hartenstein RC, Wendt TG, Wustrow TPU, Trott K-R (1986) Simultaneous twice-daily-radiatherapy (RT) and Cisplatin (DDP)-5-FU-chemotherapy with folinic ACID (FA) enhancement in advanced squamous cell cancer (SCC) of the head and neck. Proc Am Soc Clin Oncol 5: 126

Hecquet B, Meynadier J, Bonneterre J, Adenis L, Demaille A (1985) Time dependency in plasmatic protein binding of Cisplatin. Cancer Treat Rep 69: 79-83

Hermann HJ, Ammon J, Nüvemann M, zum Winkel K (1977) Strahlentherapie und Chemotherapie nach Teilsynchronisation des Zellzyklus. Therapiewoche 27: 3-10

Higi M, Schreiber D, Arndt D, Henning A, Schmitt G (1982) Cisplatin als radiosensibilisierende Substanz bei der Behandlung solider Tumoren. Strahlentherapie 158: 616-619

Höglmeier F, Kummermehr J, Trott KR (1985) Die Wirkung einer Kombinationstherapie aus Cisplatin und lokaler Bestrahlung auf ein Fibrosarkom der Maus. Strahlentherapie 161: 362-366

Holthusen H (1936) Erfahrungen über die Verträglichkeitsgrenze für Röntgenstrahlen und deren Nutzanwendung zur Verhütung von Schäden. Strahlentherapie 57: 254-269

Jakse G, Frommhold H, Marberger H (1983) Combined Cis-platinum and radiation therapy in patients with stages PT3 and PT4 bladder cancer: a pilot study. J Urol 129: 502-504

Jakse G, Rauschmeier H, Fritsch E, Frommhold H, Marberger H (1986) Die integrierte Radiotherapie und Chemotherapie des lokal fortgeschrittenen Harnblasenkarzinoms. Akt Urol 17: 68-73

Karstens JH, Ammon J (1986) Concomitant radiotherapy and Cisplatin (continuous infusions) in non-small cell carcinoma of the lung. Proc Am Soc Clin Oncol 5: 170

Karstens JH, Ammon J, Frik W (1982) Ungewöhnliche Formen der Strahlenpneumonitis während der Behandlung von Patienten mit kleinzelligen Bronchialkarzinomen. Med Welt 33: 1425-1430

Karstens JH, Keulen-Langen E, Ammon J (to be published) Concomitant irradiation with cisplatin administred by continous infusion: feasibility in non-small cell lung cancer and head & neck cancer. Invest New Drugs

Karstens JH, Keulen-Langen E, Katsohi D, Ammon J (to be published) Simultaneous cisplatin/vindesine and radiotherapy in patients with advanced non-small cell lung cancer. Proc Am Soc Clin Oncol

Kim JH, Leeper RD (1983) Treatment of anaplastic giant and spindle cell carcinoma of the thyroid gland with combination Adriamycin and radiation therapy. A new approach Cancer 52: 954-957

Koch C, Stobbe C, Baier KA (1986) Combined radiation-protective and radiation-sensitizing agents III: Radiosensitization by misonidazole as a function of concentrations of endogenous glutathione or exogenous thiols. Int J Radiat Oncol Biol Phys 12: 1151-1155

Kovacs G, Nemeth G, Bar-Pollak Zs (1984) Klinische Erfahrungen mit dem Radiosensitizer MTDQ (Sensorad) bei fortgeschrittenem Malignomen des Kopf-Hals-Bereiches und bei Gebärmutterkrebs. Strahlentherapie 160: 590–593

Kyriazis AP, Yagoda A, Kereiakes JG, Kyriazis AA, Whitmore WF (1983) Experimental studies on the radiation-modifing effect of Cisdiamminedichloroplatinum II (DDP) in human bladder transitional cell carcinomas grown in nude mice. Cancer 52: 452–457

Leichmann L et al. (1985) Cancer of the anal canal. Model for preoperative adjuvant combined modality therapy. Am J Med 78: 211–215

Leipzig B, Witmore StJ, Putzeys R, Suen JY, Snydermann NL (1985) Cisplatin Potentiation of Radiotherapy. Long-term follow-up. Arch Otolaryngol 111: 114–118

Lelle RJ, Heidenreich W, Stauch G, Gerdes J (1986) Bestimmung der Wachstumsfraktion bei Mammakarzinomen mit Hilfe des monoklonalen Antikörpers Ki67. Tumor-Diagnostik & Therapie 7: 181–185

Lokich J, Zipoli Th, Green R (1986) Infusional Cisplatin plus Cyclophosphamide in advanced ovarian cancer. Cancer 58: 2389–2392

Looney WB, Hopkins HA, MacLoed MS, Rittenour R (1979) Solid tumor models for the assessment of different treatment modalities. XII. Combined Chemotherapy: Variation of time interval between time of administration of 5-Fluorouracil and radiation and its effect on the control of tumor growth. Cancer 44: 437–445

Mauro F, Göhde W, Schumann J, Teodori L, Spano M (1986) Considerations in the design of possible cell cycle effective drugs. Int J Radiat Biol 49: 307–333

Moertel CG et al. (1981) Therapy of locally unresectable pancreatic carcinoma: A randomized comparison of high dose (6000 Rads) radiation alone, moderate dose radiation (4000 Rads + 5-Fluorouracil), and high dose radiation + 5-Fluorouracil. Cancer 48: 1705–1710

Nelson DF et al. (1986) A randomized comparison of misonidazole sensitized radiotherapy plus BCNU and radiotherapy plus BCNU for treatment of malignant glioma after surgery: final report of an RTOG study. Int J Radiat Oncol Biol Phys 12: 1793–1800

de Neve W et al. (1986) Combined radiation and vinblastine increases local response but has virtually no effect on survival in inoperable squamous cell lung cancer. Vortrag, Conference on the Interaction of Radiation Therapy and Chemotherapie, Williamsburg, Virginia, 28.10.–1.11.

Nigro ND, Seydel HG, Vaitkevicius v K, Leichmann L, Kinzie JJ (1983) Combined preoperative radiation and chemotherapy for squamous cell carcinoma of the anal canal. Cancer 51: 1826–1829

Nitze HR, Ganzer U, Vosteen K-H (1972) Die Strahlenbehandlung maligner Tumoren nach Synchronisation des Zellteilungsrhythmus. Strahlentherapie 143: 329

Posner MR, Skarin AT, Clark J, Ervin ThJ (1986) Phase I study of continuous-infusion Cisplatin. Cancer Treat Rep 70: 847–850

Powell BL et al. (1986) Sequential hemibody irradiation integrated into a chemotherapy - local radiotherapy programm for limited disease small cell lung cancer. Int J Radiat Oncol Biol Phys 12: 1951–1956

Quilty PM, Duncan W (1986) The influence of hemoglobin level on the regression and long term local control of transitional cell carcinoma of the bladder following photon irradiation. Int J Radiat Oncol Biol Phys 12: 1735–1742

Reed DJ (1986) Defense mechanisms of normal and tumor cells. Int J Radiat Oncol Biol Phys 12: 1457–1461

Sack H, Calcanis A, Godehard E, Weidtmann V, Zülch KJ, Ammon J, Bamberg M, Herbst M, Keim H, Kleibel F, Makoski H-Br, Potthoff PC, Schlegel G, Schnepper E (1982) Die postoperative Strahlenbehandlung von Astrozytomen Grad 3 und 4 mit dem Strahlensensibilisator Misonidazol. Strahlentherapie 158: 466–469

Sack H (1984) Einführung in das Problem der Radiotherapieresistenz. Beitr Onkol 18: 371–373

Sacrantino CW et al. (1986) Improved Response rate in stage III non-small cell lung cancer (NSCLC) with Cis-platinum (DDP), 5-FU and radiation therapy (RT). Int J Radiat Oncol Biol Phys 12: 136

Schaake-Koning C, Bartelink H, Adema BH, Schuster-Uitterhoeve L, van Zandwijk N (1986) Radiotherapy and Cis-diammine dichloroplatinum (II) as a comined treatment modality for inoperable non-small cell lung cancer: A dose finding study. Int J Radiat Oncol Biol Phys 12: 379–383

Schmitt G, Higi M, Stupp H, Scherer E (1983) Ein neues interdisziplinäres Behandlungskonzept bei fortgeschrittenen Kopf-Hals-Tumoren. Strahlentherapie 159: 470–473

Schumann J, Tilkorn H, Göhde W, Ehring F, Straub C, Münster-Handorf (1981) Zytogenetik maligner Melanome. Der Hautarzt 32: 62–66

Schulz U, Bamberg M, Gross E, Niebel W (1982) Die kombinierte chirurgisch-radiologische Therapie der Plattenepithel-Karzinome des Analkanals und der perianalen Haut. Strahlentherapie 158: 327–335

Shehata WM, Meyer RL, Krause RJ, Jazy FK, Cormier WJ (1984) Postoperative adjuvant irradiation and 5-Fluorouracil for adenocarcinoma of the cecum. Cancer 54: 2850–2853

Sinclair WK (1968) Cyclic X-ray responses in mammalian cells in vitro. Radiat Res 33: 629

Soloway MS, Ikard M, Scheinberg M, Evans J (1982) Concurrent radiation and Cisplatin in the treatment of advanced bladder cancer: A preliminary report. J Urol 128: 1031–1033

Sougawa M et al. (1986) Enhancement of radiation effects by acyclovir. Int J Radiat Oncol Biol Phys 12: 1537–1540

Steel GG (1983) The combination of radiotherapy and chemotherapy. In: Steel GG (ed) The biological basis of radiotherapy. Elsevier, Amsterdam

Streffer C (1980) Biologische Grundlagen der Strahlentherapie. In: Scherer E (Hrsg) Strahlentherapie. Springer, Berlin Heidelberg New York

Teicher BA, Rockwell S, Lee JB (1985) Radiosensitization of EMT6 cells by four platinum complexes. Int J Radiat Oncol Biol Phys 11: 937–941

Tigges F-J, Bruntsch U, Groos G, Gallmeier WM (1982) Mikroangioppathische hämolytische Anämie als Komplikation bei Mitomycin-C-Therapie. Dtsch Ärztebl 27: 51–52

Thomas G et al. (1984) Concurrent radiation, Mitomycin C and 5-Fluorouracil in poor prognosis carcinoma of cervix: Preliminary results of a phase I–II study. Int J Radiat Oncol Biol Phys 10: 1785–1790

Trovo MG et al. (1986) Radiotherapy (RT) enhanced by Cisplatinum (DDP) in stage III non small cell lung cancer (NSCLC). Int J Radiat Oncol Biol Phys 12: 177

Turrisi AT, Glover DJ (1986) The penn regimen (concurrent twice-daily radiation 2X/D XRT and Platinum-etoposide - PE) in limited small cell lung cancer (SCLC). Int J Radiat Oncol Biol Phys 12: 158

Vermorken JB, van der Vijgh WJF, Klein I, Gall HE, Pinedo HM (1982) Pharmacokinetics of free platinum species following rapid, 3-hr and 24-hr infusions of cis-diamminedichloroplatinum (II) and its therapeutic implications. Eur J Cancer Clin Oncol 18: 1069–1074

de Vita VT (1986) Dose-response is alive and well. Clin Oncol 4: 1157–1159

Wannenmacher M, Esser E, Schumann J (1975) Erste klinische Ergebnisse der Strahlenbehandlung nach Teilsynchronisation mit Bleomycin. Strahlentherapie 149: 131–140

zum Winkel K, Ammon J (1984) Strahlentherapie. In: Dietz H, Umbach W, Wüllenweber R (Hrsg) Klinische Neurochirurgie, Band II: Klinik und Therapie. Thieme, Stuttgart

Ziegler W (1986) Der Effekt von Cisplatin auf die Erholung von subletalen und potentiell letalen Strahlenschaden in der Zellkultur. Strahlentherapie u. Onkologie 162: 785–792

Zusammenfassung

K. zum Winkel

Das Symposium „Wirkungssteigerung der Strahlentherapie maligner Tumoren" sollte in möglichst kompetenter Weise Auskunft erteilen über die biologischen Grundlagen, die physikalischen Fakten, die Methodik und die erzielten Resultate von wichtigen, aktuellen Forschungsrichtungen der Radiotherapie. Eine gewisse Auswahl war unumgänglich; gewiß waren dabei auch Heidelberger Entwicklungen und Ambitionen maßgeblich, dennoch wurde Vollständigkeit angestrebt.

Zu unserer Genugtuung und Freude folgten international anerkannte Experten und Mitarbeiter aus Heidelberg der Aufforderung, hier ihre Ergebnisse vorzutragen und zu diskutieren. Es erscheint angezeigt, am Ende des Symposiums eine Zusammenfassung zu versuchen.

Zum Thema „Problematik" stellte Trott in dem strahlenbiologischen Grundsatzreferat das unaufhörliche Wachstum und die unbegrenzte Vermehrung der Tumorzellen heraus. Nur 1% der Tumorzellen sind Tumorstammzellen, deren Nachweis bislang nicht möglich ist. Die Zahl der klonogenen Zellen nimmt exponentiell ab mit der Strahlendosis. Intratumorale Rezidive können aus einzelnen Tumorzellen mit Wachstum in die Umgebung hervorgehen. Eine immunogene Beeinflussung von Tumorzellen ist kaum gegeben. Früher bestrahltes Gefäßbindegewebe verhindert nicht das Wachstum von anderen Tumorzellen. Faktoren für die direkte Inaktivierung der klonogenen Tumorzellen sind die Zellzahl und die exponentielle Zellneigung der Absterbekurve. Der Erfolg kann während der Radiotherapie nicht exakt abgeschätzt werden. Die Bestimmung der Zellumsatzgeschwindigkeit vor der Behandlung ermöglicht wahrscheinlich prognostische Aussagen und eine mehr individualisierte Strahlendosierung. Vergleiche der erzielten Resultate sind schwierig wegen des nur ungenügend aussagefähigen TNM-Stadiums und unterschiedlicher Repairfähigkeit.

Kuttig wies unter klinischen Aspekten darauf hin, daß 50–60% aller Tumorpatienten Strahlentherapie benötigen. Die lokale Tumorkontrolle zu erreichen, ist das Ziel der Radiotherapie; dadurch wird auch die Fernmetastasierung herabgesetzt. Vor der Behandlung sind umfassende diagnostische Untersuchungen unter Einschluß von Ultraschall und Computertomographie und sorgfältige physikalische Bestrahlungsplanungen erforderlich, die die oft unterschiedliche Körperdicke und Organtopographie in kraniokaudaler Verlaufsrichtung und einen einheitlichen Dosisbezug berücksichtigen müssen.

Nach van Kaick gewinnt die Kernspinresonanz zunehmend Bedeutung in der Abbildung und Lokalisation von Tumoren, z.B. im Kopf-Hals-Gebiet. Eventuell läßt sich durch spektroskopische Kontrolle vor und unter Strahlentherapie der Behandlungserfolg abschätzen.

Schlegel hat die großen Vorteile der dreidimensionalen Bestrahlungsplanung hervorgehoben und deren Wert bei den konformierenden und dynamischen Bestrahlungsmethoden unterstrichen.

Zum Thema „Therapie mit veränderter räumlicher und zeitlicher Dosisverteilung" hat Munzenrider als besondere Vorteile der Protonentherapie den raschen Dosisabfall hinter dem Braggpeak, die scharfe Strahlbegrenzung und die günstige Dosisverteilung hervorgehoben, obwohl im Vergleich zu den konventionellen Strahlenarten keine biologischen Vorteile zu erwarten sind. Die Ergebnisse an über 1300 Patienten, davon 68% mit Augenmelanomen, sind sehr bemerkenswert. Die Technik ist faszinierend; weitaus die meisten Augen bleiben erhalten, oft wird der Visus deutlich gebessert. Zur Frage der Senkung der Metastasierungsfrequenz kann erst in einigen Jahren Stellung genommen werden. Die Überlebensrate gleicht bei den größeren Tumoren derjenigen nach Enukleation. Weitere Indikationen sind Tumoren in Nachbarschaft von Hirn und Rückenmark. In der Diskussion teilte Greiner mit, daß bei der Protonentherapie des Augenmelanoms die Strahlendosis von 70 Gy in nur 4–5 Fraktionen verabfolgt und gut toleriert wird. Nach den Erfahrungen an über 100 Patienten hält Sturm die einzeitige Photonenkonvergenzbestrahlung bei arteriovenösen Mißbildungen, inoperablen benignen und malignen Hirntumoren und solitären Hirnmetastasen wenig strahlenempfindlicher Primärtumoren für indiziert. Abhängig von der Größe der Affektion werden 10–35 Gy appliziert. Der Dosisabfall in der Umgebung ist steil; er beträgt je nach Feldgröße 10–15%/mm.

Ebenfalls einzeitig wird die intraoperative Radiotherapie bei Magen-, Pankreasund kolorektalen Tumoren durchgeführt, wie Sindelar umfassend und zugleich kritisch geschildert hat. In den USA und in Japan sind jeweils über 30 Institutionen mit der intraoperativen Strahlentherapie befaßt. Die applizierten Dosen sind unterschiedlich (etwa 20–35 Gy). Bei resektablen Läsionen wird die Überlebensrate erhöht. Ebenso wie bei der Protonen- und Schwerionentherapie kann der Effekt beim Prostatakarzinom nicht beurteilt werden.

Wannenmacher berichtete nach Definition der Begriffe über unterschiedliche Fraktionierungsrhythmen und über gute Ergebnisse mit der Hyperfraktionierung bei Kopf- und Halsgeschwülsten. Für unerläßlich hält er die sehr sorgfältige Analyse der erzielten Ergebnisse, u.a. auch unter Berücksichtigung von Alter und Geschlecht, die zu einer unerwarteten Bewertung der Drei- und Fünfjahresüberlebenszeit führen kann. Ausführlich hat Pierquin die interstitielle Therapie dargestellt, mit Betonung der Möglichkeiten bei Tumoren der Haut, des Kopf-Hals-Gebietes, der Mamma und der Analregion.

Über die derzeitigen Kenntnisse im gynäkologischen Bereich mit der Nachladetechnik unter Hochdosis- oder Niedrigdosisleistung berichtete von Fournier; eine eindeutige Entscheidung für eine der beiden Techniken ist z. Z. noch nicht möglich.

Kimmig teilte den Wissensstand und die Effekte mit der metabolisch wirksamen Radionuklidtherapie mit. Wesentlich sind Dosisbestimmungen durch kontinuierliche externe Messungen und Tumorvolumetrie. Durch Hormonvorläufer (MIBG) kommt die Therapie mit offenen radioaktiven Substanzen über das differenzierte Schilddrüsenkarzinom hinaus in Betracht bei metastasierten Phäochromozytomen, Neuroblastomen und Karzinoiden.

Zum Thema „Therapie mit Hoch-LET-Strahlung" berichtete Kraft über die Besonderheiten der schweren Ionen: mangelnde Erholungs- und Reparaturvorgänge, Potenzierung der Strahlenreaktion, fehlender Schutzeffekt durch interzellulären Kontakt und Änderungen der Dosierung.

Großes Interesse verdienen wirtschaftliche Überlegungen und die physikalischen Grundlagen für die medizinische Anwendung der Strahlenmöglichkeiten bei der Gesellschaft für Schwerionenforschung in Darmstadt. Eine sorgfältige Prüfung aus radiotherapeutischer Sicht erscheint dringend nötig. Amerikanische Kollegen nannten Kosten für die Protonentherapie in Höhe von 10 Mio. und für die Schwerionentherapie in Höhe von 30 Mio. Dollar. Castro übermittelte nach den Erfahrungen an fast 900 Patienten sehr bemerkenswerte Resultate der Schwerionentherapie bei Augenmelanomen mit einer der Protonentherapie etwa gleichen lokalen Kontrollrate von über 90%, Chordomen in Hirn und Rückenmark, Hirntumoren und Sarkomen der Weichteile wie des Knochens. Die dynamische Pionenbehandlung in 3 Ebenen bedingt nach Greiner einen außergewöhnlich intensiven physikalisch-technischen Aufwand; ausführlich wurden die Erfahrungen, wie die Komplikationen bei 210 Patienten – großenteils mit retroperitonealen Geschwülsten, Blasen- und Ovarialkarzinomen und Sarkomen –, mitgeteilt und analysiert.

Den Stand der Neutronentherapie bei Speicheldrüsentumoren, Weichteilsarkomen, Rezidiven von Kopf- und Halsgeschwülsten und von kolorektalen Tumoren stellte Kober dar. In der Diskussion hob Eichhorn hervor, daß die Vorteile der Neutronentherapie noch nicht genügend abgeklärt sind, für die Bewertung sind weitere Einzelheiten erforderlich. Indikationen sind vorwiegend strahlenresistente Tumoren. Bei Mixed-beam-Technik mit Photonen ist zu überlegen, Neutronen in Boostform auf das Tumorkerngebiet zu konzentrieren.

Das abschließende Thema „additive Verfahren" eröffnete Weischedel mit der Feststellung, daß die Hyperthermie vor oder nach Strahlentherapie eine bemerkenswerte Bereicherung bei großen, schlecht durchbluteten Krebsen bildet, wie besonders aus den Resultaten bei über 150 Patienten mit Kopf- und Halstumoren erkenntlich wurde. Die lokalen Effekte werden eindeutig verbessert.

Nach Ammon wird die Strahlensensibilität bei simultaner Pharmakotherapie erhöht. Eine gleichzeitige Chemotherapie muß der Radiotherapeut zunehmend berücksichtigen. Die Kenntnisse über die Grundlagen der verschiedenen Schemata und deren Auswirkung auf die Strahlentherapie sind noch unzureichend. Mit Nachdruck wurde auf die kritische Einschätzung der erzielten Therapieergebnisse verwiesen.

Während des Symposiums wurden viele neue Wege und Änderungen der konventionellen Methodik aufgezeigt. Einiges, speziell aus Strahlenbiologie und Strahlenphysik und Technologie, kann bereits in die klinische Praxis übernommen werden. Voraussetzung für die Übernahme sind möglichst exakte diagnostische Feststellungen über die Tumorausbreitung und die Topographie der Risikoorgane. Die klinische Forschung der nächsten Jahre in der Strahlentherapie muß eingehend die neuen Strahlenarten und neue Behandlungstechniken überprüfen. Bessere Unterlagen für vergleichende Studien müssen geschaffen werden.

Als Radiotherapeuten ist uns die humanitäre Grundhaltung im Umgang mit unseren Patienten Primat. Sorgfältig muß abgewogen werden: die Patientenbelastung mit dem prognostischen Aspekt der in Aussicht genommenen Therapie. Andererseits müssen wir aber nach Verfahren und Aspekten suchen, unsere Therapie zu verbessern.

Das Symposium hat neue Ziele, aber auch neue Probleme in der Wirkungssteigerung der Strahlentherapie aufgezeigt. Die mit dem Symposium verknüpften Erwartungen wurden erfüllt.

UICC: International Union Against Cancer

**P. Hermanek, O. Scheibe, B. Spiessl,
G. Wagner** (Hrsg.)

TNM-Klassifikation maligner Tumoren

4., vollständig überarbeitete Auflage. 1987.
Etwa 170 Seiten. Broschiert DM 22,–
ISBN 3-540-17602-0

Inhaltsübersicht: Einleitung. – Kopf- und Halstumoren. – Tumoren des Verdauungstrakts. – Lungentumoren. – Tumoren der Knochen und Weichteile. – Hauttumoren. – Mammatumoren. – Gynäkologische Tumoren. – Urologische Tumoren. – Augentumoren. – Hirntumoren. – Morbus Hodgkin. – Non-Hodgkin Lymphome. – Tumoren im Kindesalter.

Die nun vorliegende 4. Auflage der TNM-Klassifikation stimmt mit der Klassifikation gynäkologischer Tumoren durch die FIGO (Fédération Internationale de Gynécologie et d'Obstétrique) überein und ist identisch mit der Klassifikation kindlicher Tumoren durch die SIOP (Sociéte Internationale d'Oncologie Pédiatrique). Sie wurde von allen nationalen TNM-Kommitees einschließlich des AJCC (American Joint Committee on Cancer) angenommen, so daß nunmehr eine auf den neuesten Stand gebrachte, weltweit einheitliche Klassifikation der Tumorausbreitung zur Verfügung steht.

Springer-Verlag
Berlin Heidelberg New York
London Paris Tokyo

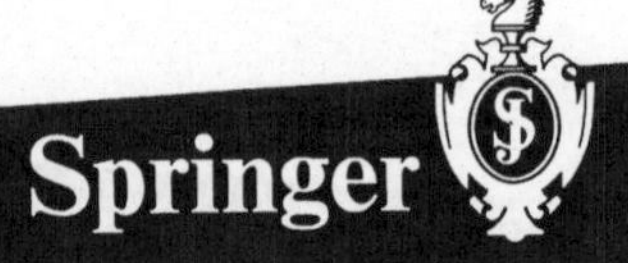